ELIANE CRISTINA DOS SANTOS | LUCIANA MOURA DE ABREU

PAULA DE SEIXAS | SILVIA BRITO | SIMONE PIRES DE MATOS

Descomplicando a NUTRIÇÃO

FUNDAMENTOS, APLICAÇÕES E INOVAÇÕES NA ÁREA ALIMENTAR

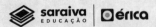

Avenida Paulista, n. 901, Edifício CYK, 4º andar
Bela Vista – SP – CEP 01310-100

SAC Dúvidas referentes a conteúdo editorial, material de apoio e reclamações:
sac.sets@saraivaeducacao.com.br

DADOS INTERNACIONAIS DE CATALOGAÇÃO NA PUBLICAÇÃO (CIP)
ANGÉLICA ILACQUA CRB-8/7057

Descomplicando a nutrição : fundamentos, aplicações e inovações na área alimentar / Eliane Cristina dos Santos...[et al.] - São Paulo : Érica, 2018.
240 p.

Bibliografia
ISBN 978-85-365-2978-3

1. Nutrição 2. Nutrição – Inovações tecnológicas 3. Alimentos I. Santos, Eliane Cristina dos

18-0824

CDD 613.2
CDU 613.2

Índices para catálogo sistemático:
1. Nutrição

Copyright© 2018 Saraiva Educação
Todos os direitos reservados.

Diretoria executiva	Flávia Alves Bravin
Diretoria editorial	Renata Pascual Müller
Gerência editorial	Rita de Cássia S. Puoço
Coordenação editorial	Rosiane Ap. Marinho Botelho
Aquisições	Fernando Alves (Coord.)
	Rosana Ap. Alves dos Santos
Edição	Amanda Cordeiro da Silva
	Paula Hercy Cardoso Craveiro
	Silvia Campos Ferreira
Produção editorial	Camilla Felix Cianelli Chaves
	Kátia Regina Pereira
Serviços editoriais	Juliana Bojczuk Fermino
	Kelli Priscila Pinto
	Marília Cordeiro
Preparação	Halime Musser
Revisão	Édio Pullig
Projeto gráfico e Diagramação	M10 Editorial
Ilustrações	
Impressão e acabamento	Gráfica Elyon

1ª edição
2ª tiragem: 2023

Nenhuma parte desta publicação poderá ser reproduzida por qualquer meio ou forma sem a prévia autorização da Saraiva Educação. A violação dos direitos autorais é crime estabelecido na Lei n. 9.610/98 e punido pelo art. 184 do Código Penal.

CL 642079 CAE 629746

AGRADECIMENTOS

Agradecemos a Deus pelas oportunidades profissionais, permitindo que nós possamos contribuir com a formação de milhares de estudantes. Em especial, dedicamos esta obra aos nossos pais, por serem nossos exemplos de luta e a base de nossas formações pessoal e profissional. Agradecemos, ainda, aos nossos eternos professores, por todo ensinamento.

APRESENTAÇÃO

O livro *Descomplicando a Nutrição – Fundamentos, Aplicações e Inovações na Área Alimentar* estabelece o que se espera de uma eficiente parceria de competências reunidas numa equipe multidisciplinar, cujo objetivo é somar qualidades específicas que sirvam ao propósito da obra: traduzir uma leitura sobre a nutrição que transite entre as necessidades do público leigo que busca mais profundidade no tema e o público especializado, que pretender se atualizar de uma forma compatível com a rápida dinâmica da geração informacional que atravessamos.

Somam, nessa equipe, a especialização de Eliane Santos e sua perspectiva de formação gastronômica e nutricional, filiada a uma vasta e diversificada experiência pedagógica em ambas as áreas. Além da dinâmica experiência gerencial, consultora e administrativa de Luciana Moura, que complementa essa realidade. Já a formação de Simone Pires de Matos, que traz bastante bagagem com experiências químicas, fornece subsídio estrutural ao aprofundamento necessário das composições dos elementos nutricionais. A importante relação entre Nutrição e Estética é complementada com a experiência de Silvia Brito e Paula Seixas.

As autoras, em parceria, fundamentam-se em uma ordenação coerente para desenvolver as bases da proposta da obra. No início da obra, há um debate sobre a bioquímica dos alimentos e adequação nutricional ao diagnóstico, evidenciando uma simples questão pragmática da área de saúde: boa avaliação e bom conhecimento técnico significam boa intervenção; quando há má diagnose, será falha a intervenção.

Tal debate não se complementaria sem o conteúdo seguinte, que aborda a organização fisiológica e a análise de dietas contemporâneas, um eixo primordial, sobretudo, ao leigo que se interessa fortemente por diversas propostas de redução de peso discutivelmente eficientes. O propósito aqui é entender a relação evidente entre o próprio organismo e a funcionalidade das dietas, para que seja possível abrir mão de dietas que não sejam compatíveis com a realidade nutricional do ser humano.

O livro trata também da microbiologia nutricional. O debate inclui o universo da saúde pública e a relação tão atrativa da alimentação e as necessidades fundamentais e tecnológicas, sobretudo, em relação à conservação do alimento. Ainda nessa temática, um dos capítulos aborda a tecnologia de processamento, discutindo os métodos físicos e biológicos que envolvem o processo de preparação dos alimentos na contemporaneidade.

São abordados um pouco mais para a frente os atraentes temas a respeito das inovações nutricionais, os alimentos orgânicos na cadeia produtiva, nos transgênicos, nutricosméticos e nutracêuticos. Um dos capítulos, dentro de uma compreensão da diversidade moderna e tecnicismos, vida ocupada e mudança de hábitos, reflete sobre o universo da dietoterapia, a diferenciação entre dietas comuns e sazonais e especificação de dietas em particularidades, além de quadros patológicos. A especialização é palavra de ordem nessa conjuntura.

Para finalizar, há uma reflexão sobre o universo nutricional e aspecto benéfico das dietas para as condições estéticas e da homeostase corporal. E, como o livro é notadamente voltado para o exercício prático da nutrição e suas inovações, não poderíamos negligenciar a composição gerencial e dinâmica dos cardápios. Há ainda uma análise sensorial dos alimentos, uma das propostas dessa obra, para ajudar no desenvolvimento de uma percepção sensorial dos leitores. Assim, desejamos uma boa degustação.

As Autoras

SOBRE AS AUTORAS

Eliane Cristian dos Santos

Nutricionista e pedagoga. Especialista em Educação para o Ensino Superior. Pós-graduada em Empreendedorismo e Práticas Gastronômicas e em Gastronomia Funcional. Licenciatura em Educação em Saúde pela Fatec-SP. Coordenadora do curso técnico em Nutrição do Centro de Ensino Método e dos cursos de pós-graduação em "Nutrição e Alimentos Funcionais" e "Alimentos Funcionais: Uma visão multiprofissional" da Faculdade Método de São Paulo (Famesp). Docente do curso superior em Nutrição da Faculdade Anhanguera Educacional e dos cursos técnico em Nutrição do Centro Paula Souza e Centro de Ensino Método. Parecerista da Fundação do Desenvolvimento Administrativo (Fundap).

Luciana Moura de Abreu

Nutricionista e cozinheira com formação internacional. Possui especialização na área clínica e gastronomia e mestrado em Hospitalidade. Trabalhou em restaurantes de alta gastronomia, redes de restaurantes e, atualmente, é coordenadora e docente em instituições de ensino superior, além de atuar na área clínica e como consultora.

Paula de Seixas

Bacharel e licenciada em Ciências Biológicas pela Universidade Presbiteriana Mackenzie. Técnica em Estética pela Faculdade Método de São Paulo (Famesp). Professora do curso técnico em Estética na escola ESSA. Ministra cursos e workshops na área estética. Realiza atendimentos estéticos.

Simone Pires de Matos

Mestre em Ciência e Tecnologia da Sustentabilidade pela Universidade Federal de São Paulo (Unifesp), especialista em Cosmetologia pelas Faculdades Osvaldo Cruz (FOC) e graduada em Engenharia Química pela Faculdade Estadual de Engenharia Química de Lorena (EEL USP). Trabalha como prestadora de serviços para indústrias do setor químico, auxiliando principalmente nos processos de controle de qualidade por meio de análises químicas, periciais judiciais e assuntos regulatórios com foco nas áreas cosmética, estética, biomédica, alimética e nutricosmética. Devido a sua formação pedagógica em Química, pela Universidade Metropolitana de Santos (Unimes), também exerce atividade acadêmica, atuando como docente principalmente de Cosmetologia e Química nos cursos de Estética, Cosmética e Biomedicina (técnico, tecnólogo e pós-graduação). A autora é escritora e parecerista de livros nas áreas de Cosmetologia, Estética, Química, Alimentos e Bioquímica. Em seu projeto de doutorado em Biologia Química na Unifesp, trabalha para desenvolver metodologias analíticas sustentáveis para a determinação de elementos potencialmente tóxicos em diferentes materiais, como cosméticos, alimentos, fluidos biológicos e tecidos de origem animal.

Silvia Gonçalves Brito

Graduada em Nutrição pela Universidade Nove de Julho (Uninove), graduada em Marketing pela Universidade de Santo Amaro (Unisa), técnica em Estética e Cosmetologia pelo Senac, além de técnica em Administração de Empresas pela Faculdade Albert Einstein, em São Paulo. Especialista em Estética e Gastronomia

Funcional pela Faculdade Método de São Paulo (Famesp). Docente de cursos técnicos em Estética e Cosmetologia e de pós-graduação em Estética e Gastronomia Funcional na Famesp. Docente do curso de especialização em Estética e de Dermatologia Funcional no Instituto Brasileiro de Pesquisa (Ibrape). Ministra cursos livres de Nutrição Estética e Drenagem Linfática no pré e pós-operatório de cirurgias plásticas estéticas. Especialista em atendimento estético no pré e pós-operatório de cirurgias plásticas estéticas. Coautora do livro *Técnicas Estéticas Faciais* (Editora Érica, 2014). Pioneira em Luz Intensa Pulsada pelo Instituto Anna Pegova.

SUMÁRIO

1 Bioquímica dos Alimentos e Adequação Nutricional ao Diagnóstico e Dietas 17

1.1 Introdução 18

1.2 Macronutrientes e micronutrientes 18

1.2.1 Carboidratos 18
1.2.2 Fibras 23
1.2.3 Proteínas 26
1.2.4 Lipídios 29
1.2.5 Minerais 32
1.2.6 Vitaminas 34

1.3 Classes alimentares 37

1.3.1 Água 38
1.3.2 Pirâmide alimentar 39

1.4 Estado nutricional 40

1.4.1 Carências nutricionais 40
1.4.2 Excessos nutricionais 41
1.4.3 Principais problemas nutricionais 42

Praticando 45

2 Fisiologia e Dietas 47

2.1 Introdução 48

2.2 Características anatômicas do sistema digestório 48

2.2.1 Cavidade oral 49
2.2.2 Principais órgãos do sistema digestório 49

2.3 Fisiologia do sistema digestório 52

2.3.1 Controle neural 53
2.3.2 Etapas da digestão 54

2.4 Digestão e absorção dos alimentos 57

2.4.1 Carboidratos 57
2.4.2 Fibras 58
2.4.3 Lipídios 59
2.4.4 Proteínas 59

2.4.5 Minerais 60

2.4.6 Vitaminas 61

2.4.7 Água 63

2.5 Patologias do sistema digestório 63

2.5.1 Gastrite 63

2.5.2 Úlcera péptica 64

2.5.3 Diarreia 65

2.5.4 Doença celíaca 65

2.5.5 Flatulência 66

2.5.6 Constipação 66

2.5.7 Êmese 67

2.6 Dietoterapia em patologias particulares 67

2.6.1 Anemia 68

2.6.2 Diabetes 68

2.6.3 Doenças cardiovasculares 69

2.6.4 Doenças renais 70

2.6.5 Doenças hepáticas 71

2.6.6 Enxaqueca 71

2.6.7 Anorexia e bulimia 72

Praticando 73

3 Legislação Sanitária 75

3.1 Introdução à microbiologia 76

3.1.1 Fungos 76

3.1.2 Vírus 77

3.1.3 Bactérias 77

3.2 Legislações sanitárias 81

3.2.1 Portaria nacional 84

3.2.2 Portaria estadual 85

3.2.3 Portaria municipal 85

3.3 Instrumentos para o controle higiênico sanitário. 86

3.3.1 Boas Práticas de Fabricação (BPF) 86

3.3.2 Análise de Perigos e Pontos Críticos de Controle (Sistema APPCC) 88

3.3.3 Procedimentos Operacionais Padronizados (POPs) 91

Praticando 95

4 Tecnologia no Processamento de Alimentos 97

4.1 Introdução 98

4.2 Conservação de alimentos 98
4.2.1 Conservação por calor e radiação 98
4.2.2 Conservação por frio e secagem 100
4.2.3 Conservação por adição de elementos 101
4.2.4 Conservação porfermentação, osmose reversa e embalagens 102

4.3 Embalagem de alimentos 103
4.3.1 Tipos de embalagens 103
4.3.2 Tecnologia de embalagens 105

4.4 Limpeza e sanitização na indústria de alimentos 106
4.4.1 Limpeza e higiene no planejamento e
funcionamento da fábrica alimentícia 106
4.4.2 Tecnologia de limpeza e sanitização 107

4.5 Controle de qualidade 108
4.5.1 Métodos de controle de qualidade......................................108
4.5.2 Responsabilidade do controle de qualidade 109
4.5.3 Amostragem e determinação dos testes 109

4.6 Análises físico-químicas 110
4.6.1 Características laboratoriais 111
4.6.2 Análises volumétricas..112
4.6.3 Determinação dos principais índices alimentícios................113

4.7 Industrialização de alimentos 114
4.7.1 Setores de produção de alimentos industrializados.............115
4.7.2 Principais fases de processamento......................................116

Praticando 117

5 Inovações Nutricionais 119

5.1 Introdução 120

5.2 Alimentos orgânicos 120
5.2.1 Vantagens e desvantagens dos alimentos orgânicos 121
5.2.2 Legislação..122

5.3 Alimentos transgênicos...124

5.3.1 Engenharia genética e a fabricação de alimentos geneticamente modificados....................................124

5.3.2 Vantagens, desvantagens e legislação 125

5.4 Aliméticos e nutricosméticos..126

5.4.1 Composições químicas 127

5.4.2 Legislação e processo de fabricação......................128

5.4.3 Indicações e contraindicações...............................129

5.5 Nutracêuticos 130

5.5.1 Classes de nutracêuticos.......................................131

Praticando...132

6 Dietas Especiais...135

6.1 Tipologia e objetivos da dietoterapia 136

6.1.1 Anamnese alimentar...136

6.2 Dietas hospitalares...137

6.2.1 Modificações da dieta segundo a consistência 138

6.3 Nutrição enteral e parenteral 141

6.3.1 Vias de alimentação..141

6.3.2 Nutrição enteral (NE)..142

6.3.3 Nutrição parenteral 143

6.4 Dietas especiais..144

6.4.1 Dieta hipossódica...144

6.4.2 Dieta hipogordurosa...144

6.4.3 Dieta hipoproteica..145

6.4.4 Dieta hipocalórica..145

6.4.5 Dieta laxativa 145

6.4.6 Dieta hiperproteica..146

6.4.7 Dieta com resíduos mínimos (de alta absorção ou sem resíduos)............146

6.4.8 Dieta antifermentativa..146

6.4.9 Dieta sem irritantes gástricos................................147

6.4.10 Dieta rica em cálcio..147

6.4.11 Dieta rica em ferro 147

6.4.12 Dieta sem glúten...148

Praticando...149

7 Dietas para Benefícios Estéticos 151

7.1 Fisiopatologia e avaliação das desordens estéticas 152

    7.1.1 Sistema tegumentar 152

7.2 Desordens estéticas cutâneas faciais 154

    7.2.1 Acne 154

    7.2.2 Envelhecimento cutâneo 155

    7.2.3 Alterações pigmentares 156

    7.2.4 Desidratação cutânea 157

    7.2.5 Afecções capilares 158

7.3 Desordens estéticas corporais e síndrome da desarmonia corporal... 160

    7.3.1 Obesidade 160

    7.3.2 Gordura localizada 165

    7.3.3 Fibro edema geloide (FEG) 165

    7.3.4 Estrias 167

    7.3.5 Flacidez 167

    7.3.6 Afecções das unhas 168

7.4 Cirurgias plásticas estéticas 170

7.5 Intervenções nutricionais pré e pós-operatório 173

7.6 Intervenções nutricionais nas desordens estéticas 174

    7.6.1 Nutrientes para a prevenção e amenização do envelhecimento cutâneo 174

    7.6.2 Nutrientes para a prevenção e amenização da acne 175

    7.6.3 Nutrientes fotoprotetores recomendados
        para proteção da hiperpigmentação 176

    7.6.4 Nutrientes recomendados para estrias e flacidez 177

    7.6.5 Nutrientes recomendados para cabelos e unhas 177

    7.6.6 Nutrientes recomendados para atenuação
        e prevenção da gordura localizada 178

    7.6.7 Nutrientes recomendados para fibro edema geloide (FEG) 178

7.7 Gourmeterapia 179

Praticando 181

8 Cardápios 183

8.1 Conceitos e caracterização 184

    8.1.1 Planejamento de cardápios 184

8.2 Cardápios e serviços em eventos 188

8.2.1 Principais tipos de serviços 188

8.2.2 Cálculos de quantidades por pessoa 191

8.3 Design de cardápio 193

8.3.1 Avaliação de resultados 194

8.4 Previsão de gêneros... 195

8.4.1 Dimensionamento de estoque 196

Praticando.. 198

9 Gestão em Nutrição 201

9.1 Introdução 202

9.2 Modelos de gestão 203

9.2.1 Modalidades de contrato para o sistema de gestão................ 203

9.3 Gestão em Unidades de Alimentação e Nutrição (UAN) 204

9.3.1 Caracterização do público-alvo e quantidade de usuários nas UANs...... 204

9.3.2 Importância dos colaboradores... 205

9.3.3 Atribuições dos cargos em UANs.. 206

9.3.4 Principais ferramentas dos processos seletivos 206

9.3.5 Capacitação da equipe... 208

9.3.6 Avaliação do colaborador 208

9.3.7 Relações de liderança.. 210

Praticando.. 215

10 Análise Sensorial dos Alimentos 217

10.1 Introdução 218

10.2 Propriedades sensoriais.. 218

10.2.1 Cor... 219

10.2.2 Odor 219

10.2.3 Sabor... 219

10.2.4 Textura 220

10.3 Fatores determinantes na análise da qualidade sensorial..................**221**

10.3.1 Montagem da sala de preparo de amostras 221

10.3.2 Principais características físicas da amostra..222

10.3.3 Avaliadores das amostras 223

10.4 Principais métodos e testes sensoriais..**224**

10.4.1 Métodos afetivos...224

10.4.2 Métodos de diferença ou discriminativos...226

10.4.3 Métodos analíticos ou descritivos...229

10.4.4 Métodos de sensibilidade 233

Praticando..**235**

Bibliografia...**236**

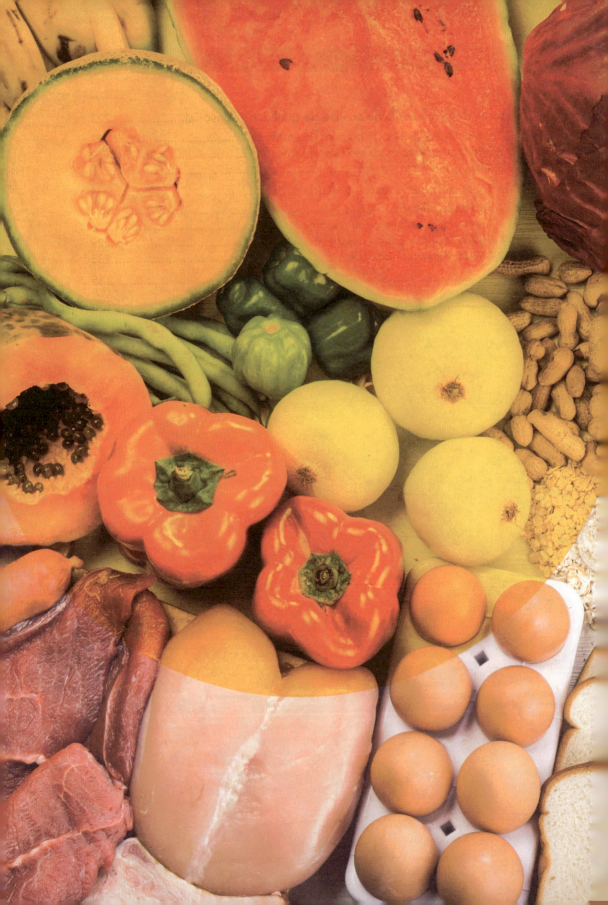

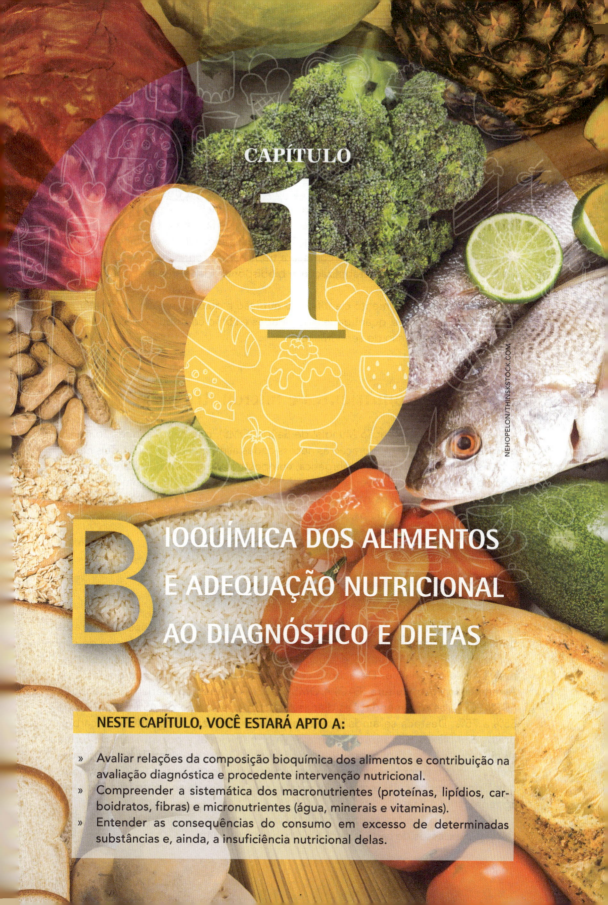

CAPÍTULO 1

Bioquímica dos alimentos e adequação nutricional ao diagnóstico e dietas

NESTE CAPÍTULO, VOCÊ ESTARÁ APTO A:

» Avaliar relações da composição bioquímica dos alimentos e contribuição na avaliação diagnóstica e procedente intervenção nutricional.
» Compreender a sistemática dos macronutrientes (proteínas, lipídios, carboidratos, fibras) e micronutrientes (água, minerais e vitaminas).
» Entender as consequências do consumo em excesso de determinadas substâncias e, ainda, a insuficiência nutricional delas.

1.1 INTRODUÇÃO

A bioquímica dos alimentos transcende a mera composição dos elementos. Ela compreende processos e rotinas das substâncias que podem ser de origem alimentícia (vegetal ou animal), para consumo, além de indicar a potencialidade dos nutrientes.

Nesse sentido, é essencial saber identificar a tipologia dos macronutrientes e micronutrientes, suas características, propriedades e funções. Também é importante considerarmos os fenômenos fisiológicos humanos que fazem parte do pleno funcionamento do sistema alimentício e nutrição humana saudável. Porém, não é possível ignorar quando nosso organismo começa a trabalhar de forma ineficiente. É preciso levar em conta, assim, a metabolização e biodisponibilidade dos macro e micronutrientes no organismo.

Em suma, esse segmento científico da nutrição e química estuda as transformações dos componentes, quantidades, qualidades e como contribuir para o desenvolvimento e a manutenção do ser humano.

1.2 Macronutrientes e micronutrientes

Segundo a Organização Mundial de Saúde (OMS), nutrição é a ingestão de alimentos, levando em consideração as necessidades alimentares do corpo. Tais necessidades atendem à demanda energética, composta por calorias, que é a energia utilizada pelo organismo, proveniente dos alimentos ingeridos. O fornecimento dessas calorias é fornecida pelos macro e micronutrientes. Na classe dos macronutrientes estão as proteínas, os lipídios, os carboidratos, as fibras e a água. Já na classe dos micronutrientes, encontram-se os minerais e as vitaminas.

1.2.1 Carboidratos

Os carboidratos são conhecidos também pelas denominações de hidratos de carbono, glicídios, glucídios, açúcares ou sacarídeos. São constituídos de carbono, hidrogênio e oxigênio e atuam como fonte primária de energia (combustível) para o organismo. De acordo com a Organização das Nações Unidas para Alimentação e Agricultura (FAO) e OMS (2003) e a Ingestão Diária Recomendada (IDR) (2001), as recomendações diárias de carboidratos são de 45% a 65% ou de 55% a 75%. Destaca-se ainda que é importante priorizar a ingestão dos carboidratos complexos por agregarem maior valor nutricional e por atuarem de forma significativa na metabolização de uma série de nutrientes, além de serem fundamentais para o bom funcionamento do Sistema Nervoso Central (SNC). De modo geral, podemos calcular a quantidade calórica por meio da seguinte fórmula: cada 1g representa 4 kcal.

O Quadro 1.1 indica as principais funções e as principais consequências das deficiências e excessos de carboidratos no organismo humano.

QUADRO 1.1 – PRINCIPAIS FUNÇÕES E CONSEQUÊNCIAS DAS DEFICIÊNCIAS E EXCESSOS DE CARBOIDRATOS

FUNÇÕES PRINCIPAIS	• Combustível energético • Manutenção e desenvolvimento celular • Fonte principal de energia para o sistema nervoso central • Auxílio na formação do tecido adiposo • Anticetogênica
DEFICIÊNCIAS	• Cetoacidose • Fadiga • Dificuldade cognitiva • Visão turva • Hipoglicemia • Irritabilidade • Desidratação • Hipotrofia muscular • Desnutrição
EXCESSOS	• Diabetes • Obesidade • Hipercolesterolemia

FONTE: ELABORADO PELAS AUTORAS (2018).

1.2.1.1 Síntese dos carboidratos

Esse macronutriente é sintetizado a partir da fotossíntese dos vegetais, por meio da fixação dos raios solares, do dióxido de carbono (CO_2) e da água (H_2O). A associação desses elementos converte a energia da radiação solar em energia química. A Figura 1.1 representa a fotossíntese.

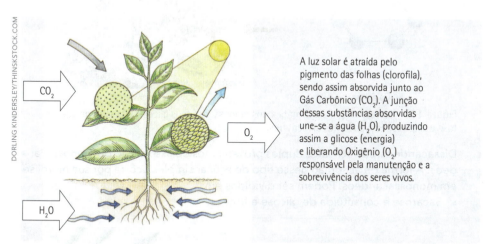

Figura 1.1 – Representação ilustrada da fotossíntese.

1.2.1.2 Classificação dos carboidratos

Os carboidratos podem ser classificados em *simples* (monossacarídeos e dissacarídeos) e *complexos* (oligossacarídeos e polissacarídeos). São classificados como monossacarídeos a glicose, frutose e galactose e, por não serem modificados ou alterados por hidrólise, são denominados a forma mais simples de carboidratos, sendo o tipo mais abundante na natureza. A Figura 1.2 indica a estrutura bioquímica dos monossacarídeos e suas respectivas fontes alimentares.

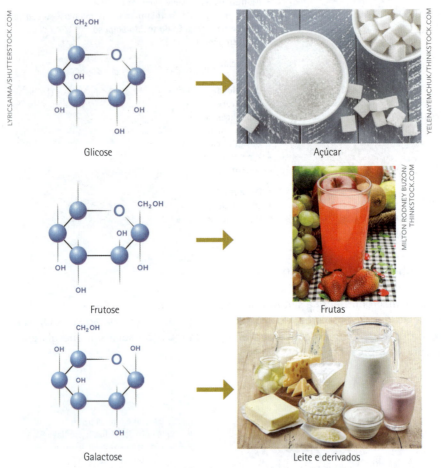

Figura 1.2 – Representação esquemática dos monossacarídeos glicose, frutose e galactose e suas respectivas fontes alimentares.

a. **Dissacarídeos:** são açúcares duplos provenientes da associação de monossacarídeos. A forma de absorção desse tipo de açúcar simples ocorre por sua hidrólise em monossacarídeos. Podem ser divididos em:
   » **Sacarose** é constituída de glicose e frutose.

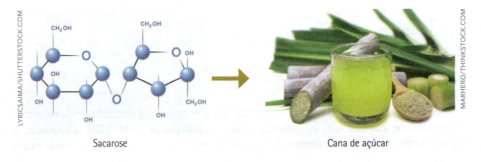

» **Maltose** é constituída de glicose e glicose.

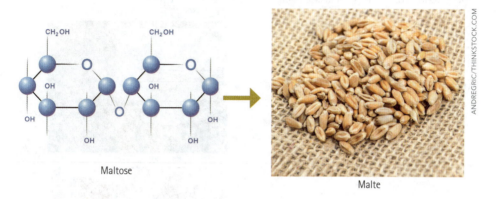

• **Lactose** é constituída de glicose e galactose.

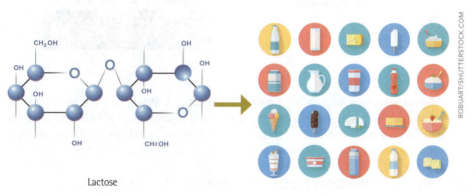

Figura 1.3 – Representação esquemática dos dissacarídeos sacarose, maltose e lactose e suas respectivas fontes alimentares.

Os carboidratos complexos são diferenciados dos carboidratos simples por dois fatores principais. Um dos fatores é a metabolização mais lenta, ou seja, atuam gradualmente na liberação de energia, mantendo os níveis de glicose na corrente sanguínea em equilíbrio. O outro fator está relacionado ao tipo de fibra. Alguns tipos de fibras são incapazes de serem ingeridos pelo organismo, porém atuam no estímulo de órgãos do sistema digestório.

b. **Polissacarídeos:** são polímeros de grande peso molecular formados por vários monossacarídeos. Os principais polissacarídeos são o amido e a celulose.

O amido atua como reserva energética dos vegetais, podendo ser digerido pelo organismo humano. Já a celulose é um componente estrutural das paredes celulares das plantas. Por ser uma molécula resistente à amilase (enzima digestiva), torna-se indigerível para o organismo humano. Para exemplificar os alimentos compostos por esses nutrientes, o Quadro 1.2 indica as principais fontes alimentares dos polissacarídeos.

QUADRO 1.2 – PRINCIPAIS FONTES ALIMENTARES DOS POLISSACARÍDEOS

POLISSACARÍDEOS	FONTES ALIMENTARES	IMAGENS ILUSTRATIVAS
AMIDO	• Cereais • Raízes de plantas • Leguminosas • Feculentos	
CELULOSE	• Cereais integrais • Vegetais • Leguminosas	

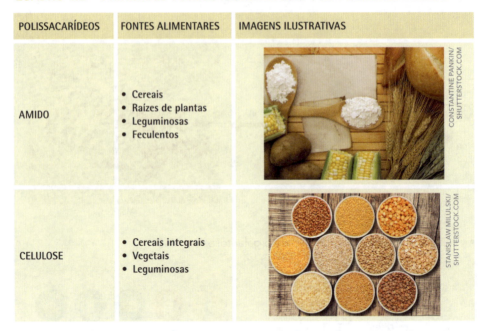

FONTE: ELABORADO PELAS AUTORAS (2018).

a. **Oligossacarídeos:** são carboidratos complexos que atuam na metabolização de alguns nutrientes e servem de substrato para o equilíbrio da flora intestinal, pois melhoram a condição e a multiplicação de bactérias benéficas. As principais fontes alimentares dos oligossacarídeos estão indicadas no Quadro 1.3.

QUADRO 1.3 – PRINCIPAIS FONTES ALIMENTARES DOS OLIGOSSACARÍDEOS

OLIGOSSACARÍDEOS	FONTE ALIMENTARES	IMAGENS ILUSTRATIVAS
RAFINOSE ESTAQUIOSE VERBASCOSE	• Leguminosas • Farelos • Cereais integrais • Frutas • Leite e derivados • Tomate • Açúcar mascavo	

Você sabia que os dissacarídeos e os polissacarídeos são transformados em monossacarídeos por meio de uma reação química de hidrólise? Esta reação é possível nos carboidratos, graças à ação de enzimas específicas como as glicosidases e as carboidrases.

1.2.1.3 Metabolismo dos carboidratos

Os carboidratos ingeridos são transformados em glicose e usados como um combustível eficiente, o qual, quando metabolizado na presença de oxigênio, degrada-se, formando dióxido de carbono e água. Embora muitos tecidos e sistemas orgânicos sejam capazes de utilizar outras formas de fontes de energia, como os ácidos graxos e cetonas, o cérebro e o sistema nervoso dependem quase exclusivamente da glicose como fonte de combustível principal e primordial.

O fígado sintetiza e regula a entrada da glicose no sangue. A glicose ingerida na dieta é transportada do trato gastrointestinal, através da veia porta, para o fígado, antes de ganhar acesso ao sistema circulatório.

> Você sabia que a taxa que controla os níveis de glicose no sangue é denominada *glicemia*? A glicemia pode oscilar em decorrência da alimentação e do fator de atividade física de um indivíduo. A taxa de 85 mg a 110 mg/DL é indicativa de equilíbrio glicêmico.

O fígado estoca glicose na forma de glicogênio. Quando o açúcar do sangue aumenta, ele remove a glicose do sangue e a estoca para uso futuro. Por outro lado, libera seus estoques de glicose quando a taxa de açúcar sanguíneo cai. Dessa forma, o fígado age como um tampão, regulando os níveis de açúcar no sangue que, em geral, refletem a diferença entre a quantidade de glicose liberada na circulação e a quantidade de glicose removida do sangue pelas células corporais.

O excesso de glicose é estocado por meio da lipogênese e do glicogênio. Na lipogênese, o carboidrato pode ser convertido em ácidos graxos e estocado em células de gordura (adipócitos) ou na forma de triglicerídeos. Quando na forma de glicogênio, é estocado no fígado e na musculatura esquelética.

APRENDA COM A **HISTÓRIA**

O patologista J. C. Pompe foi o pioneiro nas pesquisas da doença de armazenamento de glicogênio do tipo II, chamada de Fisiopatologia de Pompe. Essa patologia neuromuscular rara é de ordem genética, causada pela inatividade da enzima Alfa-Glicosidase Ácida (GAA). A ineficiência dessa enzima específica leva ao acúmulo excessivo de glicogênio nos tecidos, causando o crescimento de órgãos, dificuldade respiratória, na fala e na locomoção. Tais alterações são progressivas, já que os sintomas da doença avançam de forma rápida e acentuada. O filme *Decisões Extremas* (2010), de Tom Vaughan, é baseado em fatos, sendo inspirado no casal John e Aileen Crowley. Pais de três filhos, duas das crianças são portadoras da Fisiopatologia de Pompe, doença fatal até a primeira fase da infância. O desespero dos pais em tentar salvar a vida de seus filhos os levam a um cientista que, durante uma década, tenta criar uma enzima para aliviar os sinais e sintomas da doença, prolongando a vida dos pacientes.

1.2.2 Fibras

As fibras são carboidratos complexos presentes nos vegetais, indigeríveis para o organismo humano. Sua ingestão, porém, é de significativa importância para reações metabólicas, como: mobilização de glicose e lipídios, estímulo do intestino, substrato para microrganismo (microbiota intestinal), promoção da saciedade, importante ação na diminuição da ingestão de alimentos e controle do peso corpóreo.

A Figura 1.4 indica a ação das fibras alimentares e seus respectivos órgãos de maior ação.

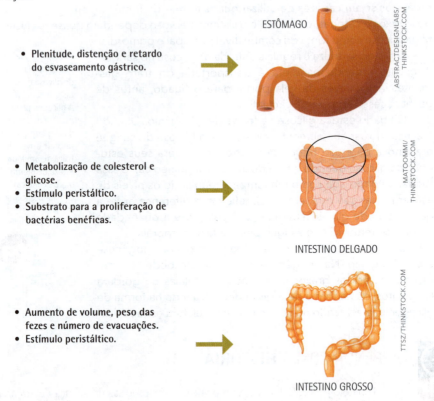

Figura 1.4 – Ação da fibra alimentar nos órgãos.

1.2.2.1 Origem das fibras

Em meados de 1850, a fibra era denominada como fibra bruta ou material indigerível. Seu uso foi introduzido na Alemanha para forragem e ração para animais. Na década de 1970, a fibra passou a ser chamada de fibra alimentar, sendo introduzida na dieta humana. No Japão, na década de 1980, foram realizados estudos para acompanhar a introdução das fibras na dieta alimentar, com o propósito de avaliar benefícios e efeitos fisiológicos relacionados à redução e à prevenção das Doenças Crônicas Não Transmissíveis (DCNT). Na década de 1990, após os resultados das pesquisas, concluiu-se que, mesmo não sendo digeridas pelo organismo humano, as fibras agregavam substâncias bioativas (fitoquímicos), que atuavam de forma significativa no controle e metabolização de nutrientes. A partir da descoberta dessas substâncias, as fibras passaram a ser chamadas de Alimento Funcional.

O Quadro 1.4 apresenta a classificação, atuação, características, funções e fontes alimentares das fibras.

QUADRO 1.4 – CLASSIFICAÇÃO, ATUAÇÃO, CARACTERÍSTICAS E FONTES DAS PRINCIPAIS FIBRAS ALIMENTARES

	ATUAÇÃO	CARACTERÍSTICAS	FUNÇÕES	FONTE ALIMENTAR
SOLÚVEL PECTINA GOMAS MUCILAGEM	• Doenças sistêmicas	• Solúveis em água, formam gel	• Promoção da saciedade • Redução do colesterol LDL • Auxilio na metabolização de glicose e lipídeos • Aumento do bolo fecal	• Frutas • Aveia • Cevada • Leguminosas, entre outros
	ATUAÇÃO	CARACTERÍSTICAS	FUNÇÕES	FONTE ALIMENTAR
INSOLÚVEL CELULOSE HEMICELULOSE LIGNINA	• No trato gastrointestinal	• Fibrosa • Não solúvel em água	• Estímulos peristálticos • Redução da constipação e do trânsito intestinal	• Vegetais • Cereais Integrais • Leguminosas

FONTE: ELABORADO PELAS AUTORAS (2018).

As fibras funcionais são nutrientes que, além de fornecer energia para as funções vitais do organismo, possuem substâncias bioativas cientificamente comprovadas na atuação da prevenção e redução de sinais e sintomas das DCNT, como:
- diabetes;
- síndrome metabólica;
- cardiopatias;
- neoplasias;
- obesidade;
- hipercolesterolemia;
- diverticulite;
- síndrome do intestino irritável, entre outras.

Essas fibras podem ser fermentáveis ou não fermentáveis.

As *fibras funcionais fermentáveis* atuam como substrato para a proliferação de bactérias benéficas, redução de bactérias patogênicas e formação de ácidos graxos de cadeia curta (ácido acético, butírico e propiônico), importantes para o aumento de absorção de sódio e água, diminuição do pH no ambiente luminal, multiplicação de células mucosas e suprimento de energia inibindo a biossíntese do colesterol hepático. Já as *fibras funcionais não fermentáveis* promovem o crescimento e a manutenção de bactérias benéficas, sendo fundamentais para a inibição do aumento de bactérias patogênicas. Destaca-se ainda que essas fibras promovem aumento de massa fecal e mobilização das fezes, diminuindo a constipação intestinal e o acúmulo de toxinas. Os principais exemplos dessas fibras estão no Quadro 1.5.

QUADRO 1.5 – EXEMPLOS DE FIBRAS FUNCIONAIS FERMENTÁVEIS E NÃO FERMENTÁVEIS

FIBRAS FUNCIONAIS FERMENTÁVEIS	• Pectina • Gomas • B-glucanas • Polidextrose e poliois • *Psyllium* • Amidos resistentes • Quitina e quitosana
FIBRAS FUNCIONAIS NÃO FERMENTÁVEIS	• Celulose • Lignina • Algumas hemiceluloses

FONTE: ELABORADO PELAS AUTORAS (2018).

As recomendações diárias de ingestão de fibras alimentares, de acordo com a Associação Dietética Americana (ADA), são de 20 g a 35 g por dia. Embora pareça pouco, a deficiência ou o excesso causar danos ao organismo. A deficiência das fibras alimentares está relacionada às doenças do trato gastrointestinal (TGI) e aumento na predisposição de doenças crônicas não transmissíveis. Já o excesso de fibras pode resultar em carências nutricionais, decorrentes da falha absorção de alguns micronutrientes, como ferro, zinco e cálcio, por exemplo.

Destaca-se que os efeitos metabólicos e fisiológicos das fibras no organismo dependerão do tipo de fibra ingerida e da ingestão regular de água.

1.2.3 Proteínas

As proteínas são moléculas compostas de carbono, oxigênio, hidrogênio, nitrogênio, frequentemente enxofre e micronutrientes como ferro, cálcio, cobre, entre outros. A função das proteínas é estrutural e funcional, atuando na construção e manutenção de todas as células do corpo (tecidos, ossos, músculos etc.). Para a formação de uma proteína, é necessário haver a junção de mais de 70 aminoácidos diferentes, unidos por ligação peptídica. Esses aminoácidos são classificados em aminoácidos essenciais, aminoácidos não essenciais e aminoácidos condicionalmente essenciais. Vejamos a seguir.

a. **Aminoácidos essenciais:** o organismo não os produz em quantidades suficientes. São provenientes da alimentação. Exemplos: valina, isoleucina, leucina, lisina, metionina, fenilalanina, treonina e triptofano.

b. **Aminoácidos não essenciais:** o organismo sintetiza em quantidades suficientes. Exemplos: alanina, asparagina, arginina ácido aspártico, cisteína, ácido glutâmico, glutamina, glicina, prolina, serina e tirosina.

c. **Aminoácidos condicionalmente essenciais:** são denominados aminoácidos não essenciais na infância, por serem produzidos naturalmente e em quantidades suficientes; na fase adulta, tornam se essenciais por não serem sintetizados ou por serem mais restritos no organismo. Exemplos: histidina e arginina.

As proteínas também podem ser classificadas de acordo com suas composições químicas. Existem as proteínas simples, formadas somente por substância proteica, como as albuminas; e as proteínas compostas ou conjugadas, formadas por proteínas associadas às substâncias não proteicas, como a fosfoproteína. Pode-se ainda classificar as proteínas segundo a sua qualidade: completas ou incompletas.

As proteínas completas, também conhecidas como Proteína de Alto Valor Biológico (PAVB), são aquelas de origem animal e seus derivados. São sintetizadas por aminoácidos completos em porções e qualidade fundamentais para as necessidades estruturais do organismo humano. Já as proteínas incompletas, ou Proteína de Baixo Valor Biológico (PBVB), são provenientes dos vegetais, sendo sintetizadas por aminoácidos incompletos ou limitantes. Para suprir as necessidades estruturais do organismo humano, é importante associar as proteínas completas às incompletas ou combinar os tipos de proteínas de origem vegetal, como arroz e feijão.

APRENDA COM A LEITURA

Muitas pessoas optam por não ingerir alimentos de origem animal, gerando grande discussão sobre a deficiência de proteínas completas no organismo. A falta de proteína no organismo pode ser indicada por diversos fatores, como fadiga, dor muscular e queda de cabelo. Entenda com a leitura do link <https://abr.ai/2FMCklm>. .Acesso em: 5 maio 2018.

Para verificar a qualidade, a biodisponibilidade ou as adequações das proteínas, são utilizados métodos avaliativos que indicarão de forma mais precisa qual o melhor tipo de dieta para cada indivíduo.

1.2.3.1 Balanço de nitrogênio, escore químico e proporção de eficiência das proteínas

Outros temas fundamentais no estudo das proteínas são balanço de nitrogênio, escore químico e proporção de eficiência.

O balanço de nitrogênio é um método que possibilita averiguar a ingestão de nitrogênio a partir da dieta alimentar ou a perda corporal desse elemento na urina, fezes e no suor.

O escore químico ou escore de aminoácidos é um teste que avalia o percentual dos aminoácidos presentes em uma fonte de proteína completa, possibilitando classificação de cada aminoácido (do percentual menor para o maior). A fórmula empregada para determinação do escore de aminoácidos está representada a seguir.

$$\text{ESCORE DE AMINOÁCIDOS} = \frac{\text{aminoácido essencial (proteína do alimento) (mg/g de proteína)}}{\text{aminoácido na proteína de referência (mg/g de proteína)}}$$

O *escore de aminoácidos corrigido pela digestibilidade de proteína* (PDCAAS) é um método utilizado para analisar as proteínas e sua qualidade em comparação com o seu efeito sobre os seres humanos.

A proporção de eficiência das proteínas (PER) é uma informação que permite identificar o tipo de proteína que promove o ganho de peso. A fórmula para realizar esse cálculo está indicada a seguir:

$$\text{PER} = \frac{\text{ganho de massa pelo corpo (g)}}{\text{massa da proteína consumida (g)}}$$

1.2.3.2 Valor Biológico (VB), NPU e NDpCal

O Valor Biológico (VB) avaliará o tipo de proteína (animal/vegetal) em relação à qualidade e à biodisponibilidade no organismo. Como referência, são utilizados os parâmetros de nitrogênio, como observaremos a seguir:

$$\text{VB da Proteína Testada} = \frac{I - (F - F_0) - (U - U_0) \times 100}{I - (F - F_0)}$$

Em que:

I = Ingestão de nitrogênio

F_0 = Nitrogênio fecal endógeno

U = Nitrogênio urinário (durante o consumo da proteína testada)

U_0 = Nitrogênio urinário endógeno (dieta livre de nitrogênio)

O NPU é uma técnica que visa avaliar a qualidade da proteína e a quantidade de nitrogênio absorvido e retido no organismo. A fórmula para obtenção de NPU está representada a seguir:

$$\text{NPU} = \frac{I - (F - F_0) - (U - U_0) \times 100}{I - (F - F_0)}$$

Existe também o método para avaliar a porcentagem de calorias provenientes da dieta de proteína líquida, chamado de NDpCal (%). Esse método avalia os aspectos qualitativos das porções e tipos de proteínas ingeridas. Os fatores de utilização proteica estão indicados no Quadro 1.6.

QUADRO 1.6 – FATORES DE UTILIZAÇÃO PROTEICA DE ACORDO COM A PROTEÍNA

PROTEÍNAS	FATORES DE UTILIZAÇÃO PROTEICA
Cereais	0,5
Leguminosas secas	0,6
Proteína de origem animal	0,7

Para considerar o fator de utilização proteica, deve-se fazer o cálculo a seguir:

NPU = PB (Proteína Bruta) × fator de utilização proteica

Para obter o valor do NDpCal em relação ao Valor Energético Total (VET), pode-se fazer:

$$\text{NDpCal\%} = \frac{\text{NPCal} \times 100}{\text{VET}}$$

Em que: NPCal = NPU × 4 kcal.

Outro aspecto importante é compreender a recomendação diária de consumo de proteínas. De acordo com a OMS (2003), baseando-se no Valor Energético Total (VET), a indicação é de 10% a 15%. Para indivíduos saudáveis, de acordo com a IDR, é de 0,8 g/kg, sendo que cada 1g de proteína corresponde à 4 kcal. A deficiência de proteínas pode gerar a desordem alimentar Kwashiorkor (ou desnutrição intermediária), marasmo, atrofia muscular, alterações hormonais e dificuldade de cicatrização.

Já os excessos podem resultar em edema, doenças cardiopatas, osteoporose, doenças renais, sobrepeso ou obesidade, e alterações metabólicas no fígado.

> Você sabia que as enzimas são proteínas presentes dentro das células (matriz citoplasmática e organelas)? Com funções específicas, atuam como catalisadoras responsáveis pela regulação ou controle das reações bioquímicas intra e extracelulares. Existem diferentes tipos de enzimas, como oxidorredutases, transferases, hidrolases, liases, isomerases e ligases.

1.2.4 Lipídios

Os lipídios são substâncias de origem orgânica, de aspecto e consistência oleosos, encontrados nos tecidos dos animais e vegetais. Atuam no transporte das vitaminas lipossolúveis, sendo ainda responsáveis pelo armazenamento de energia. Protegem órgãos, atuam como isolantes térmicos, na mobilização de vitaminas lipossolúveis (A, E, D e K), mantêm a integridade da membrana plasmática, entre outras funções. São compostos de carbono, oxigênio e hidrogênio e cada molécula de lipídios possui glicerol combinado com ácidos graxos.

Os lipídios podem ser classificados em lipídios simples e lipídios compostos.
a. **Lipídios simples:** substâncias que, decompostas, produzem ácidos graxos e glicerol.
b. **Lipídios compostos:** gorduras neutras associadas a outros substratos.

Considerando os lipídios compostos, encontramos os fosfolipídios, os glicolipídios e as lipoproteínas. Os fosfolipídios são componentes estruturais da membrana plasmática. Os glicolipídios possuem função estrutural e auxiliar no transporte de gorduras no organismo. As lipoproteínas transportam lipídios de um tecido para outro, com a finalidade de evitar qualquer deficiência desse substrato nas células. As lipoproteínas podem ser de diferentes tipos, conforme descrito a seguir:

> Você sabia que a lipoproteína de baixa densidade ou LDL participa da formação das placas de ateromas e, por isso, é conhecida também como "mau colesterol"? Já a lipoproteína de alta densidade ou HDL é conhecida como "bom colesterol", por promover o controle do LDL na corrente sanguínea, evitando assim doenças cardiovasculares.

a. quilomícrons é a principal forma de lipoproteínas sintetizadas a partir da ingestão de lipídios;
b. lipoproteína de densidade muito baixa VLDL;
c. lipoproteína de baixa densidade LDL;
d. lipoproteína de alta densidade HDL.

Em relação aos triglicerídeos, são um tipo lipídio, ou gordura, no sangue. São sintetizados no organismo ou provenientes da alimentação rica em carboidratos simples, gorduras saturadas ou trans, além de alimentos industrializados. Em excesso, o organismo poderá ter dificuldade de fazer sua metabolização, aumentando os riscos de doenças cardiovasculares.

Considerando os lipídios provenientes da alimentação, podemos dividi-los em lipídios (ou gorduras) saturados, insaturados e trans:
a. **Saturados:** são provenientes de origem animal e seus derivados, além de alguns

vegetais (coco e palma). Possui característica sólida em temperatura ambiente, sendo mais dificultosa a sua metabolização na corrente sanguínea. Em excesso, pode causar cardiopatias e a obesidade. Exemplo: Carnes vermelhas e brancas (principalmente gordura da carne e pele das aves), leite e derivados.

b. **Insaturados:** são provenientes de origem vegetal. Possui característica líquida em temperatura ambiente, sendo de fácil metabolização. Esse tipo de lipídio auxilia na elevação do colesterol HDL, mantendo os níveis de LDL controlados. Exemplo: abacate, nozes e castanhas e o azeite.

c. **Trans:** são lipídios provenientes de origem vegetal, mas modificadas industrialmente. Com o acréscimo de hidrogênio, tornam-se sólidas em temperatura ambiente. Esse tipo de lipídio auxilia na elevação do colesterol LDL, causando prejuízos à saúde. Exemplo: alimentos industrializados, como batata frita, nuggets, pipoca de micro-ondas, biscoitos recheados, margarinas e sorvetes.

Os lipídios saturados possuem ligação simples entre os carbonos, enquanto os lipídios insaturados possuem ligações duplas entre os carbonos. Verifique a seguir o esquema que representa a forma bioquímica dos lipídios e suas fontes alimentares.

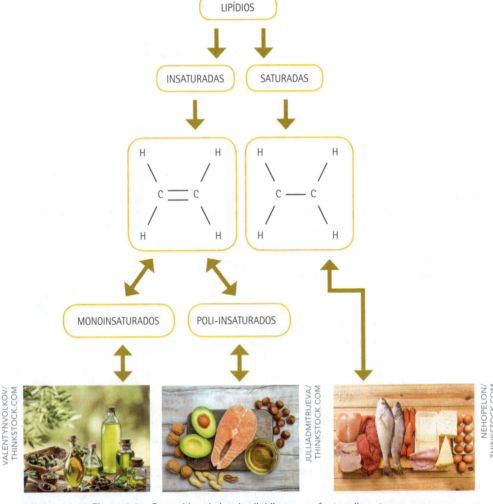

Figura 1.5 – Forma bioquímica dos lipídios e suas fontes alimentares.

Portanto, de acordo com a estrutura das moléculas, os lipídios podem apresentar diferentes características físicas e químicas, resultando em variadas propriedades para o organismo humano e diferentes características de metabolização.

APRENDA COM A **HISTÓRIA**

A adrenoleucodistrofia, ou ALD, é uma patologia de predisposição genética gravíssima e letal. Afeta a bainha de mielina, bem como o sistema nervoso. Predispõe alterações no metabolismo dos peroxissomos, codificando a síntese da proteína ALDO, relacionada ao metabolismo lipídico. Essa patologia ficou conhecida pelo menino Lorenzo Odone, relatada no filme *O Óleo de Lorenzo* (1992), de George Miller.

Na ALD, a alteração dos peroxissomos gera excesso de ácidos graxos de cadeia muito longa (AGCML) constituídos de 24 ou 26 átomos, sobretudo no cérebro e nas glândulas adrenais. Essa sobrecarga destrói a bainha de mielina, o revestimento dos axônios das células nervosas, afetando, assim, a transmissão de impulsos nervosos.

A terapia da doença ainda é complexa. Nos primeiros estudos da patologia, imaginava-se que uma simples dieta resolvesse o problema. Todavia, a biossíntese e a fabricação de ácidos de cadeia longa no organismo, quando não havia dieta, reequilibrava as altas taxas desses óleos do organismo.

Dessa forma, a perseverança e brilhantismo da família Odone exerceu uma grande contribuição à medicina moderna. A determinada família, em busca de conhecer a patologia e ajudar o filho no alívio dos sintomas, concluiu que uma forma de tratamento possível seria enganar a biossíntese, isto é, quebrar a lógica da homeostase corporal que tenta reequilibrar o organismo, criando uma forma de ácido graxo que pudesse tapear a interpretação corpórea e burlar a criação dos ácidos de cadeia longa.

Para tanto, criaram o óleo de Lorenzo (ou azeite de Lorenzo), uma mistura, na proporção 4:1, de trioleína e trierucina (triacilgliceróis derivados, respectivamente, dos ácidos oleico e erúcico), preparados a partir dos óleos de oliva e colza. O óleo atua interrompendo a síntese dos ácidos graxos. É uma belíssima peça de bioquímica. Foi formulado por Augusto e Michaela Odone, pais de Lorenzo Odone, e ainda hoje é considerada a forma mais eficiente de reduzir o avanço da predisposição degenerativa da doença. Augusto Odone, pai de Lorenzo, fundou ainda, em 1989, o *The Myelin Project* (Projeto Mielina), para encontrar a cura para doenças desmielinizantes.

É fundamental destacar que o excesso da ingestão de lipídios pode provocar doenças cardiovasculares, sobrepeso, obesidade, hipercolesterolemia e dislepidemias. Mas a deficiência desse macronutriente também pode oferecer outros riscos, como distúrbios no metabolismo, dermatites, alterações hormonais e adrenoleucodistrofia.

As recomendações diárias do consumo de lipídios, baseando-se no valor energético total (VET), de acordo com a OMC (2003), é de 15% a 30%. O Quadro 1.7 mostra a porcentagem diária de diferentes lipídios indicados para consumo humano.

QUADRO 1.7 – VALORES DE LIPÍDIOS INDICADOS PARA INGESTÃO DIÁRIA

LIPÍDIO	VALOR DIÁRIO
Ácidos graxos saturados	< 10%
Ácidos graxos poli-insaturados	6% a 10%
Ácido linoleico	5% a 8%
Ácido linolênico	1% a 2%
Ácidos graxos trans	< 1%
Colesterol	< 300 mg

FONTE: ADAPTADO DE GALISA (2007).

Também é importante compreender que os ácidos graxos podem ser classificados de acordo com a forma de produção no organismo: ácidos graxos essenciais e ácidos graxos não essenciais. Os ácidos graxos essenciais são aqueles que o organismo não consegue produzir em quantidade suficiente, por isso, devem ser ingeridos na alimentação. Já os ácidos graxos não essenciais são aqueles que o organismo consegue sintetizar em quantidade suficiente.

1.2.4.1 Metabolismo dos lipídios

A mobilização dos ácidos graxos para produzir e armazenar energia é facilitada pela ação da enzima lipase, que quebra os triglicerídeos em três ácidos graxos e uma molécula de glicerol. A ativação das lípases, e a subsequente mobilização de ácidos graxos, é estimulada por hormônios. Após os triglicerídeos serem degradados, seus ácidos graxos e glicerol penetram na circulação sanguínea, sendo transportados até o fígado, onde são removidos do sangue e usados como fonte de energia ou convertidos em cetonas.

A queima eficiente dos ácidos graxos requer equilíbrio entre o metabolismo dos carboidratos e a gordura. A taxa de utilização dos ácidos graxos e carboidratos é alterada em situações que favorecem o metabolismo da gordura, como o diabetes *mellitus* e jejum. Nessas situações, o fígado produz mais cetonas do que pode utilizar, liberando o excesso na corrente sanguínea. Contudo, quando o metabolismo da gordura é acelerado e a produção de cetonas está em excesso e não há absorção pelos tecidos, ocorre a grave alteração metabólica chamada de cetoacidose. Ela é causada pela deficiência relativa ou absoluta de insulina, associada ou não a uma atividade mais intensa dos hormônios, como cortisol, catecolaminas, glucagon e hormônio do crescimento.

1.2.5 Minerais

Os minerais, ou sais minerais, são importantes elementos fornecidos ao organismo a partir da alimentação. Eles compõem tecidos duros, dentes e ossos, além de serem encontrados em células sanguíneas e sistema nervoso. Entre suas funções, são responsáveis por regular determinadas ações do corpo, como equilíbrio ácido-básico, estímulos nervosos, ritmo cardíaco e atividade metabólica. Classificam-se em macro e microminerais (ou oligoelementos). Os macrominerais são necessários em maior quantidade, diferente dos microminerais.

Como exemplos de macrominerais, destacam-se cálcio, magnésio, sódio, potássio e fósforo. Já os microminerais podem ser ferro, cobre, iodo, manganês, zinco, molibdênio, cromo, selênio e flúor.

1.2.5.1 Cálcio

O cálcio (Ca) é o mais abundante mineral encontrado nos seres humanos, representando 1,5% a 2% do peso corporal e, aproximadamente, 40% dos minerais corporais. Estão quase inteiramente presentes nos ossos e dentes. No sangue, existe uma taxa muito baixo, mas importante para regular atividades metabólicas como contração e relaxamento muscular, além de transmissão de impulsos nervosos.

Trata-se de um nutriente essencial para diversas funções biológicas. A necessidade diária pode variar de acordo com a faixa etária: na adolescência, devido ao estirão de crescimento, são necessários 1300 mg/dia. Já o indivíduo adulto pode ingerir 1000 mg/dia, devendo aumentar essa ingestão na terceira idade ou na pós-menopausa (PEREIRA et al., 2009).

O cálcio é principalmente encontrado em laticínios e derivados do leite, mas também é possível encontrá-los em frutos do mar, folhas escuras e legumes. Caso não seja possível ingerir a quantidade diária indicada por meio da alimentação, sugere-se suplementação. A carência de cálcio pode provocar raquitismo na criança, osteomalacia no adulto e osteoporose no idoso.

1.2.5.2 Magnésio

O magnésio (Mg) é um elemento presente em reações intracelulares, na lipólise, na oxidação de ácidos graxos, no funcionamento do sistema imunológico e na prevenção de cáries. O ideal é ingerir cerca de 28 g de magnésio, pois 21 g são armazenados nos ossos, enquanto o restante fica na musculatura e nos tecidos moles. Esse mineral está presente na maioria dos alimentos, porém suas concentrações variam bastante: são mais concentrados nos vegetais de folhas escuras, nas oleaginosas, nos cereais integrais e em frutas secas. Algumas águas minerais e até mesmo algumas águas potáveis possuem quantidades interessantes de magnésio, porém seu teor pode variar significativamente de acordo com a região.

Seu gasto varia de acordo com o consumo energético do indivíduo. Por isso, jovens e homens adultos devem armazenar mais do que mulheres e idosos.

1.2.5.3 Ferro

O ferro (Fe) está presente, principalmente, no sangue, sendo cerca de 67% constituinte da hemoglobina. Sua função é transportar o oxigênio e o dióxido de carbono para o processo de respiração celular. Sua ingestão diária deve ser de 14 mg/dia para homens adultos e 18 mg/dia para mulheres adultas (devido à perda adicional na menstruação), sendo a mesma quantidade para mulheres grávidas. A falta de ferro pode levar a um quadro de anemia.

As melhores fontes de ingestão são animais, em carnes vermelhas, vísceras, mariscos, ovos e em vegetais, como brócolis, couve, espinafre e leguminosas (UMBELINO; ROSSI, 2006).

1.2.5.4 Cobre

A concentração de cobre (Cu) no organismo pode variar de 50 mg até 120 mg. Sua maior concentração está no fígado, depois no cérebro, coração e rins. Também pode ser encontrado no intestino grosso, nos músculos e, em menores concentrações, nos ossos. Sua principal função no organismo é exercer um papel bioquímico catalítico.

Os alimentos mais ricos em cobre são os frutos do mar, fígado de boi, cacau, cereais integrais, nozes, entre outros (SILVA; MURA, 2007).

1.2.5.5 Zinco

O zinco (Zn) é encontrado em maior concentração (cerca de 86% do total) no músculo esquelético e nos ossos. Sendo que, em homens e mulheres, suas concentrações diferem em 1,5 g para mulheres e 2,5 g para homens. Esse mineral é importante para o crescimento e está relacionado à maturação dos órgãos sexuais.

Os frutos do mar (mariscos, ostras), carnes vermelhas, vísceras, gema do ovo, grão de bico, castanhas, entre outros, são boas fontes de zinco (SILVA; MURA, 2007). Seu déficit poderá comprometer as funções imunológicas e a cicatrização. A Figura 1.6 ilustra alguns alimentos e suas respectivas fontes de minerais.

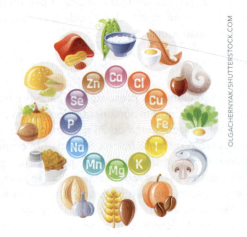

Figura 1.6 – Grupos de alimentos e suas respectivas fontes de minerais.

1.2.6 Vitaminas

As vitaminas são substâncias indispensáveis para o organismo, sendo essenciais para o bom funcionamento de processos fisiológicos do corpo. Mas, como o organismo não consegue produzir a maioria das vitaminas, é necessário ingeri-las por meio dos alimentos.

Trata-se de substâncias extremamente frágeis, que podem ser destruídas pelo calor, ácidos, luz e certos metais. Suas principais propriedades envolvem dois mecanismos importantes: o de coenzima (substância necessária para o funcionamento de certas enzimas que catalisam reações no organismo) e o de antioxidante (substâncias que neutralizam radicais livres), prevenindo o envelhecimento ou desgaste celular.

Esses micronutrientes são classificados conforme sua solubilidade (lipídios ou água): vitaminas lipossolúveis ou vitaminas hidrossolúveis.

a. **Vitaminas lipossolúveis:** vitaminas A, D, E e K. Em excesso, algumas dessas vitaminas ficam depositadas no fígado, trazendo consequências indesejáveis à saúde.

b. **Vitaminas hidrossolúveis:** vitaminas do complexo B (B_1, B_2, B_3, B_5, B_6, B_9, B_{12}) e a vitamina C.

1.2.6.1 Vitamina A

A vitamina A é insolúvel em água (lipossolúvel), podendo ser destruída rapidamente pela luz, oxigênio e ácidos; mas são estáveis ao calor e à temperatura de cocção. Também é denominada retinol devido à função específica que exerce na retina do olho, além das outras atividades básicas. As principais fontes da vitamina A são ovos, cenoura, queijo, fígado, manga, leite, manteiga, mamão, pimentão, entre outros. A necessidade de cada indivíduo varia de acordo com a idade, sexo e condição.

1.2.6.2 Complexo B

O complexo B está na classe das vitaminas hidrossolúveis (solúveis em água). Temos nesse grupo a tiamina (B_1), riboflavina (B_2), niacina (ácido nicotínico ou B_3), ácido pantotênico (B_5), piridoxina (B_6), biotina (B_7), ácido fólico (B_9) e cianocobalamina (B_{12}).

A **tiamina (B1)** é importante para o bom funcionamento do sistema nervoso e na prevenção de deficiências. Sua estabilidade varia de acordo com a temperatura, congelamento, o pH do alimento, o tempo de cocção, a quantidade de água utilizada e desprezada. Além disso, outros alimentos afetam sua biodisponibilidade, por exemplo, os peixes de água doce e crustáceos crus, que podem destruir até 50% da tiamina, pois possuem um fator antinutricional, a enzima tiaminase. Os chás também podem conter antitiamina, por isso a importância da fervura, principalmente para desnaturar os fatores antinutricionais.

Podemos encontrar a **tiamina (B_1)** em fontes animais e vegetais, especialmente em carne de porco magra e gérmen de trigo, além de vísceras, feijões, ervilhas, gema de ovo e peixes.

A **riboflavina (B2)** favorece o metabolismo das gorduras, açúcares e proteínas. É uma vitamina hidrossolúvel, mas sua solubilidade pode ser perdida sob a ação de substâncias básicas ou quando exposta à luz. É estável ao calor, ou seja, estável à cocção, à oxidação e aos ácidos.

A **niacina (ácido nicotínico ou B3)** auxilia na remoção de substâncias tóxicas do corpo, faz parte do processo de digestão e absorção de carboidratos, gorduras e proteínas, contribui para o bom funcionamento dos sistemas cardiovascular e nervoso, entre outros. É solúvel em água e álcool. O triptofano, considerado o percursor da niacina, é sua principal fonte e pode ser encontrado em carnes, aves, peixes e oleaginosas, como o amendoim.

O **ácido pantotênico (B5)** ajuda a controlar a capacidade de resposta do corpo ao estresse e no metabolismo das proteínas, gorduras e açúcares, depois de ser absorvida no intestino delgado. Também solúvel em água e álcool, sendo facilmente decomposto por ácidos e bases e razoavelmente estável durante o cozimento e armazenamento. É facilmente encontrado nos alimentos (como leveduras, vísceras, ovos, leite, vegetais, legumes e cereais integrais), mas sua deficiência no organismo pode causar dor de cabeça, fadiga, redução da coordenação motora, câimbras musculares e distúrbios gastrointestinais.

A piridoxina (B6) é importante para a produção de neurotransmissores essenciais para o funcionamento adequado do cérebro, como serotonina, dopamina e noradrenalina, entre outras funções. Também solúvel em água e álcool, é estável ao calor em meio ácido; relativamente instável em soluções alcalinas e ao congelamento; muito instável em presença de luz. Vale ressaltar que o consumo de alguns medicamentos ou drogas (contraceptivos orais e álcool) podem ser prejudiciais, levando à deficiência da vitamina B_6. Indica-se ingerir alimentos como gérmen de trigo, levedura, carne de porco, vísceras (especialmente fígado), cereais integrais, legumes, batatas, bananas e aveia.

A biotina (B7) atua na formação da pele, unhas e cabelo, na utilização dos hidratos de carbono (açúcares e amido) e na síntese de ácidos graxos. Sua carência culmina em alterações cutâneas, unhas fracas, entre outros. Os alimentos ricos em biotina são vísceras (especialmente fígado), gema de ovo, leite, frutas, hortaliças e cereais integrais.

O ácido fólico (B9) previne anemia, depressão e doenças cardíacas. É importante para células de alta atividade celular, ou seja, aquelas com alto poder de replicação, como a medula óssea. Sua deficiência pode resultar em anemia megaloblástica, problemas de crescimento e alterações no trato digestório. É encontrado em alimentos ricos em poliglutamato, que é a principal forma de ácido fólico nos alimentos, como feijão, fígado, vegetais de folhas verdes frescos (instabilidade a cocção), carne magra, cereais integrais e grãos secos. Tudo proporcionado de acordo com a sugestão diária recomendada. É solúvel em água e álcool diluído, mas não suporta pH inferior a 4 (se mantém estável acima disso).

A cianocobalamina (B12) é semelhante ao ácido fólico, pois também é responsável por evitar anemia e estimular o crescimento. São boas fontes de vitamina B_{12} alimentos proteicos, vísceras, leite, ovos e peixes, quando consumidos dentro das recomendações nutricionais.

1.2.6.3 Vitamina C

A vitamina C ou ácido ascórbico, dentre todas as vitaminas existentes, talvez seja a mais citada na literatura. É necessária para combater infecções, reduzir o nível de triglicerídeos e colesterol, além de fortalecer o sistema imunológico. Também realiza a conversão de colágeno prolina em colágeno de hidroxiprolina, além de ter ação antioxidante, que minimiza a oxidação de substâncias e células. Hidrossolúvel e estável na forma seca, pode ser facilmente oxidada em solução, quando exposta à luz ou ao calor, evite o cozimento desses alimentos. Já o congelamento mantém sua estabilidade e ajuda a mantê-la presente por mais tempo. É encontrada principalmente em frutas e hortaliças.

1.2.6.4 Vitamina D

A vitamina D facilita a absorção de cálcio pelo organismo, essencial para o desenvolvimento saudável dos ossos e dentes, além de prevenir obesidade e diabetes. A falta dessa vitamina pode gerar diminuição da força muscular e espasmos musculares, enfraquecimento dos ossos (em idosos, pode elevar o número de quedas e fraturas). Como a alimentação fornece apenas 20% das necessidades diárias de vitamina D, é importante haver exposição solar adequada. Os raios de sol, ao atingirem a pele, irão estimular as glândulas sebáceas a produzirem a substância 7-desidrocolesterol, responsável pelo colecalciferol. Ela é insolúvel em água (lipossolúvel).

1.2.6.5 Vitamina E

A vitamina E tem função antioxidante e anti-inflamatória no corpo, entre outras. Quanto à estabilidade, são relativamente estáveis ao ar, à umidade e na presença de álcalis ou ácidos fortes e se oxidam rapidamente na luz. Pode ser encontrada em vegetais ricos em gordura, como as sementes de girassol, as avelãs e castanhas, ou em alguns alimentos de origem animal, como salmão, bacalhau e ovo cozido.

1.2.6.6 Vitamina K

A vitamina K, também chamada de vitamina anti-hemorrágica, pode ser dividida em K1 (encontrada em vegetais), K2 (produzida na flora intestinal) e K3 (sintética). É lipossolúvel, e apresenta sensibilidade à luz. Ela perde estabilidade lentamente em contato com oxigênio, mas é relativamente estável ao calor.

A Figura 1.7 ilustra as principais fontes alimentares das vitaminas e as formas de atuação específicas no organismo.

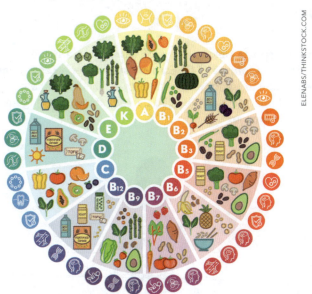

Figura 1.7 – Principais fontes de vitaminas e suas funcionalidades na estrutura corporal.

1.3 Classes alimentares

Os alimentos são provenientes de várias fontes e essa diversidade nutricional tem ação de estimular ou promover a energia essencial para o equilíbrio e a manutenção

do organismo. Tais alimentos são classificados conforme sua origem e a função que exercem no organismo, conforme o Quadro 1.8.
a. **Fontes alimentares de carnes e seus derivados:** origem animal.
a. **Fontes de vegetais e seus derivados:** origem vegetal.
b. **Fontes provenientes do solo, do mar ou da água:** origem mineral.
c. **Construtores:** proteínas, minerais e água.
d. **Reguladores:** proteínas, fibras, água, minerais e vitaminas.
e. **Energéticos:** macronutrientes.

QUADRO 1.8 – FONTES ALIMENTARES DE ACORDO COM ORIGEM

ORIGEM	FONTE ALIMENTARES
ANIMAL	Aves, pescados, carne bovina, crustáceos, anfíbios, répteis, moluscos, miúdos ou vísceras Derivados: ovos, ovas, leite, queijo, mel, gorduras
VEGETAL	Cereais, leguminosas, hortaliças, legumes, óleos, açúcar
MINERAL	Água e sal

FONTE: ELABORADO PELAS AUTORAS (2018).

1.3.1 Água

A água é composta pelos elementos hidrogênio e oxigênio na proporção 2:1, resultando, assim, na fórmula H_2O. Essa substância representa quase 60% do peso corpóreo de um adulto, sendo essencial para a manutenção e o equilíbrio do organismo. A Figura 1.8 indica a distribuição da água, em porcentagem, pelas diferentes regiões do corpo humano.

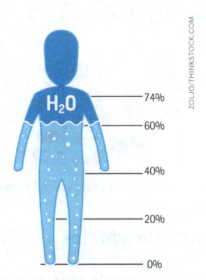

Figura 1.8 – Distribuição da água no organismo humano.

Dentre as principais funções da água, destacam-se auxílio na constituição, transformação e transporte de nutrientes, atuação como solvente, isolante térmico, controle da temperatura corpórea e participação fisiológica na absorção, digestão e excreção. É fundamental para o funcionamento dos sistemas circulatórios sanguíneo e linfático. Para que o organismo trabalhe de forma eficiente, indica-se a ingestão de, pelo menos, 2,5 L de água/dia. Porém, um médico ou nutricionista podem fazer diferentes recomendações diárias, dependendo do estado de saúde, fator de atividade física, gênero, idade e capacidade gástrica do indivíduo.

1.3.2 Pirâmide alimentar

A pirâmide alimentar serve para mostrar a importância da ingestão dos grupos de nutrientes, de acordo com a segundo a quantidade necessária ao organismo humano. A Figura 1.9 ilustra essa distribuição dos alimentos em uma pirâmide alimentar.

Os alimentos dispostos no Nível 1 ou Energéticos (na base) são as fontes principais de carboidratos, devendo ser consumidos em quantidades suficientes, com base nas recomendações diárias. No Nível 2 ou Reguladores, vegetais, fontes de macro e micronutrientes também deverão ser consumidos em maior quantidade. O Nível 3 ou Construtores apresenta as fontes de proteínas de origem animal e seus derivados, mas vale lembrar que são alimentos necessários em menores quantidades. E, no Nível 4 ou Energéticos Extras, deve haver moderação, pois são alimentos de alto valor calórico e pouco valor nutricional.

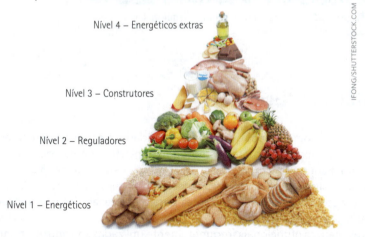

Figura 1.9 – Distribuição dos alimentos segundo a pirâmide alimentar.

Portanto, a pirâmide alimentar é uma forma ilustrativa de distribuição dos nutrientes usada como instrumento de equilíbrio qualitativo e quantitativo para o controle nutricional de indivíduos saudáveis. A disposição triangular serve para demonstrar claramente os grupos que devem ser ingeridos em maior quantidade (base) e os em menor quantidade (pico).

De acordo com o Departamento de Agricultura dos Estados Unidos e OMS, um cardápio balanceado deve conter diariamente quatro níveis e oito grupos de alimentos, de acordo com sua participação relativa no total de calorias de uma dieta saudável.

Na Figura 1.10 estão descritas de modo representativo cinco características para uma dieta equilibrada e nutritiva. Essas características devem se basear em:

a. **Adequação**: a alimentação deve ser apropriada às diferentes fases e condições de vida, às atividades físicas e diárias, às circunstâncias fisiológicas e patológicas.
b. **Qualidade**: deve conter variedade de alimentos, que satisfaçam todas as necessidades do corpo. Devem ser nutritivos, e evitar aqueles de calorias vazias.
c. **Quantidade**: deve ser o suficiente para atender todas as necessidades do organismo.
d. **Harmonia**: é o equilíbrio entre os nutrientes, em relação à quantidade e qualidade.
e. **Variedade**: deve fornecer diariamente uma ampla seleção de alimentos para suprir todos os nutrientes essenciais, inclusive os micronutrientes.

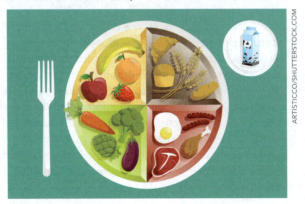

Figura 1.10 – A imagem representa os requisitos básicos de uma refeição equilibrada.

1.4 Estado nutricional

O desequilíbrio da composição, quantidade, qualidade, frequência alimentar e aproveitamento dos nutrientes pelo organismo podem interferir no estado nutricional de um indivíduo. Para que o corpo possa voltar ao seu estado de equilíbrio, são usadas técnicas de avaliações para identificar possíveis distúrbios ou carências nutricionais, além de obter parâmetros importantes para a realização das intervenções nutricionais personalizadas.

As técnicas avaliativas nutricionais frequentemente utilizadas são antropometria [índice de massa corporal, dobras cutâneas, bioimpedância e perimetria, circunferência da cintura (cc) e relação cintura e quadril (rcq)], recordatório de 24 horas, frequência alimentar e anamnese.

1.4.1 Carências nutricionais

A ingestão regular de certos grupos de alimentos são essenciais para evitar carências nutricionais no organismo. Dependendo do nível de desnutrição do indivíduo, a falta de tecido gorduroso e muscular pode ser um importante indicativo da baixa ingestão de alimentos, conforme ilustrado na Figura 1.11.

A desnutrição causa vários prejuízos à saúde: fadiga, abortos, prematuridade, infecções, arritmias, alteração da pressão arterial, dores de cabeça, dificuldade de concentração, insônia, amenorreia, envelhecimento precoce, doenças crônicas não transmissíveis, entre outros. É fundamental que os indivíduos tenham acesso a uma alimentação equilibrada em todas as fases da vida (da gestação à terceira idade), para evitar sequelas nutricionais e permitir vida longa.

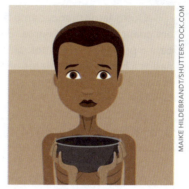

Figura 1.11 – Imagem representando a desnutrição de um indivíduo.

1.4.2 Excessos nutricionais

Os excessos nutricionais também podem oferecer riscos à saúde do indivíduo. Em alguns casos, esses excessos podem ocorrer na transição nutricional (passagem da desnutrição para a obesidade).

O aumento da obesidade tem acompanhado o ritmo da tecnologia industrial e a fácil oferta de uma variedade de alimentos calóricos, refinados e processados com atrativos ao paladar, aos olhos e, principalmente, por serem práticos e duráveis. O consumo exagerado de alimentos altamente calóricos ou de baixo valor nutricional predispõe a obesidade e suas comorbidades, como diabetes tipo II, hipercolesterolemia, hipertensão, neoplasias, apneia e dislipidemias. Outro fator importante que acentua o quadro é o sedentarismo.

A Figura 1.12 representa alguns casos de excessos nutricionais.

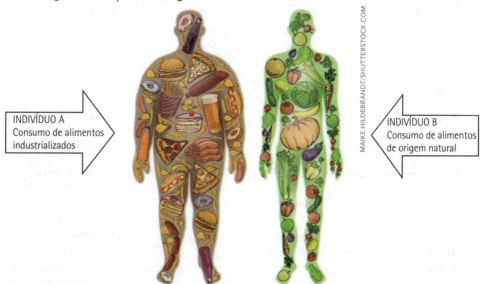

Figura 1.12 – Indivíduos com excessos nutricionais: à esquerda, pessoa obesa em decorrência do consumo excessivo de alimentos industrializados; à direita, pessoa eutrófica pela ingestão frequente de vegetais.

Outro fator preocupante é o aumento da incidência de obesidade e sobrepeso em crianças e adolescentes. É importante a conscientização dos pais e educadores para a prevenção de patologias e distúrbios psicológicos e comportamentais relacionados à hábitos alimentares não saudáveis, como ingestão frequente de lanches muitos gordurosos, guloseimas muito doces, refrigerantes ou sucos artificiais em excesso.

1.4.3 Principais problemas nutricionais

As principais doenças encontradas em indivíduos, muitas vezes provocadas por uma alimentação incorreta e baseada em excessos, são diabetes *mellitus*, hipertensão arterial, obesidade, dislipidemia. Tais patologias são multifatoriais, mas uma mudança no estilo de vida, incluindo dormir no mínimo oito horas por dia, praticar atividades físicas e se alimentar com base em uma dieta equilibrada, atuará de forma significativa no controle ou na prevenção das Doenças Crônicas Não Transmissíveis.

A diabetes *mellitus* é uma patologia causada pela ausência ou dificuldade na produção de insulina (hormônio), essencial na regulação de glicose na corrente sanguínea. Pode ser do tipo I, do tipo II e gestacional. Dentre as principais recomendações dietoterápicas para a diabetes, tem-se reeducação alimentar; evitar o consumo de alimentos industrializados, refinados, embutidos, doces e com alto índice glicêmico; consumir carboidratos complexos; fibras; água; fracionar as refeições em intervalos curtos; ingerir legumes, frutas, verduras, leguminosas nas refeições diárias.

A hipertensão arterial surge em decorrência de complicações relacionadas ao aumento do fluxo sanguíneo. Essa patologia tem diferentes níveis, conforme indicado no Quadro 1.9.

QUADRO 1.9 – NÍVEIS DA HIPERTENSÃO ARTERIAL

TRATAMENTO	MMHG	CLASSIFICAÇÃO
Manutenção do estilo de vida saudável	<120 e <80	Ótima
Aderir ao estilo de vida saudável	<130 e <85	Normal
Aderir ao estilo de vida saudável	<130–139 ou 85–89	Limítrofe
Aderir ao estilo de vida saudável e medicamento	140–159 ou 90–99	Estágio I – Leve
Aderir ao estilo de vida saudável e medicamento	160–179 ou 100–109	Estágio II – Moderada
Aderir ao estilo de vida saudável e medicamento	180 ou + ou 110 ou +	Estágio III – Grave

FONTE: ADAPTADO DE VARELLA (2009).

Existe uma série de recomendações dietoterápicas para a hipertensão arterial. Dentre as principais recomendações estão dieta hipossódica; diminuição significativa de alimentos estimulantes, como cafeína, pimenta, gengibre; diminuição do consumo de alimentos industrializados, embutidos, refinados, bebidas alcoólicas, gorduras, frituras, doces e refrigerantes. É indicado consumir frutas, cereais integrais, legumes, leguminosas, verduras, água; fontes de proteínas de origem animal com moderação;

consumir fontes de ácidos graxos essenciais como: azeite extra virgem, linhaça, oleaginosas, peixes de água fria (salmão, atum, sardinha).

APRENDA COM A LEITURA

Amplie os seus conhecimentos sobre a importância dos alimentos corretos para o equilíbrio da pressão arterial por meio da leitura do artigo disponível em: <www.minhavida.com.br/alimentacao/materias/12825-alimentacao-saudavel-pode-diminuir-hipertensao-arterial>. Acesso em: 5 maio 2018.

Já a obesidade é uma patologia caracterizada pelo acúmulo excessivo de gordura corporal, que pode trazer potencial prejuízo à saúde. Essa patologia é decorrente de vários fatores genéticos ou ambientais, como padrões dietéticos e de atividade física, ou, ainda, fatores individuais de susceptibilidade biológica, entre muitos outros, que interagem na etiologia da patologia (OMS, 2002).

Trata-se uma condição complexa de dimensões sociais, podendo eventualmente afetar qualquer pessoa, independentemente da idade ou do grupo socioeconômico, em qualquer parte do mundo. Diante das estatísticas, é possível afirmar que a obesidade hoje é considerada uma epidemia. Assim, a prescrição de uma dieta para quem precisa recuperar a saúde deve considerar fatores fisiológicos e psicossociais, inclusive em relação às comorbidades ligadas a diferentes transtornos alimentares coexistentes, sem ignorar aqueles desenvolvidos em razão de tentativas frustradas de emagrecimento. Dessa maneira, o tratamento da obesidade, considerando as estratégias nutricionais, estrutura-se por incluir modificações no padrão alimentar para a melhoria da saúde.

Por isso, é fundamental seguir uma série de recomendações dietoterápicas para a obesidade, como:
- aderir à reeducação alimentar, que proporcionará a redução de peso de forma gradual. Deve-se levar em consideração intolerâncias e aversões alimentares;
- evitar o consumo de alimentos industrializados, embutidos, refinados, doces, gorduras e frituras;
- reduzir o consumo de alimentos calóricos;
- realizar as refeições em lugares tranquilos;
- preferir refeições fracionadas;
- utilizar criatividade na preparação dos alimentos e na variedade de nutrientes;
- evitar o consumo de líquidos junto às refeições principais;
- escolher ingestão de alimentos light e diet com moderação;
- incluir nas refeições diárias fontes de fibras, carboidratos (preferencialmente complexos), leguminosas, verduras (indica-se sua ingestão antes dos outros alimentos para a promoção da saciedade), proteínas, lipídios provenientes de origem vegetal (com moderação);
- beber água nos intervalos das refeições.

Você sabia que a escolha dos alimentos e a forma de preparação influenciarão no ganho ou na manutenção do peso? O organismo necessita de combustível diário (quantidade), e, por isso, ele não consegue identificar o tipo de caloria ingerida (qualidade). Assim, é importante ter cuidado ao ingerir os alimentos, observar o tamanho das porções e o que se está comendo!

Outra patologia importante a ser estudada é a dislipidemia. Essa comorbidade ocorre por alterações metabólicas dos níveis de lipídios ou lipoproteínas na corrente sanguínea, aumentando assim a predisposição a doenças cardiovasculares, como a aterosclerose. A Figura 1.13 representa a formação da aterosclerose.

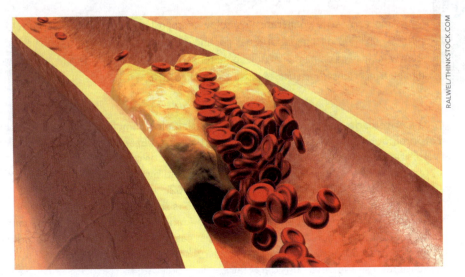

Figura 1.13 – Formação das placas de ateromas no vaso sanguíneo.

As recomendações dietoterápicas para a dislipidemia incluem:
- dieta hipocalórica e hipolipídica;
- reeducação alimentar;
- redução do consumo de gorduras saturadas e trans;
- diminuição do consumo de alimentos industrializados, embutidos, processados, frituras e refinados;
- redução do consumo de carnes e seus derivados;
- aumento do consumo de fontes de fibras, como frutas, cereais integrais, leguminosas, verduras e hortaliças;
- consumo com moderação fontes de ácidos graxos essenciais;
- consumo de peixes de água fria;
- ingestão de água nos intervalos das refeições.

FINALIZANDO

O capítulo apresentou os macronutrientes e micronutrientes fundamentais para a saúde dos indivíduos. Foi abordada ainda a importância da ingestão equilibrada desses nutrientes, indicando inclusive os males que o excesso ou a carência nutricional podem acarretar para a saúde. Além das patologias discutidas por conta desses excessos ou carências nutricionais, o capítulo também sugeriu uma série de recomendações dietoterápicas para diferentes situações.

Após compreender o universo dos macronutrientes e micronutrientes, e suas relações com a saúde, é importante entender a fisiologia do sistema digestório e as dietas mais adequadas. Por isso, o próximo capítulo discutirá sobre fisiologia e dietas.

PRATICANDO

1. A fibra alimentar é composta por celulose, hemiceluloses, gomas, pectinas e mucilagens, podendo ser classificada como solúvel e insolúvel de acordo com a sua solubilidade em água. Com base nos seus conhecimentos sobre fibra alimentar, avalie as frases a seguir e assinale as alternativas corretas que caracterizam cada fibra.
   ( ) A fibra solúvel é fibrosa, apresenta a forma de gel e promove saciedade.
   ( ) A fibra insolúvel é fibrosa, apresenta a forma de gel e promove saciedade.
   ( ) A fibra solúvel apresenta forma de gel, promove saciedade e reduz a absorção de glicose.
   ( ) A fibra insolúvel não absorve água e favorece o peristaltismo.
   ( ) A fibra insolúvel absorve água e promove saciedade.

2. Relacione a coluna da direita de acordo com a coluna da esquerda.
   I. Água   ( ) Componente essencial de todos os tecidos.
   II. Fibras   ( ) São classificadas em lipossolúveis e hidrossolúveis.
   III. Vitaminas   ( ) Oligoelementos.
   IV. Minerais   ( ) Polissacarídeos que o organismo não digere.

3. Preencha o quadro a seguir com a classificação dos alimentos conforme sua origem/tipo e valor biológico.

ALIMENTOS	ORIGEM/TIPO	VALOR BIOLÓGICO
Azeite		
Arroz integral		
Carne bovina		
Margarina		
Soja		

4. Qual é a função principal dos macronutrientes indicados a seguir? Cite também duas fontes alimentares de cada um.
   a) Proteínas.
   b) Lipídios.
   c) Carboidratos.

DESAFIO

Leia o texto a seguir:
J. C. Pompe foi pioneiro nas pesquisas da Fisiopatologia de Pompe, doença que leva o nome do pesquisador. Essa patologia, também conhecida como doença de armazenamento de glicogênio do tipo II, é uma patologia neuromuscular rara de ordem genética, causada pela inatividade de uma enzima Alfa-Glicosidase Ácida (GAA). A ineficiência dessa enzima específica leva ao acúmulo excessivo de glicogênio. Com base no texto apresentado e nos seus conhecimentos sobre a atividade do glicogênio no corpo humano, discuta os riscos desse acúmulo e uma forma de aliviar e minimizar os danos provocados por esta doença.

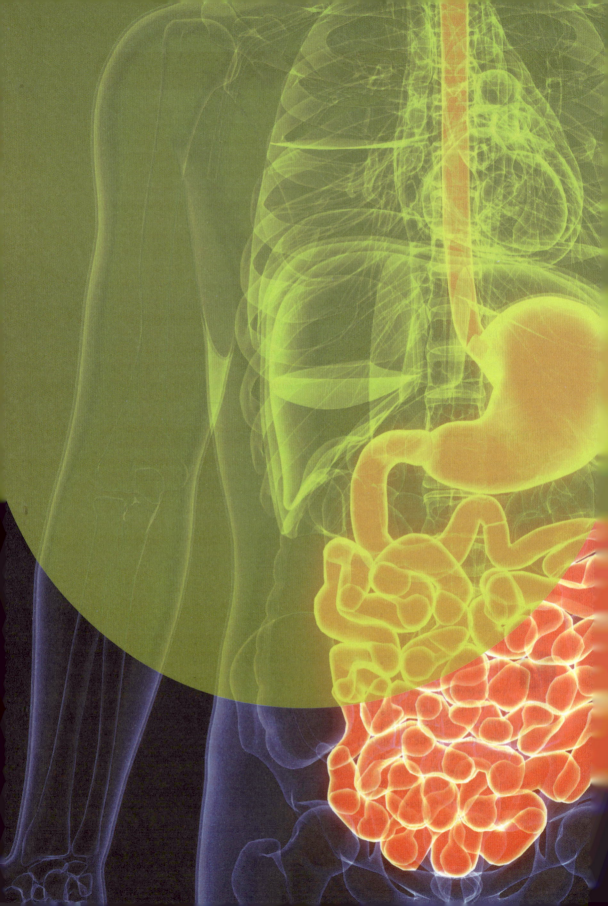

CAPÍTULO

2

FISIOLOGIA E DIETAS

NESTE CAPÍTULO, VOCÊ ESTARÁ APTO A:

» Elucidar a anatomia e a fisiologia geral do sistema gastrointestinal, explicando, de forma simples, todos os seus componentes e como eles funcionam.

» Compreender como e onde acontece a digestão e a absorção dos principais nutrientes.

» Aprender as patologias do sistema digestório e algumas patologias particulares com suas respectivas dietoterapias.

2.1 INTRODUÇÃO

O sistema gastrointestinal é o responsável por fornecer ao organismo todas as substâncias necessárias à sobrevivência humana, como nutrientes, água e eletrólitos. Esse processo ocorre por meio de diversos mecanismos rigorosamente sincronizados, que encaminham o alimento ao longo de todo o trato digestivo com a finalidade de realizar a digestão, a absorção dos produtos da digestão, até a eliminação dos resíduos.

Como cada nutriente tem uma função específica, a digestão e a absorção de cada um terá suas particularidades. Quando algum desses mecanismos deixa de ser rigorosamente sincronizado, os indivíduos começam a desenvolver patologias, que, por sua vez, possuem características específicas e necessitam de cuidados nutritivos específicos, as dietoterapias.

2.2 Características anatômicas do sistema digestório

O sistema digestório tem como principal função prover o organismo de alimento, ou seja, nutrientes e água. Para realizar essa função, possui um complexo mecanismo de funcionamento que será explicado detalhadamente mais adiante. Agora, vamos entender do que e como ele é composto anatomicamente. A Figura 2.1 ilustra o sistema digestório com seus órgãos acessórios.

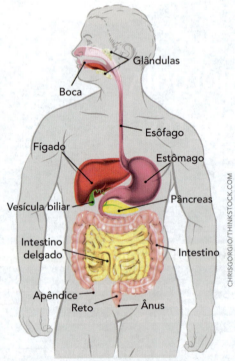

Figura 2.1 – Ilustração do sistema digestório e seus órgãos acessórios.

Conforme observamos na Figura 2.1, esse sistema é composto pela cavidade oral (boca), esôfago, estômago, intestino delgado, intestino grosso, reto e ânus. Encontramos uma longa estrutura tubular interligada, que começa na boca e termina no ânus, ou seja, sem interrupções. Além disso, também podemos incluir os órgãos anexos, como a língua, os dentes e as glândulas salivares, além do fígado, vesícula biliar, o pâncreas e o apêndice.

A seguir, serão apresentados os principais órgãos que compõem esse sistema.

2.2.1 Cavidade oral

É o primeiro seguimento do sistema digestivo e, dentro dessa cavidade, temos a formação de dois espaços:

- **vestíbulo da boca**: localizada entre os dentes e gengivas;
- **cavidade própria da boca**: localizada entre as arcadas dentárias superiores e inferiores. É limitada pelo palato, superiormente, e pelo assoalho da boca, inferiormente, onde encontra-se a tonsila lingual (língua) (ZIERI, 2014).

Dentro da cavidade oral também temos:

a. **Tonsila lingual**: conhecida como língua, trata-se de uma estrutura muscular móvel recoberta por mucosa e localizada no assoalho da boca. Possui algumas funções básicas, como auxiliar na mastigação e na deglutição, além de ser responsável pelo paladar e pela fonação.

b. **Dentes**: são responsáveis pela mastigação e pela trituração dos alimentos. No indivíduo adulto, estão presentes 32 dentes que incluem quatro incisivos, dois caninos, quatro pré-molares e seis molares em cada arcada (superior e inferior).

É na cavidade oral que se inicia a digestão, por meio da mastigação, com o auxílio dos dentes e a ajuda da saliva produzida nas glândulas salivares (Figura 2.1). Ali ocorrerá a trituração do alimento, transformando-o no chamado bolo alimentar, para que possa haver a deglutição.

2.2.2 Principais órgãos do sistema digestório

A partir da cavidade oral, inicia-se uma série de etapas involuntárias, cujo objetivo é encaminhar o bolo alimentar pelo esôfago, passando pelo estômago, até o intestino. Nessa última porção, ocorre a absorção dos nutrientes e eliminação, por meio do ânus, do que não for absorvido. Esse processo será visto com mais detalhes a seguir.

2.2.2.1 Faringe

A faringe é um órgão tanto do sistema respiratório como do digestório. Trata-se de um tubo muscular que se liga às cavidades nasal e oral, a laringe e ao esôfago. Podemos dividi-la didaticamente em:

- faringe superior ou nasofaringe;
- faringe média ou orofaringe;
- faringe inferior ou laringofaringe.

No processo digestório, os alimentos vão passar pela faringe média e inferior em direção ao esôfago; no processo respiratório, o ar passará pela faringe superior, média e inferior para seguir em direção à laringe.

A bifurcação entre laringe e esôfago nos parece frágil em sua separação anatômica, mas é realizada certeiramente graças a uma estrutura chama epiglote, como indicado na Figura 2.2. No momento da deglutição, essa estrutura é a responsável por se dobrar como uma válvula e tampar a entrada da laringe, impedindo que o alimento vá em direção ao pulmão. Após a deglutição, ela se abre novamente, permitindo que o indivíduo respire normalmente. Ou seja, durante a deglutição a passagem de ar fica interrompida, não sendo possível anatomicamente respirar enquanto engolimos.

APRENDA COM A WEB

O engasgo nada mais é do que o alimento que deveria seguir seu trajeto normal em direção ao esôfago, mas que, por alguma falha na movimentação da epiglote, fica preso na traqueia, impedindo que o ar passe. Nesse momento, o organismo reage com uma série de contrações e jatos de ar que tentam expelir o alimento. Caso a ação não funcione, é necessário dar início aos primeiros socorros, incluindo a manobra de Heimlich, para que o alimento seja expulso e a vítima volte a respirar.

No site do Corpo de Bombeiros é possível encontrar folders educativos e vídeos preventivos sobre a manobra de Heimlich: <www.youtube.com/watch?v=ao08VAg-Qxes>. Acesso em: 30 mar. 2018.

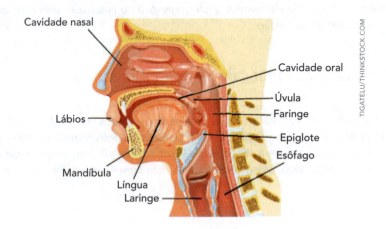

Figura 2.2 – Primeira porção do sistema digestório, que contempla cavidade oral, faringe, epiglote, laringe e esôfago, além dos órgãos acessórios (lábios, mandíbula, língua, úvula e cavidade nasal).

2.2.2.2 Esôfago

O esôfago é um tubo muscular que começa no pescoço (Figura 2.2) e segue até o início do estômago (Figura 2.1). Sua única e exclusiva função é a de transportar até o estômago o bolo alimentar e os líquidos que vêm da cavidade oral.

O bolo alimentar é transportado esôfago abaixo com o auxílio das ondas peristálticas produzidas involuntariamente por essa musculatura. Dessa forma, conseguimos realizar a deglutição em posições desconfortáveis ou até mesmo de cabeça para baixo, por mais que o risco de ocorrer um engasgo nessas posições seja maior.

2.2.2.3 Estômago

O estômago fica localizado entre o esôfago e o duodeno (primeira porção do intestino delgado), localizado à esquerda na cavidade abdominal. Sua posição anatômica pode variar de acordo com o biótipo de cada indivíduo.

Sua capacidade varia bastante, comportando desde 50 mL, quando está vazio chegando, até 1 L a 1,5 L quando está cheio. Mas ele pode se expandir até, aproximadamente, 3 L quando está bastante cheio. Além disso, é no estômago que ocorre a maior parte do processo de digestão. Nesse momento, o bolo alimentar que chegou do esôfago é transformado em quimo, para ser transportado para o intestino delgado. O suco gástrico, secretado pelas glândulas gástricas, ajudará no processo.

Anatomicamente, o estômago pode ser divido em quatro partes: cárdia, fundo, corpo e parte pilórica, conforme a Figura 2.3. A cárdia é a região que se comunica com o esôfago e o piloro se comunica com o intestino delgado. Já o corpo é a maior parte, representando 2/3 de todo o estômago.

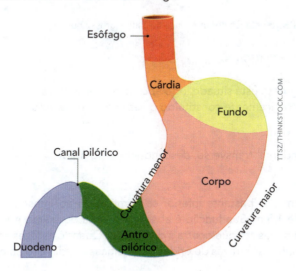

Figura 2.3 – Representação do estômago.

2.2.2.4 Intestino delgado

O intestino delgado começa no duodeno, localizado no final do estômago, na região do piloro (Figura 2.3), e vai até o início do intestino grosso, na região ileocecal.

É órgão de maior comprimento dentro do sistema digestório com, aproximadamente, 6,5 m. Esse órgão possui um calibre menor quando comparado ao intestino grosso, mas é o principal responsável pela absorção dos nutrientes. Anatomicamente, ele pode ser dividido em: duodeno, jejuno e íleo, conforme mostra a Figura 2.4.

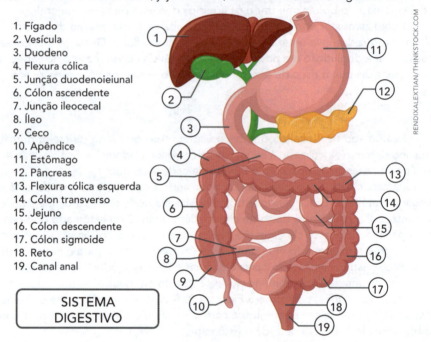

1. Fígado
2. Vesícula
3. Duodeno
4. Flexura cólica
5. Junção duodenoieiunal
6. Cólon ascendente
7. Junção ileocecal
8. Íleo
9. Ceco
10. Apêndice
11. Estômago
12. Pâncreas
13. Flexura cólica esquerda
14. Cólon transverso
15. Jejuno
16. Cólon descendente
17. Cólon sigmoide
18. Reto
19. Canal anal

SISTEMA DIGESTIVO

Figura 2.4 – Representação dos intestinos delgado e grosso humano.

2.2.2.5 Intestino grosso

O intestino grosso está situado logo após o intestino delgado, conforme visto na Figura 2.4. É anatomicamente constituído pelas seguintes estruturas:
- ceco;
- apêndice;
- cólons ascendente, transverso, descendente e sigmoide;
- reto;
- canal anal.

Tem comprimento bastante inferior se comparado ao intestino delgado, com aproximadamente 1,5 m. Sua função é absorver a água do quimo e formar as fezes, que serão armazenadas até que ocorra a defecação. Quando as fezes estiverem prontas, serão encaminhadas através de ondas peristálticas em direção ao canal anal para serem eliminadas.

2.3 Fisiologia do sistema digestório

A principal função do trato gastrointestinal é encaminhar o bolo alimentar por todo sistema digestório, para que ocorra a digestão, a absorção dos nutrientes e a eliminação do montante não absorvido. Tudo isso é possível pela existência de uma musculatura lisa que o reveste. Essa musculatura possui uma atividade elétrica praticamente contínua, embora ocorra de forma lenta.

2.3.1 Controle neural

O sistema nervoso autônomo é dividido em três partes, chamadas sistema nervoso simpático (SNS), sistema nervoso parassimpático (SNP) e sistema nervoso entérico (SNE). Este último é formado por mais de 100 milhões de neurônios, a mesma quantidade encontrada na medula espinhal. O SNE, porém, possui a habilidade de controlar as funções gastrointestinais independentemente do cérebro e da medula espinhal (OHLSSON, 2017).

Esse sistema é o responsável por controlar todos os movimentos involuntários do processo digestivo, ou seja, desde a passagem do alimento pelo esôfago até sua eliminação no canal anal. Ele é composto por corpos celulares neuronais, que fazem toda a inervação por meio de fibras nervosas intrínsecas e extrínsecas, e formam uma complexa rede nervosa que fornecem todos os comandos necessários.

Dentro dessa rede nervosa, como ilustra a Figura 2.5, existem dois plexos, um externo denominado *plexo mioentérico* ou *plexo de Auerbach*, e um interno, denominado *plexo submucoso* ou *plexo de Meissner*. O plexo externo controla, principalmente, os movimentos gastrointestinais, que serão vistos com mais detalhes a seguir, enquanto o plexo interno controla as secreções epiteliais gastrointestinais e o fluxo sanguíneo local (GUYTON; HALL, 1998).

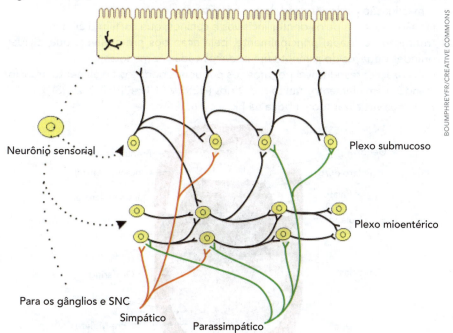

Figura 2.5 – Controle neural realizado pelo sistema nervoso entérico, mostrando o plexo submucoso e plexo mioentérico; o controle realizado pelos sistemas simpático e parassimpático; e as fibras sensoriais que transmitem toda a comunicação.

É importante compreender que, apesar de o sistema nervoso entérico funcionar sozinho, ou seja, involuntariamente, os sistemas simpáticos e parassimpáticos podem interferir diretamente em suas atividades, ativando ou inibindo as funções gastrointestinais (Figura 2.5). Assim, quando a inervação simpática for estimulada, ela irá inibir a atividade do trato gastrointestinal; e, ao contrário, quando a inervação parassimpática for estimulada, consequentemente aumentará a atividade de todo o sistema nervoso entérico. Essa ação aumentará a atividade da maioria das funções gastrointestinais, pois alguns neurônios entéricos são inibitórios e, portanto, inibem determinadas funções.

2.3.2 Etapas da digestão

Vamos estudar detalhadamente como acontece cada uma das etapas do processo de digestão, desde o momento em que o alimento entra na boca até sua eliminação nas fezes.

2.3.2.1 Boca

A primeira etapa da digestão acontece na boca, quando há mastigação e produção de saliva pelas glândulas salivares. Essa é a única etapa voluntária, ou seja, aquela em que o indivíduo controla. Aqui o alimento será triturado em partículas pequenas pelos dentes, enquanto a saliva ajudará na formação do bolo alimentar. Essa etapa tem a importante função de evitar uma escoriação do tubo gastrointestinal.

A mastigação pode ser dividida em três etapas:
1. **incisão**: realizada pelos dentes incisivos e caninos, que cortam o alimento;
2. **trituração**: realizada, principalmente, pela ação dos pré-molares, que dividem grandes pedaços do alimento em pedaços cada vez menores;
3. **pulverização**: responsável por moer os pequenos pedaços do alimento, transformando-o em elementos muito reduzidos (HERRMANN; RIBEIRO, 2003).

Podemos visualizar toda a boca na Figura 2.6.

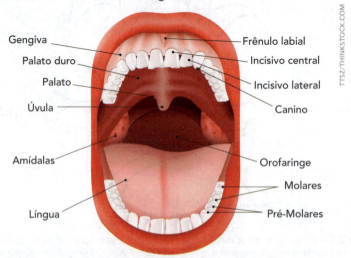

Figura 2.6 – Boca e os componentes mais importantes para o processo da digestão.

Quanto mais mastigarmos o alimento, melhor, mais eficiente e mais rápida será a digestão, já que essa ação facilita as etapas seguintes.

2.3.2.2 Deglutição

A deglutição pode ser dividida didaticamente em três fases:
- **fase oral**: fase voluntária, em que ocorre a mastigação do alimento, até o início da deglutição (ainda voluntária);
- **fase faríngea**: já é involuntária, em que acontece o transporte do bolo alimentar da faringe para o esôfago;
- **fase esofágica**: também involuntária, realiza a passagem do bolo alimentar do esôfago até o estômago.

A fase oral é considerada voluntária porque o alimento é voluntariamente empurrado para trás por meio dos movimentos da língua, para em seguida, ocorrer a deglutição. De acordo com Cukier et al. (2005), essa fase pode ser dividida em quatro estágios:
1. **Estágio de preparação**: formação do bolo alimentar.
2. **Estágio de qualificação**: faz-se uma avaliação do volume, da consistência, da densidade, do grau de umidificação do alimento para verificar se o bolo alimentar já está pronto para ser deglutido.
3. **Estágio de organização**: o bolo alimentar é posicionado e separado em porções para sua deglutição.
4. **Estágio de ejeção oral**: onde irá ocorrer a deglutição propriamente dita e, para isso, há uma coordenação entre a musculatura da boca, a língua e a faringe para formar uma câmara propulsiva aboral.

A fase faríngea da deglutição começa quando o bolo alimentar já está posicionado entre a região posterior da boca e o início da faringe (final da fase da deglutição). Ocorre então um estímulo nas áreas receptoras, localizadas ao redor da abertura da faringe e nos pilares das tonsilas. São responsáveis por encaminhar a informação através de impulsos nervosos até o tronco cerebral para dar início a uma série de contrações involuntárias da musculatura da faringe.

Na anatomia já estudada, vimos que há uma discreta separação entre a traqueia e o esôfago, por onde vai passar o alimento. Para impedir que o alimento entre na traqueia, há uma série de movimentos involuntários e sincronizados que irão fechá-la e, ao mesmo tempo, abrir o esôfago. A epiglote é responsável por esse mecanismo: ela se dobra, como uma válvula, e tampa a abertura da laringe, impedindo que o alimento vá para a traqueia.

Ao mesmo tempo em que a epiglote tampa a entrada da laringe, ocorre uma rápida contração em toda a porção da musculatura da faringe. Como uma onda peristáltica que empurra o bolo alimentar em direção ao esôfago, a musculatura da parede do esôfago é relaxada permitindo que o bolo de alimento se desloque com maior facilidade em direção à parte superior. Todo esse mecanismo ocorre em, aproximadamente, um segundo.

A fase esofágica, também involuntária, ocorre como prolongamento do movimento peristáltico. Ele irá se propagar por todo o esôfago até o estômago e, todo esse percurso acontece em, aproximadamente, nove segundos. Por fim, ao chegar no estômago, a onda peristáltica é precedida de uma onda de relaxamento transmitida por neurônios inibitórios, fazendo com que ocorra um relaxamento de toda a musculatura.

Nesse momento, o bolo alimentar entrará em contato com o suco gástrico, que é bastante ácido e contém diversas enzimas proteolíticas. Como a mucosa esofágica não é capaz de suportar por muito tempo a ação digestiva que acabou de começar e, para evitar refluxo do conteúdo gástrico para o esôfago, o esfíncter esofágico inferior se fecha. Isto é, a musculatura circular esofágica fica espessada, obstruindo a passagem.

2.3.2.3 Estômago

No estômago ocorre o armazenamento, a mistura e a passagem do alimento em direção ao intestino delgado. Para que o alimento seja estocado em grandes quantidades, sua parede tem a capacidade de distender-se progressivamente até atingir, aproximadamente, 3 L. Essa dilatação e posterior retorno da musculatura da parede do estômago ocorre graças à comunicação existente entre o estômago e o tronco encefálico. Assim, após a digestão, o estômago pode retornar ao seu tamanho normal.

Quando o alimento está no estômago, é produzida uma mistura que se inicia com a secreção de sucos digestivos, liberada por glândulas gástricas encontradas em quase toda a parede do corpo do estômago. O suco digestivo entrará em contato com toda a superfície do alimento.

Ao mesmo tempo, ondas peristálticas fracas denominadas *ondas de mistura* ou *ondas constritoras*, começam a ser produzidas. Essas ondas elétricas ocorrem espontaneamente e deslocam-se pela parede em direção ao antro. Uma onda é liberada a cada 20 segundos. Elas têm a função de ajudar a misturar o alimento e auxiliar no deslocamento do bolo em direção ao antro. As ondas vão se ampliando, formando verdadeiros anéis peristálticos constritores, cuja função é empurrar o conteúdo antral em direção ao piloro. Toda essa mistura transformará o alimento em uma pasta semilíquida denominada quimo.

Você que sabia que, além das contrações peristálticas que ocorrem quando o estômago está cheio, existem outras contrações intensas que acontecem quando o estômago fica vazio por muitas horas? São as contrações de fome. Trata-se de contrações peristálticas rítmicas do corpo do estômago, que aumentam quando há baixa concentração de açúcar no sangue. Estão associadas à sensação de fome e são responsáveis por intensificar a vontade de comer (GUYTON; HALL, 1998).

As contrações peristálticas vão deslocar o quimo, provocando esvaziamento do estômago, em direção ao intestino delgado. Existe, porém, um controle da velocidade do transporte do quimo, dependendo do quanto o estômago esteja cheio e de acordo com o *feedback* enviado pelo duodeno. Quando o intestino delgado já recebeu bastante quimo, ou quando o quimo está muito ácido, ocorre uma pausa. Dessa forma, a velocidade de esvaziamento do estômago é limitada à quantidade de quimo que o intestino delgado pode processar.

2.3.2.4 Intestino delgado

No intestino delgado ocorrem às contrações propulsivas, para que o quimo seja encaminhado em direção ao intestino grosso. Seu movimento, porém, é bastante lento: em média ele desloca 1 cm por minuto. Essa ação ocorre de forma mais lenta porque é nessa porção em que os nutrientes são absorvidos. Em condições normais, serão necessárias de 3 a 5 horas para que o quimo se desloque do piloro até a válvula ileocecal.

2.3.2.5 Intestino grosso

No intestino grosso ocorre a absorção da água, transformando o quimo em uma matéria semissólida chamada de fezes. Na matéria semissólida temos uma mistura de bactérias mortas, matéria inorgânica, proteínas, resíduos alimentares não digeridos e constituintes secos dos sucos digestivos.

Mas por que as fezes têm um odor tão desagradável? Ou por que é de cor marrom?

O odor desagradável pode variar entre as pessoas, de acordo com a dieta. Assim, pessoas que se alimentam de maneira mais saudável apresentam um odor menos fétido, em comparação com a alimentação de pessoas que comem gorduras, doces etc. O odor é resultado da ação bacteriana, que incluem o indol, o escatol, os mercaptanos e o sulfeto de hidrogênio. A cor marrom acontece por existir derivados de bilirrubina presentes em sua composição, a estercobilina e a urobilina.

A principal função do intestino grosso é a absorção de água e eletrólitos do quimo, além do armazenamento do bolo fecal até a sua expulsão por meio da defecação. Embora não sejam necessários movimentos intensos, que podem ocorrer de forma lenta, nesse momento surgem também as contrações de mistura e as contrações propulsivas ou de massa. A contração propulsiva dura, geralmente, 10 a 30 minutos. Se o indivíduo não defecar nesse período, um novo grupo de contrações poderá acontecer novamente após 12 ou 24 horas.

2.3.2.6 Defecação

A necessidade de defecar ocorre quando uma contração propulsiva força a passagem das fezes para o reto. Nesse momento, acontece a contração reflexa do reto e o relaxamento dos esfíncteres anais. Há o envio de sinais que irão provocar a propagação de ondas peristálticas no cólon descendente, no cólon sigmoide e no reto, forçando as fezes em direção ao ânus.

2.4 Digestão e absorção dos alimentos

No Capítulo 1, vimos detalhadamente quais são os macronutrientes e os micronutrientes, suas características e propriedades. No Capítulo 2 vimos, até agora, como acontece todo o processo de digestão dos alimentos. Agora, vamos tratar da digestão e da absorção de nutrientes dos principais alimentos.

2.4.1 Carboidratos

Como apresentado no Capítulo 1, os carboidratos são compostos orgânicos que possuem carbono, hidrogênio e oxigênio em suas moléculas. Tratam-se de alimentos energéticos, ou seja, cuja função é oferecer ao organismo a energia necessária para seu funcionamento e armazenamento.

De forma simplificada, vamos entender como funciona sua digestão, que ocorre em um processo de quebra das moléculas chamado de hidrólise. Isto é, os polissacarídeos são transformados em dissacarídeos, e, em seguida, em monossacarídeos por meio do reconhecimento e da hidrólise das ligações glicosídicas.

O processo de digestão, representado no esquema da Figura 2.7, começa na boca com a enzima ptialina (amilase salivar ou α-amilase), encontrada na saliva e secretada pelas glândulas salivares (glândula parótida, submandibulares e sublinguais). No estômago, o ácido clorídrico realiza parte da hidrólise. Por fim, a maior parte da hidrólise ocorre na porção superior do intestino delgado com ação da enzima amilase pancreática. Dessa forma, os polissacarídeos são hidrolisados até se transformarem em dissacarídeos. Na última etapa, já no intestino, as microvilosidades apresentam as enzimas maltase, sacarase e lactase. Elas vão hidrolisar os dissacarídeos maltose, sacarose e lactose, deixando os produtos finais da digestão: os monossacarídeos glicose, galactose e frutose, que serão imediatamente absorvidos pelo sangue.

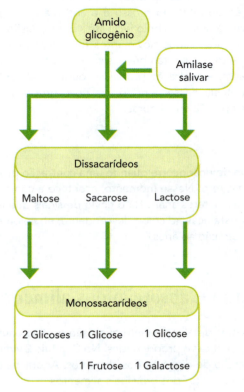

FONTE: ELABORADA PELAS AUTORAS (2018).
Figura 2.7 – Representação esquemática da digestão dos carboidratos.

2.4.2 Fibras

As fibras possuem ação em todo o trato gastrointestinal, desde a sua ingestão até a excreção. Os alimentos ricos em fibras merecem atenção especial desde a mastigação, que deve ser mais prolongada, uma vez que isso estimula o aumento da salivação e do fluxo do suco gástrico, resultando em mais hidratação da fibra e elevação do volume do bolo alimentar, o que culmina em maior sensação de saciedade.

Assim como visto no Capítulo 1, as fibras podem ser classificadas em solúveis e insolúveis, e têm como característica serem resistentes à digestão e à absorção no intestino delgado, com uma fermentação completa ou parcial no intestino grosso.

As fibras solúveis possuem alta capacidade de retenção de água e formam géis quando em solução aquosa. Uma vez no estômago e no intestino delgado, elas aumentam a viscosidade do bolo alimentar e diminuem a atividade de algumas enzimas digestivas, influenciando diretamente a taxa de absorção de nutrientes. Contudo, não interferem na absorção de água e eletrólitos. Elas são facilmente fermentáveis no cólon.

Já as fibras insolúveis aumentarão seu volume no intestino e, portanto, elevarão o peso do bolo fecal. Ao chegar ao cólon, algumas fibras serão fermentadas em graus variáveis por meio de ação bacteriana.

2.4.3 Lipídios

Os lipídios, triglicerídeos ou triacilgliceróis (gorduras) possuem função energética no organismo, assim como os carboidratos.

Toda a digestão de qualquer alimento sempre começa na boca, logo com os lipídios não é diferente. Embora a digestão que ocorre na boca pela ação da enzima amilase salivar seja proporcionalmente pouca, os lipídios seguem para continuar sendo digerido no estômago, agora pela ação da lipase gástrica. Porém, praticamente toda a digestão da gordura acontece no intestino delgado, que libera a enzima lipase pancreática e sais biliares.

Assim, primeiramente, ocorre a emulsificação da gordura pelos sais biliares, que atuam como detergentes reduzindo a tensão interfacial. Eles permitem que os movimentos gastrointestinais de mistura possam fragmentar os pedaços de gordura em partículas cada vez menores, permitindo que a enzima lipase pancreática possa agir em sua superfície. Nesse momento, ocorre a "quebra" dos triglicerídeos em diglicerídeos e em ácidos graxos livres e, depois, a quebra dos diglicerídeos em monoglicerídeos, ácidos graxos e glicerol.

O acúmulo de monoglicerídeos no organismo impede a continuidade do processo digestivo. Para que isso ocorra, os sais biliares formam micelas anfipáticas. Isso quer dizer que possuem uma porção gordurosa que se liga aos monoglicerídios e aos ácidos graxos livres com a mesma rapidez com que são formados, livrando esses produtos finais da digestão e permitindo que o processo digestivo continue. Essas substâncias são absorvidas pela mucosa intestinal, onde serão novamente convertidos em triglicerídeos.

2.4.4 Proteínas

A digestão das proteínas ocorre principalmente no estômago e na porção superior do intestino delgado.

Após o ácido clorídrico diminuir o pH do estômago, a enzima pepsina, que só é produzida em pH altamente ácido, entra em ação para decompor a proteína em proteases, peptonas e grandes polipeptídios. Esse processo representa menos de ¼ do processo total da digestão, entretanto é de fundamental importância, já que essa enzima que digere o colágeno, um importante constituinte do tecido fibroso presente na carne.

A maior parte da digestão acontece na porção superior do intestino delgado, com a ação das enzimas pancreáticas tripsina, quimotripsina, carboxipolipeptidase e proelastase. Os produtos finais dessa digestão serão pequenos polipeptídeos, acrescidos de alguns aminoácidos. Esses pequenos polipeptídeos, ao entrarem em contato com as enzimas (peptidases) presentes nas vilosidades da parede do intestino delgado, serão transformados em tripepitídios, dipeptídios e alguns aminoácidos. Por fim, esses produtos serão absorvidos pelas células epiteliais. Dentro dessas células há a finalização da digestão, até só restarem os aminoácidos.

2.4.5 Minerais

Os minerais são classificados como micronutrientes, ou seja, são necessários em pequenas quantidades no organismo, porém, são de fundamental importância e merecem atenção especial. Em uma alimentação saudável é possível encontrar todos os minerais essenciais e nas quantidades adequadas, sem precisar de suplementação. Como necessitamos em pouca quantidade, podemos obtê-los com o consumo de alimentos de diversos grupos diferentes.

É importante lembrar que existem dois fatores que podem interferir na quantidade do mineral: a qualidade do solo de onde vieram e outras substâncias na dieta que podem afetar a biodisponibilidade dessa substância.

Em relação à sua biodisponibilidade, observe no Quadro 2.1 as interferências negativas e positivas na combinação dos minerais com outros alimentos. A absorção de cada mineral está diretamente relacionada ao seu acompanhamento dentro de uma dieta.

QUADRO 2.1 – TABELA DE BIODISPONIBILIDADE DOS ALIMENTOS

BIODISPONIBILIDADE	
INTERFERÊNCIAS NEGATIVAS	**INTERFERÊNCIAS POSITIVAS**
Ca x Fe	Ca + Vitamina D
Ca x Mg	Fe + Vitamina C
P x Mg	Se + Hg
Se x I	Si + Vitamina C
Se x Vitamina E	Zn + Vitamina A
Zn x Ca	
Zn x Cd	
Zn x Cu	
Zn x Fe	
Zn x Fibras	

FONTE: ELABORADO PELAS AUTORAS (2018).

2.4.6 Vitaminas

As vitaminas são compostos orgânicos necessários em pequenas quantidades, porém, nosso organismo não é capaz de sintetizá-las, assim, precisamos incluí-las em nossa dieta para suprir a necessidade de cada uma delas. É importante lembrar que seu déficit e excesso (que gera toxicidade) podem trazer prejuízos à saúde. Veremos a seguir a digestão de cada uma delas.

2.4.6.1 Vitamina A

O alimento que contém a vitamina A, ao chegar no intestino delgado, será digerido por meio da ação da enzima hidrolase éster de retinil. Seu produto, o retinol, será absorvido pelas células e direcionado para a circulação linfática e, posteriormente, para rins, músculos e, especialmente, para o fígado, onde será recrutada quando necessário.

2.4.6.2 Complexo B

Trata-se das vitaminas hidrossolúveis (solúveis em água). No complexo B temos a tiamina (B_1), riboflavina (B_2), niacina (ácido nicotínico ou B_3), ácido pantotênico (B_5), piridoxina (B_6), biotina (B_7), ácido fólico (B_9) e cianocobalamina (B_{12}). A tiamina (B_1), vai ser absorvida primeiramente do duodeno, mas também no jejuno e em menor quantidade no íleo. Ela exerce um papel fundamental no metabolismo energético, principalmente dos carboidratos, sendo também necessária ao longo de toda a vida para a respiração tecidual. Além disso, é funcional para as membranas das células nervosas, pois facilita o deslocamento dos íons de sódio na membrana. A absorção da riboflavina (B_2) ocorre, principalmente, no jejuno, é de fundamental importância para o metabolismo de lipídios. Preparar os alimentos de forma correta garante melhor aproveitamento dessa vitamina, sendo importante estar atento aos extremos de temperatura, pH (especialmente na adição de substâncias muito alcalinas) e o tipo de calor empregado (o mais adequado é o calor úmido). A niacina (ácido nicotínico ou B_3) é absorvida rapidamente em toda a extensão do intestino delgado via difusão facilitada. Ela é armazenada dentro das células, nas mitocôndrias dos hepatócitos e no citoplasma. Auxilia na metabolização de carboidratos e gorduras e na produção de hormônios. O ácido pantotênico (B_5) é absorvido por transporte ativo dependente de sódio e também por difusão simples em todo o intestino delgado. Ele auxilia na formação de células vermelhas do sangue, na desintoxicação química e na construção de anticorpos além de prevenir a degeneração de cartilagens.

A piridoxina (B_6) é absorvida rapidamente pelo intestino delgado via difusão passiva, especialmente no jejuno.

Já a biotina (B_7), é absorvida no intestino delgado (duodeno e jejuno) e também no cólon via difusão passiva lenta e por transporte ativo dependente de sódio. Possui grande contribuição para a síntese de ácidos graxos, no catabolismo de aminoácidos além de participar da via gliconeogênica.

A vitamina B_9 (ácido fólico) é absorvida, principalmente, no primeiro terço do intestino delgado, porém ocorre em toda em sua extensão e ocorre via processo ativo saturável dependente de pH e de sódio. Possui fundamental importância para a biossíntese de importantes compostos essências a síntese do DNA celular.

Por fim, a vitamina B_{12} (cianocobalamina) possui um mecanismo de absorção um pouco diferente, são as células parietais gástricas que secretam uma glicoproteína indispensável a absorção da vitamina B_{12}, chamada fator intrínseco. Esta proteína de transporte que permitirá sua absorção por receptores específicos no intestino delgado.

2.4.6.3 Vitamina C

A digestão da vitamina C no trato digestório é bastante eficiente. Ela rapidamente é transportada para tecidos e sangue, especialmente para as glândulas adrenais, rins, fígado e baço. A ingestão de altas doses pode resultar na formação de cálculos de urato, oxalato ou cistina ou, mais grave, pode causar a dependência (escorbuto rebote).

2.4.6.4 Vitamina D

Essa vitamina será absorvida no intestino após sua ingestão e será direcionada à circulação linfática. Em seguida, a vitamina absorvida pelo intestino e pela pele serão carreadas da corrente sanguínea até o fígado, onde ocorre a transformação em vitamina D ativa. O produto final será armazenado no fígado, na pele, no cérebro, nos ossos e em outros tecidos.

APRENDA COM A LEITURA

Compreenda a relação da vitamina D com o cálcio por meio da leitura do artigo *Vitaminas são importantes no tratamento e na prevenção da osteoporose*, disponível em: <https://vivabem.uol.com.br/noticias/redacao/2017/09/30/vitaminas-sao-importantes-no-tratamento-e-na-prevencao-da-osteoporose.htm>. Acesso em: 10 maio 2018.

Dentre as funções da vitamina D no organismo, a principal relaciona-se à remineralização óssea. É importante lembrar que sua absorção está diretamente ligada à presença do cálcio na dieta.

2.4.6.5 Vitamina E

Diferente da vitamina D, seu armazenamento ocorre principalmente nos tecidos adiposos e, em menor escala, no fígado. Os tocoferóis (vitamina E) são encontrados em óleos vegetais, especialmente em óleos de milho e os obtidos do gérmen de trigo, na soja (especialmente o óleo), na manteiga, nos ovos, nas oleaginosas. Algumas hortaliças também são fontes importantes dessa vitamina.

É preciso ter atenção para as altas concentrações da vitamina E no organismo, pois estão diretamente associados às alterações no mecanismo de coagulação. Sua deficiência, porém, pode causar alterações do tecido muscular, problemas de coordenação e reflexos, visão e fala.

2.4.6.6 Vitamina K

Seu processo de digestão segue o mesmo mecanismo das demais vitaminas lipossolúveis, porém apenas uma pequena parte é armazenada, enquanto o restante circula pelo sangue. Sua principal função é a de promover a síntese dos fatores de coagulação. Mas é importante ressaltar que a vitamina K sozinha não realiza todo o processo coagulação e de reparo ao vaso lesado. O organismo depende também de fatores nutricionais interativos, como a presença de antioxidantes.

2.4.7 Água

A água não é digerida e, sim, absorvida. A absorção ocorre por meio do processo de difusão, em que a água é transportada através da membrana intestinal, pelos pequenos poros situados entre as células epiteliais intestinais. Essa difusão ocorre rapidamente por um processo chamado osmose.

A osmose é realizada a partir da diferença osmótica criada pela concentração de soluto, consequência da digestão de todos os nutrientes do quimo, fazendo com que a água acompanhe todo o processo de digestão.

2.5 Patologias do sistema digestório

As desordens no sistema digestório podem resultar em diferentes desequilíbrios bioquímicos e patologias no organismo humano, que devem ser avaliados por profissionais da área nutricional. Discutiremos a seguir essas principais patologias relacionadas ao sistema digestório.

2.5.1 Gastrite

A gastrite é uma patologia bastante comum que acomete, principalmente, indivíduos entre 20 e 40 anos de idade. O termo gastrite significa inflamação da mucosa gástrica, podendo ser superficial, profunda, quando há atrofia quase completa da mucosa gástrica; ou aguda e grave, com escoriações ulcerativas da mucosa gástrica pelas secreções pépticas do próprio estômago.

Seu principal fator etiológico é a bactéria *Helicobacter Pylori* que acomete cerca de 50% da população mundial e coloniza a mucosa gástrica. Ela estabelece uma infecção crônica o que induz a uma gastrite crônica.

A bactéria *Helicobacter Pylori*, conhecida popularmente como *H. pylori*, foi descoberta em 1983. Você sabia que, de acordo com os estudos, a maioria da população adquire esse microrganismo na infância? No entanto, ao longo dos anos, a infecção ocasionada por essa bactéria progride, inclusive na terceira idade.

Além da bactéria, existem outros fatores que influenciam o desenvolvimento da gastrite, como beber álcool com muita frequência, medicamentos, tabagismo, dieta inapropriada, estresse por traumas, ingestão de substâncias corrosivas, entre outras. Diversos estudos revelam o perigo do álcool e de medicamentos em excesso como agentes nocivos para a mucosa gástrica que, além de episódios de refluxo, causam lesão gástrica crônica. Assim, o exame de endoscopia será fundamental para definir o fator desencadeador.

Conheça recomendações dietoterápicas, de acordo com Escott-Stump (2011):
a. Deve-se verificar quais os alimentos que não são tolerados e eliminá-los do cardápio.
b. Adequar uma nova dieta conforme o caso.
c. Incentivar uma hidratação adequada.
d. Eliminar o uso de aspirinas e outros agentes, como a cafeína e o álcool, que possam agravar a gastrite.
e. No caso de gastrite crônica, é necessário avaliar os níveis de folato e de vitamina B12, pois a atrofia do revestimento gástrico e intestinal interferem na absorção dessas substâncias.
f. Caso os laticínios tenham sido excluídos, informar fontes de cálcio e riboflavina.
g. Discutir o papel da fibra na obtenção ou manutenção da integridade intestinal.

2.5.2 Úlcera péptica

A úlcera péptica é uma escoriação da mucosa resultante da ação digestiva do suco gástrico. Ela pode ocorrer no estômago, mais precisamente na pequena curvatura e na região pilórica, na face anterior e posterior da primeira porção do duodeno e no terço inferior do esôfago. Pode acometer todas as idades, porém é mais frequente entre 45 e 60 anos, em ambos os sexos.

Alguns fatores podem desencadear essa patologia:
- presença da bactéria *Helicobacter Pylori*, assim como na gastrite, pode romper a barreira da mucosa e, como consequência, liberar os sucos digestivos, que são fortemente ácidos. Eles chegam ao epitélio e digerem as células epiteliais;
- hipersecreção dos sucos gástrico, que pode ser desencadeada por diversos fatores (por exemplo, distúrbios psíquicos);
- tabagismo (causa estímulo nervoso das glândulas secretoras);
- álcool (rompe a barreira mucosa);
- aspirina (também rompe a barreira mucosa).

Você sabia que muitas pessoas acreditam que o estresse e a ingestão frequente de alimentos condimentados podem gerar a úlcera péptica? Mas é importante compreender que o estresse e os alimentos condimentados favorecem o aparecimento da gastrite e podem, ainda, agravar o quadro da úlcera já presente no organismo.

Os sintomas da úlcera péptica podem incluir queimação, dor intensa, náusea, vômito, distensão abdominal frequente, alterações de peso e apetite, fezes escuras ou pretas e dor abdominal aguda e súbita. Destaca-se que, em alguns casos, a dor pode melhorar após a alimentação, mas retorna em um curto período.

Conheça recomendações dietoterápicas, de acordo com Escott-Stump (2011):
a. Não há estudos que comprovem a relação de dieta leve com a cicatrização da úlcera ou a diminuição da secreção gástrica.
b. Monitorar a deficiência da vitamina B_{12}.

c. Recomendar refeições em pequenas porções, porém frequentes, ricas em proteínas e vitamina C afim de acelerar a cicatrização.
d. Evitar sucos cítricos, que podem causar dor, assim como avaliar as intolerâncias individuais.
e. Reduzir estimulantes gástricos como cafeína, álcool, tempero em pó, alho, pimenta-do-reino, hortelã-pimenta e cravo-da-índia.

2.5.3 Diarreia

A diarreia (enterite aguda) consiste em uma defecação com maior fluidez, volume e com ou sem aumento na frequência em relação ao habitual do indivíduo. Os sintomas ocorrem devido ao rápido deslocamento da matéria fecal ao longo do intestino grosso, o que culmina na redução da absorção da água.

Embora a alimentação seja sempre a primeira suspeita, sua principal causa são as infecções denominadas enterites, que ocorrem no trato gastrointestinal. Com o propósito de livrar o organismo da infecção, ocorrem fortes movimentos propulsivos que empurram esse líquido adiante com maior velocidade do que o habitual.

Conheça recomendações dietoterápicas, de acordo com Escott-Stump (2011):
a. Beber muita água e, em casos mais graves, realizar administração intravenosa de soro combinado a um jejum de 12 horas.
b. A adição de amido resistente a uma solução-padrão de reidratação oral para reduzir a perda de líquidos pelas fezes.
c. Reintroduzir alimentos como caldos, chás e torradas e gradativamente adicionar alimentos até compor uma dieta normal, à medida que a tolerância do paciente aumentar.
d. Utilizar produtos que contenham probióticos, como iogurte com culturas vivas.
e. Para a reposição de potássio, incluir bananas, suco de limão coado, frutas e vegetais.
f. Grãos de cacau contêm uma grande quantidade de flavonoides, então, o chocolate meio amargo pode oferecer um pouco de alívio à diarreia.

2.5.4 Doença celíaca

A doença celíaca, também conhecida como disabsorção no intestino delgado ou espru, ocorre quando alguma substância eventualmente não é absorvida pelo intestino delgado de modo adequado, embora o alimento seja bem digerido.

A doença celíaca, ou espru celíaco, é uma enteropatia por glúten. É um distúrbio autoimune contra a ingestão de glúten do trigo e das proteínas relacionadas ao centeio e à cevada, que causam a inflamação do intestino delgado. Essas substâncias causam a destruição das vilosidades, deixando-as achatadas ou as destruindo por completo, reduzindo assim, em muito a área de absorção do intestino.

Dentre os sinais e sintomas, temos fezes volumosas de odor fétido e pálidas, espumosas devido à fermentação de carboidratos mal absorvidos, diarreia, irritabilidade, distensão abdominal, cansaço com facilidade, palidez, perda de peso, vômito e anemia. É importante o diagnóstico rápido a fim de impedir o aparecimento de outras patologias autoimunes devido ao tempo de exposição ao glúten. Para se recuperar, basta o indivíduo aderir a uma dieta totalmente isenta de glúten.

Conheça recomendações dietoterápicas, de acordo com Escott-Stump (2011):

a. Dieta totalmente isenta de glúten. Deve-se instruir o paciente a ler o rótulo dos produtos para que ele possa identificar a presença de glúten (cereais, amido, agentes espessantes, emulsificantes, estabilizantes, semolina, proteínas vegetais hidrolisadas e outros ingredientes relacionados ao glúten);

b. Vegetais e frutas são, naturalmente, pobres em glúten;

c. Quando não houver efeito adverso, incluir pequenas quantidades de aveia (deve-se tomar cuidado porque esse produto pode ser contaminado pelo trigo);

d. Para adultos, incluir 1 a 2 g de proteína por kg de peso corporal, provenientes de peixes, carnes, leite, queijos e ovos (sem esquecer de verificar a tabela nutricional para se certificar de que o alimento não contém glúten);

e. Se houver diarreia, administrar carboidratos ricos em amido, bananas, carnes magras e peixe, além de beber água ou solução de reidratação;

f. A princípio, a dieta deve ser pobre em fibras, devido ao achatamento das vilosidades da mucosa, porém sua ingestão pode ser aumentada de acordo com a tolerância de cada indivíduo;

g. Atentar-se para a deficiência de vitaminas e outros elementos importantes, visto que o alimento sem glúten costuma ser pobre em vitaminas do complexo B, cálcio, vitamina D, ferro, zinco, magnésio e fibra.

2.5.5 Flatulência

As flatulências são produzidas por gases que penetram o trato digestório por meio da boca (ar deglutido), pela atividade das bactérias presentes no trato e pela difusão das bactérias do sangue para o trato.

É sabido que alguns alimentos estimulam maior produção de gases no intestino, como o feijão, repolho, cebola, couve-flor, entre outros. Isso acontece porque alguns desses alimentos (feijão, por exemplo) servem como meio de cultura adequado para bactérias formadoras de gases, principalmente por conterem tipos fermentáveis de carboidratos que são pouco absorvidos.

A quantidade de gases formada no intestino em um dia é, em média, de 7 a 10 L, enquanto a quantidade expelida é de 0,6 L, aproximadamente. Todo o restante será absorvido pela mucosa intestinal. Entretanto, existem casos em que a pessoa pode expelir grande quantidade de gases não por uma atividade bacteriana intensa, mas, sim, por uma excessiva motilidade do intestino grosso devido a uma irritação intestinal. Isso movimenta os gases ao longo do intestino grosso antes que possam ser absorvidos.

É necessário entender que se trata de um processo natural do organismo e que, quando acumulados e não eliminados, podem causar dores na região do peito. Portanto, caso a quantidade desses gases e o odor estejam excessivamente incômodos, basta reduzir da dieta os alimentos que os produzem em maior quantidade.

2.5.6 Constipação

A constipação ocorre quando as fezes demoram um tempo maior do que o habitual para serem eliminadas e o indivíduo precisa fazer força para defecar. Isto é, o bolo fecal fica retido no intestino grosso e se movimenta vagarosamente. Geralmente esse fenômeno está intimamente associado a uma grande quantidade de fezes endurecidas e secas, o que dificulta sua movimentação normal.

Existem dois tipos de constipação:

- **atônica**: também conhecida como intestino preguiçoso, que ocorre quando a musculatura do intestino não funciona adequadamente, por maus hábitos intestinais ou pelo uso excessivo de laxantes;
- **espástica**: pode ocorrer por inatividade, imobilidade ou obstrução, gerando um estreitamento do cólon com fezes pequenas em forma de fita.

Conheça recomendações dietoterápicas, de acordo com Escott-Stump (2011):

a. Para qualquer tipo da constipação, é necessário incluir a ingestão de fibras aos poucos e manter o consumo adequado de líquidos. Também é interessante incluir no cardápio o consumo de vegetais e frutas, além de aumentar a quantidade de porções de pão/cereais integrais, legumes (cenouras e batatas), frutas secas e repolho.

b. Para a constipação atônica, consumir de 20 a 35 g de fibra por dia e 30 a 35 mL de água por kg (que é o consumo adequado de líquido por dia, além do indicado no item anterior).

c. Para a constipação espástica, quando houver dor, o consumo de fibras deve ser diminuído e, já sem dor, deve ser aumentado novamente com o consumo dos alimentos indicados no primeiro item, sobretudo o suco de ameixas secas.

d. Exercícios físicos podem ser benéficos, principalmente os de fortalecimento do abdome.

2.5.7 Êmese

Êmese é o meio pelo qual o organismo, mais precisamente a porção superior do trato digestivo, expulsa o conteúdo que gerou algum tipo de irritação, distensão ou excitação excessiva. Por meio de uma comunicação com os sinais nervosos, o organismo começa uma série de reações motoras automáticas que irão induzir o vômito. Assim, obtém-se uma forte contração de todos os músculos abdominais, comprimindo o estômago e fazendo com que seu conteúdo seja expelido esôfago acima.

Conheça recomendação dietoterápica, de acordo com Escott-Stump (2011):

a. Suspender qualquer ingestão oral até que o vômito pare.

b. Quando houver melhora no quadro, iniciar dieta via oral a base de líquidos, como sucos (evitar frutas cítricas e vegetais) e sopas. Aos poucos, introduzir pequenas porções de carboidratos simples em dietas secas, ou seja, com líquidos apenas entre as refeições.

c. Não exagerar nas porções das refeições, comer somente o necessário.

d. Não se deitar após as refeições (por, pelo menos, 2 horas).

2.6 Dietoterapia em patologias particulares

Avaliar a alimentação é de extrema importância, porque, em alguns casos, os alimentos ingeridos podem provocar determinadas patologias e, em outros, ser essencial para a recuperação de um indivíduo. Para compreender melhor a respeito, serão abordadas a seguir as dietoterapias adequadas para algumas patologias mais recorrentes.

2.6.1 Anemia

A anemia pode acontecer pela deficiência de diversos nutrientes, como Ferro, Vitamina B_{12}, ácido fólico e proteínas. Entretanto, a anemia causada pela deficiência de ferro, denominada anemia ferropriva, é a de maior prevalência.

De forma simplificada, a anemia é a diminuição anormal na concentração de hemoglobina no sangue, provocada pela deficiência de ferro. De acordo com Paiva et al. (2000), "a deficiência de ferro é considerada a carência nutricional mais prevalente em todo o mundo, afetando principalmente lactentes, pré-escolares, adolescentes e gestantes."

Assim, Silva e Mura (2007) recomendam para o tratamento da anemia ferropriva:

a. administração oral de ferro inorgânico;
b. ingestão de 0,2 g de sulfato ferroso, três vezes ao dia;
c. ingestão de 0,3 g de gluconato ferroso, três vezes ao dia, após as refeições;
d. após a normalização dos níveis de hemoglobina, prosseguir com o tratamento por mais três meses para repor os estoques;
e. em casos de intolerância via oral, má absorção ou perda sanguínea contínua, administrar 250 mg de ferro parenteral para cada grama de hemoglobina diminuída;
f. dieta hiperférrica adicionada com outras vitaminas, lembrando sempre que essa dieta deverá ser individualizada e personalizada de acordo com as necessidades do paciente.

Na anemia causada pela deficiência de vitamina B_{12}, o tratamento consiste, de acordo com Silva e Mura (2007), em administrar a própria vitamina em déficit: 100 µg IM, uma a três vezes por semana e, após normalizado, administrar 100 µg por mês. Já na anemia por deficiência de ácido fólico, é indicado 1 a 5 mg/dia de folato via oral, por duas a três semanas e, ainda, uma dieta hiperprotídica e hipervitamínica, principalmente com ácido fólico, vitaminas C e B_{12}, hiperférrica e hipercúprica. Para a anemia por deficiência de proteína, segundo Silva e Mura (2007), a dieta deve ser hiperprotídica, hipervitamínica e mineral.

2.6.2 Diabetes

De acordo com Pontieri e Bachion (2007), o diabetes *mellitus* pode ser definido como uma síndrome de etiologia múltipla, decorrente da falta de insulina e/ou incapacidade de a insulina exercer adequadamente suas funções.

Existem diversos tipos de diabetes, sendo que a do tipo I é mais comum em crianças e em adolescentes e tem como característica a redução total ou parcial da produção de insulina. Seu diagnóstico é mais comum na adolescência, mas sua incidência tem aumentado bastante na infância.

Como esse paciente é dependente da administração de insulina e cada tipo de insulina existente hoje no mercado apresenta um diferente pico de ação, é necessário recomendar dieta fracionada para evitar riscos de hipoglicemia.

O tipo II é o de maior prevalência, representando 90% dos casos. Normalmente acomete adultos. Estima-se que hoje existem aproximadamente 150 milhões de pessoas no mundo portadoras de diabetes e esse número, de acordo com estudos, pode duplicar até 2025. Esse fato merece atenção.

Quanto à dietoterapia, é necessária uma mudança no hábito alimentar, para adequá-lo às necessidades e limitações da doença. De modo geral, a primeira medida é reduzir as calorias para evitar o ganho de peso. Em seguida, é possível introduzir exercício físico e moderar alguns alimentos, sempre monitorando a glicemia para que se possa controlá-la.

É importante estar ciente de que a dieta do diabético não deve ser totalmente restritiva e proibitiva, até porque isso dificulta muito a aceitação do quadro e, consequentemente, torna-se mais difícil de segui-la. Logo, não é necessário eliminar de sua dieta o pão e o arroz, por exemplo. Basta acompanhar de perto o paciente para determinar, de forma personalizada, a quantidade de carboidrato que ele poderá ingerir, com base nos resultados de seus exames. A dieta deve ser balanceada e saudável, com um cardápio bastante variado, com alimentos permitidos.

2.6.3 Doenças cardiovasculares

As doenças cardiovasculares são a principal causa de morte no mundo e é importante haver ampla campanha de prevenção. Ainda a idade e genética possam influenciar, existem outros fatores de risco que podem ser decisivos no desenvolvimento dessa patologia. Se o paciente for bem cuidado e acompanhado por médico e nutricionista, pode levar uma vida praticamente normal. Diversos estudos apontam, ainda, a importância da mudança nos hábitos alimentares associada à prática de atividade física. Isso é essencial para a prevenção e o controle das doenças cardiovasculares.

Quanto à dietoterapia, ela é essencial para reduzir a incidência da doença e a gravidade dos sintomas. Estudiosos ainda estão determinando os melhores tipos de dieta para esses pacientes, sendo importante levar em conta as características pessoais de cada um. De acordo com Rique, Soares e Meirelles (2002), tem-se:

a. **Lipídios:** reduzir para, no máximo, 30% do valor calórico total diário, o que já resulta em benefícios.

b. Gorduras saturadas: é a principal responsável pelo aumento dos níveis de colesterol plasmático, o que é bastante prejudicial em casos de doenças cardiovasculares. Elas estão presentes, principalmente, na gordura animal (carnes gordurosas, leite integral e derivados), polpa de coco e alguns óleos vegetais (dendê e coco). Como alternativa para substituir esses alimentos, indicar peixes, que são pobres em gorduras saturadas.

c. **Gorduras monoinsaturados:** Ajudam a reduzir os níveis de colesterol ruim no sangue (LDL), sem reduzir os níveis de HDL. Podem ser encontradas no azeite, óleo de canola, azeitonas, avelã, amêndoas e abacate.

d. **Gorduras poli-insaturadas:** subdividem-se em ácidos graxos ômega-6 e ômega-3. Os ômega-6 são encontrados em óleos vegetais, como o de milho e soja (há algumas controvérsias em relação à a sua capacidade de reduzir as concentrações de HDL, contudo, não são prejudiciais). Já os ômega-3 comprovadamente reduzem os triglicerídeos séricos, melhoram a função plaquetária e promovem ligeira redução na pressão arterial (PA) em pacientes hipertensos. São encontrados principalmente nos óleos de peixes de águas frias e profundas, como o salmão, arenque, atum e sardinhas.

e. **Ácidos-graxos trans-isômeros:** semelhante às gorduras saturadas, também elevam os níveis do colesterol ruim. Estão presentes principalmente nos alimentos industrializados, como margarinas, salgadinhos, bolachas, pães, sorvetes cremosos, entre outros.

f. **Colesterol dietético**: embora eleve os níveis de LDL, tem um efeito menor sobre a colesterolemia, quando comparado a gordura saturada. Pode ser encontrado em alimentos de origem animal. Deve-se eliminar do cardápio o consumo de vísceras, frutos do mar, gema de ovo (225 mg/unidade), pele de aves, embutidos e frios.

g. **Frutos oleaginosos**: apesar de seu alto teor de gordura, quando consumidos moderadamente e sob recomendação nutricional, também são associados à redução dos riscos de doenças coronarianas. Estão presentes em castanhas, amêndoas, avelãs, nozes, entre outros.

h. **Sal**: a ingestão do cloreto de sódio (NaCl) produz efeito cumulativo, ou seja, as alterações na pressão arterial aparecem com o passar dos anos. É aconselhável um consumo moderado, não ultrapassando 2.400 mg de sódio por dia, o que equivale a 1 ½ colher de chá de sal.

i. **Álcool**: o consumo de álcool moderado tem efeito positivo em relação à prevenção de doenças cardiovasculares. Seu consumo pouco acima do moderado já muda completamente o quadro, e a bebida se torna prejudicial. O limite moderado diário é de 14 g de álcool para mulheres e 28 g para homens.

j. **Fibras alimentares**: existem dois tipos de fibras alimentares: as solúveis e as insolúveis. Somente as solúveis estão associadas à redução nos níveis de colesterol LDL. Podemos encontrá-las em legumes, aveia, leguminosas (feijão, ervilha, lentilha) e frutas (principalmente as cítricas).

k. **Antioxidantes**: têm a capacidade de aumentar a resistência ao colesterol LDL, ou seja, estão diretamente relacionados à prevenção de doenças cardiovasculares. Podemos encontrá-los na vitamina E, nos pigmentos carotenoides, na vitamina C, nos flavonoides e em outros compostos fenólicos.

l. **Vitamina E**: é um antioxidante, porém oferece os melhores resultados na inibição da oxidação do colesterol LDL. Entretanto, os estudos divergem em relação à quantidade que pode ser consumida diariamente (que é muito alta e impossível de se conseguir por meio da alimentação) para de fato minimizar os riscos da doença. Portanto, é interessante recomendar sua suplementação somente após uma avaliação criteriosa do paciente, para não interferir outros medicamentos e ou causar reações adversas.

m. **Vitamina C ou ácido ascórbico**: ainda que seu efeito seja inferior ao da vitamina E para prevenir doenças cardiovasculares, o ácido ascórbico também pode auxiliar na contenção de outros fatores de risco, como a integridade do tecido vascular, tônus vascular, metabolismo lipídico e pressão arterial. Uma dieta rica frutas cítricas ou sucos, frutas vermelhas, pimentões verde e vermelho, tomates, brócolis e espinafre pode promover todos os benefícios da vitamina C.

2.6.4 Doenças renais

As doenças renais possuem relação direta com o estado nutricional do paciente. A uremia, por exemplo, que ocorre em casos de doença renal crônica avançada, pode levar o paciente à desnutrição. Essa é uma das principais causas de morte em pacientes em hemodiálise. Entretanto, estudos mais recentes apontam que a desnutrição ou a obesidade podem ser fatores de risco para esses pacientes. Os hábitos alimentares desses indivíduos devem ser avaliados de perto.

Dessa forma, é essencial observar a reserva de proteína visceral desses pacientes, como albumina, pré-albumina e transferrina, pois o metabolismo desses elementos fica muito comprometido em pacientes com doença renal. A albumina é o marcador mais utilizado, sendo importante reforçar a dieta personalizada.

É fundamental identificar os hábitos alimentares do paciente. É recomendado um registro alimentar criterioso, em que será possível analisar a composição de sua alimentação, a distribuição das refeições ao longo do dia, a seleção e preparo dos alimentos, entre outros.

2.6.5 Doenças hepáticas

Doenças hepáticas são aquelas que afetam o fígado, sendo a cirrose e a hepatite as mais comuns. A cirrose é uma doença silenciosa, até entrar em seu estágio avançado. Costuma-se descobri-la apenas quando o organismo do paciente começa a apresentar alguma descompensação. Ela pode surgir pelo uso abusivo de álcool, por doenças metabólicas e autoimunes, por meio de infecções virais crônicas (hepatite B e C), entre outros.

Pacientes com obesidade mórbida também apresentam uma alteração histológica hepática que atinge mais 90% do tecido. Essa patologia é conhecida como esteatose hepática, que é o grau mais leve da doença hepática gordurosa não alcoólica. Essa doença ocorre em indivíduos não alcoólatras, porém suas características histológicas são bastante semelhantes à cirrose causada pelo alcoolismo. Assim, a esteatose hepática é definida como o acúmulo de gordura que ultrapassa 5% do peso total do fígado, podendo estar associada à obesidade, ao uso abusivo de álcool, à suplementação nutricional excessiva, diabetes tipo II etc.

A doença hepática crônica, independentemente da sua etiologia, resulta em um grande impacto nutricional, pois o fígado é o responsável por metabolizar todos os nutrientes. Assim, intervenções dietéticas são necessárias a fim depara melhorar o estado nutricional dos pacientes. Uma nova alimentação personalizada melhora a qualidade de vida.

2.6.6 Enxaqueca

A enxaqueca pode ser definida como uma cefaleia ou, como é mais popularmente conhecida, uma dor de cabeça muito forte. Essa patologia acomete o indivíduo com certa frequência, intensidade e duração (sem padrão definido).

Você sabia que algumas pessoas que sofrem de enxaqueca relatam que enxergam manchas e luzes antes das crises, assim como outras pessoas relatam bocejos constantes, lábios dormentes, alteração na fala, necessidade de ingerir alimentos doces e dificuldade de raciocínio e movimentos? Portanto, esses sinais decorrentes podem ser indicativos de uma crise.

Os motivos e agentes causadores da enxaqueca ainda não estão bem elucidados. Podem existir diversos os fatores (intrínsecos e extrínsecos) responsáveis por uma crise, como estresse, atividade física, fatores genéticos, uso de anticoncepcionais, hormônios, menstruação, hábitos alimentares, entre outros.

A alimentação pode ser tanto um fator desencadeante quanto preventivo da enxaqueca. Diversos estudos vêm sendo realizados para determinar os tipos de alimentos e como agem, mas é preciso lembrar que cada paciente pode apresentar diferentes reações. Assim, temos alimentos e hábitos que aparecem com mais frequência em muitos estudos realizados, como jejum prolongado, chocolate, queijos amarelos, bebidas alcoólicas, café, refrigerantes a base de cola, frutas cítricas, embutidos, frituras, sorvetes, chás, aspartame e glutamato monossódico.

A alimentação saudável e equilibrada pode ser de grande valia na profilaxia dessa patologia. Estudos revelam que a ingestão de determinados alimentos, vitaminas, minerais e fitoterápicos tem mostrado resultados positivos na prevenção das crises. Segundo Vechi et al. (2010), podemos citar:

a. **Tanaceto ou feverfew** (Tanacetumparthenium): uma planta aromática. Ministrar doses de 100 a 200 mg/dia em cápsulas com folhas secas.

b. **Petadolex** (Petasiteshybridus): 2 cápsulas de 25 mg duas vezes ao dia.

c. **Riboflavina** (vitamina B2): 400 mg por dia.

d. **Coenzima Q10** (ubiquinona): 150 mg por dia.

e. **Magnésio:** 600 mg por dia.

f. **Cafeína** (somente em alguns casos; em outros pode agir como agente desencadeador da crise).

g. **Gengibre.**

Portanto, quando o fator desencadeante da crise for algum alimento, o ideal é identificá-lo e excluí-lo da dieta.

2.6.7 Anorexia e bulimia

A anorexia e a bulimia são transtornos alimentares que apresentam diversas complicações clínicas decorrentes do estado nutricional do paciente. Tais complicações são causadas por vômitos, uso de diuréticos, laxantes, entre outros (ASSUMPÇÃO; CABRAL, 2002).

Na anorexia nervosa, o primeiro sinal físico é o emagrecimento, o que leva a outras complicações, como as endócrino-metabólicas, cardiovasculares, de trato gastrointestinal, hematológicas, ósseas e renais.

Já na bulimia nervosa, os sinais e sintomas aparecem em um exame físico, pois há sobrepeso ou peso próximo ao normal, aumento das glândulas parótidas, submandibulares e sublinguais devido ao excesso de vômito provocado. Além disso, os dentes apresentam perimólise, decorrente do excesso do contato dos ácidos estomacais com o esmalte. Agravam o quadro distúrbios psicológicos. Também há complicações endócrino-metabólicas, cardiovasculares, de trato gastrointestinal, hematológicas e renais.

Não existe um tratamento específico para todos os casos. Cada paciente deve ser acompanhado por profissionais multidisciplinares, como psicólogo, psiquiatra, nutricionista, em geral associados a medicamentos e dietas.

Sobre o tratamento nutricional, é importante saber que pacientes com anorexia não sentem prazer em comer, fazendo grandes restrições alimentares. Já os pacientes com bulimia possuem uma importante compulsão alimentar. Assim, o tratamento deve se basear em recuperação do peso muito gradual.

FINALIZANDO

Este capítulo teve como proposta abordar a anatomia e a fisiologia do sistema digestório, de forma a conhecer toda a sua composição e o seu funcionamento fisiológico. Em seguida, a partir do conhecimento já adquirido, foi possível compreender como ocorre a digestão e a absorção de todos os nutrientes em uma dieta. Ao final, tratamos das patologias do sistema digestivo e outras patologias particulares, incluindo dicas de dietoterapias.

O capítulo que segue irá abordar a legislação sanitária, o que nos permitirá compreender as formas de contaminação de alimentos e as leis de controle e higiene.

PRATICANDO

1. O SNE é um sistema autônomo, ou seja, ele funciona independentemente dos outros sistemas. Como esse sistema funciona?
2. A digestão dos alimentos ocorre por meio de mecanismos rigorosamente sincronizados. Qual a única etapa voluntária? Explique-a.
3. Elabore um plano de tratamento para um paciente que relate estar com diarreia.

DESAFIO

Considere um paciente com suspeita de má digestão e que relata constantes barulhos estomacais, azia e refluxo. Explique a esse paciente como funciona o sistema digestório e trace um plano de ação para aliviar os sintomas, até que se descubra a causa.

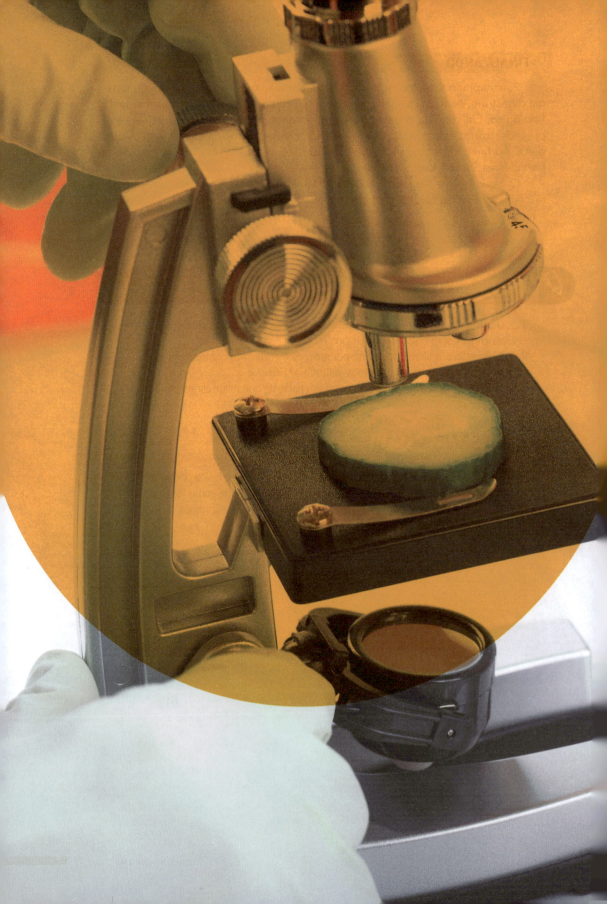

CAPÍTULO 3

LEGISLAÇÃO SANITÁRIA

RONSTIK/THINKSTOCK.COM

NESTE CAPÍTULO, VOCÊ ESTARÁ APTO A:

» Compreender os principais fatores e as condições de crescimento dos microrganismos em alimentos.
» Aprender as legislações municipais, estaduais e federais que poderão ser utilizadas como instrumentos de controle, redução e eliminação de microrganismos que favorecem as possíveis contaminações nos estabelecimentos alimentícios.

3.1 INTRODUÇÃO À MICROBIOLOGIA

Os microrganismos são considerados organismos unicelulares, e podem ser encontrados em diversas formas e tamanhos. Normalmente são vistos com o auxílio de microscópios. Podem ser fungos, vírus e bactérias.

3.1.1 Fungos

Os fungos fazem parte do Reino *Fungi*, sendo considerados organismos eucariontes, autótrofos, e podem ser unicelulares. Normalmente são divididos em bolores e leveduras, conforme a Figura 3.1.

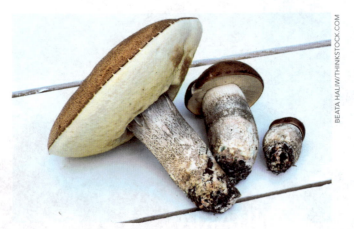

Figura 3.1 – O cogumelo é um exemplo de fungo.

3.1.1.1 Leveduras

São seres unicelulares que podem ser observados apenas com o auxílio de microscópio, com exceção do fermento biológico conhecido como *Saccharomyces cerevisae*.

3.1.1.2 Bolores

São conhecidos como mofos e podem ser encontrados em diversos tamanhos. Possuem a capacidade de sobreviver em alimentos ácidos, ricos em sal e açúcar. Também têm capacidade de diminuir o pH dos alimentos. Conheça a seguir a estrutura dos bolores nos alimentos e no Quadro 3.1.
- **hifas:** ramificações de bolores encontrados nos alimentos;
- **micélio:** é o conjunto de hifas em um determinado alimentos.

QUADRO 3.1 – CLASSIFICAÇÃO DOS BOLORES

FICOMICETOS

- São bolores mais simples
- Crescem em alimentos secos.

BASIDIOMICETOS

- Apresentam basidiocarpo ("chapéu" de cogumelo).

ASCOMICETOS

- São as formas de asco.
- Utilizados na produção de queijos.

DEUTEROMICETOS

- Causam patologias como micoses.

3.1.2 Vírus

Os vírus pertencem ao Reino *Virus*, sendo considerados:
a. organismos sem estrutura celular;
b. sem metabolismo próprio;
c. incapazes de se reproduzir fora de uma célula viva;
d. visualizados somente com o auxílio de microscópios;
e. responsáveis por inúmeras patologias.

3.1.3 Bactérias

As bactérias pertencem ao Reino *Monera*, sendo consideradas organismos procariontes e unicelulares, e podem ser visualizadas somente com o auxílio de microscópios. São as maiores causadoras de toxinoses alimentares, infecção alimentar, intoxicação alimentar e toxinfecção alimentar.

3.1.3.1 Morfologia das bactérias

As bactérias podem ser classificadas de acordo com a sua forma de apresentação, como indicado no Quadro 3.2.

QUADRO 3.2 – FORMAS DAS BACTÉRIAS E CARACTERÍSTICAS PRINCIPAIS

FORMAS DAS BACTÉRIAS	CARACTERÍSTICA PRINCIPAL
Cocos	Forma arredondadas
Diplococos	Dois cocos dispostos em fileira
Estreptococos	Vários cocos em fileira
Estafilococos	Vários cocos desalinhados
Bacilos	Forma de bastonete
Espirilos	Forma de espirais
Vibriões	Forma de vírgula

A Figura 3.2 ilustra de modo representativo exemplos de bactérias.

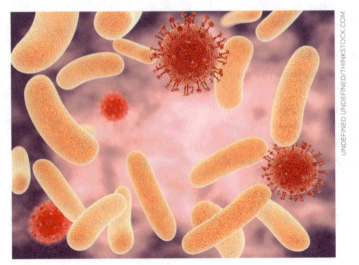

Figura 3.2 – Representação ilustrativa de bactérias.

3.1.3.2 Estruturas das bactérias

Referente à estrutura, as diversas bactérias podem ser encontradas em forma de esporos e flagelos. Os esporos caracterizam-se pela formação de uma cápsula protetora, a qual confere à bactéria certo estado de dormência. Isso faz com que elas se tornem altamente resistente à alta temperatura e a produtos químicos. Já os flagelos apresentam pelos móveis, que auxiliam a bactéria a se movimentar em alimentos semilíquidos e líquidos.

 Você sabia que algumas bactérias apresentam parede celular formada por um conjunto de açúcares e aminoácidos, chamados de peptidoglicano? Essas bactérias são denominadas Gram-positivas por reterem um corante de cor violeta em sua estrutura. Outras bactérias apresentam o peptidoglicano e uma camada externa adicional, denominadas Gram-negativas, por não reterem o referido corante (CANDIDO et al., 2014).

3.1.3.3 Multiplicação das bactérias

As bactérias possuem grande capacidade de reprodução, apresentando multiplicação binária. São capazes de realizar o processo de multiplicação em diversos locais, sendo que normalmente levam cerca de 20 minutos para reproduzir cada geração. Além disso, é interessante destacar que crescem com base em fatores intrínsecos e extrínsecos.

Os fatores extrínsecos são determinados por condições externas ao alimento, como temperatura, umidade relativa do ambiente e presença de gases na atmosfera.

a. **Temperatura:** é extremamente determinante durante o processo de crescimento microbiano, porém é um fator que pode ser monitorado. Atualmente existe uma classificação das bactérias de acordo com a faixa de crescimento influenciada pela temperatura, como indicado no Quadro 3.3.

QUADRO 3.3 – CLASSIFICAÇÃO DAS BACTÉRIAS DE ACORDO A FAIXA DE TEMPERATURA

CLASSIFICAÇÃO	FAIXA DE TEMPERATURA
Psicrófila	Abaixo de 3 ºC
Psicrotrófica	3 ºC a 25 ºC
Mesófila	> 25 ºC a 40 ºC
Termófila	> 40 ºC a 60 ºC
Termodúrica	> 60 ºC

b. **Umidade relativa do ambiente:** a umidade do ambiente poderá determinar a vida saudável do alimento durante seu armazenamento. O ambiente seco favorece a desidratação dos alimentos, enquanto o ambiente úmido favorece o crescimento bacteriano. Porém, a umidade em ambos os ambientes pode alterar as características sensoriais dos alimentos. Por isso, é sempre imprescindível avaliar a umidade adequada.

c. **Presença de gases:** a presença de gases no ambiente pode determinar o crescimento de microrganismos nos alimentos, como indicado no Quadro 3.4.

QUADRO 3.4 – AÇÃO DOS GASES PARA O CRESCIMENTO DE MICRORGANISMOS

GASES	AÇÃO
O_3 (ozônio)	Inibe o crescimento dos microrganismos deteriorantes.
O_2 (oxigênio)	Crescem comumente os bolores, bactérias e leveduras.
CO_2 (dióxido de carbono)	Retarda o desenvolvimento de fungos.

Existem ainda os fatores determinados por condições internas do próprio alimento. Esses fatores, conhecidos como fatores intrínsecos, podem ser exemplificados pelo potencial hidrogeniônico (pH), atividade de água (AW), oxigênio e a quantidade de nutrientes.

d. **Potencial hidrogeniônico (pH):** o pH mede quantidade de acidez, neutralidade e alcalinidade dos alimentos. Alimentos que apresentam o potencial hidrogeniônico (pH) próximo à neutralidade favorecem o crescimento de bactérias; já os fungos que preferem o potencial hidrogeniônico (pH) ácido para se desenvolver. Observe o Quadro 3.5.

QUADRO 3.5 – CLASSIFICAÇÃO DOS ALIMENTOS DE ACORDO COM QUANTIDADE DE PH

CLASSIFICAÇÃO ALIMENTOS	QUANTIDADE DE ACIDEZ
Potencial hidrogeniônico (pH) > 4,5	Pouco ácidos
Potencial hidrogeniônico (pH) 4,0–4,5	Ácidos
Potencial hidrogeniônico (pH) < 4,0	Muito ácidos

e. **Atividade de água (AW):** a atividade de água determina a quantidade de água livre encontrada no interior dos alimentos. Em geral, os microrganismos, como as bactérias, por exemplo, necessitam sempre de grandes quantidades de água para se multiplicar. Mas existem exceções, como os bolores e as leveduras, que necessitam de quantidades reduzidas de água.

Criou-se uma classificação dos alimentos de acordo com a atividade da água em alimentos não perecíveis, semiperecíveis e perecíveis.

- **Alimentos não perecíveis:** são alimentos com atividade água (Aw) baixa no interior do alimento;
- **Alimentos semiperecíveis:** são alimentos com atividade água (Aw) média no interior do alimento;
- **Alimentos perecíveis:** são alimentos com atividade água (Aw) mediana no interior do alimento.

f. **Oxigênio:** é um fator extremamente determinante para o crescimento de bactérias. De acordo com as condições específicas nas quais as bactérias se desenvolvem, elas podem ser classificadas em bactérias aeróbias, anaeróbias, anaeróbias facultativas e microaerófilas, como indicado a seguir:

- **Bactérias aeróbias:** crescem na presença de oxigênio.
- **Bactérias anaeróbias:** crescem na ausência de oxigênio.
- **Bactérias anaeróbias facultativas:** crescem na presença ou na ausência de oxigênio.
- **Bactérias microaerófilas:** crescem na presença de baixa quantidade de oxigênio.

g. **Quantidade de nutrientes:** a quantidade e o tipo de nutrientes presentes no interior dos alimentos podem interferir no crescimento das bactérias. De maneira geral, as bactérias têm ótimo crescimento nos alimentos ricos em nutrientes. Já os bolores e leveduras crescem melhor em alimentos ricos em carboidratos.

3.1.3.4 Tipos de bactérias

De acordo com Candido (2014), as bactérias também podem causar inúmeras patologias, de acordo com a sua ação no organismo humano. Veremos a seguir.

a. **Toxinose alimentar:** quando há ingestão da toxina liberada no alimento por bactérias.

- Bactéria *Aminas vasopressoras alergênicas*: são bactérias que se multiplicam em alimentos proteicos mantidos em refrigeração (-5 a 37 °C) por tempo prolongado.
- Bactéria *Bacillus cereus* emético: uma bactéria aeróbia, mesófila (30 °C), formadora de esporos, produtora de enterotoxina no alimento. Pode morrer em 5 minutos a 100 °C.
- Bactéria *Clostridium botulinum*: é uma bactéria anaeróbia, com crescimento em temperatura de 3 a 50 °C, formadora de esporos, produtora de toxina no alimento. A bactéria morre em 50 minutos a 100 °C e sua toxina é inativada em 10 minutos a 100 °C.
- Bactéria Escombrídeos: são bactérias que normalmente se multiplicam nos peixes e liberam substâncias possíveis de envenenamento.
- Bactéria *Proteus sp*: é uma bactéria que se multiplica em refrigeração acima de 4 °C, provocando alergia devido à liberação da histamina.
- Bactéria *Staphylococcus aureus*: é uma bactéria anaeróbia facultativa com crescimento ótimo em pH 6,0-7,0, e temperatura de 7° a 48 °C.

b. **Infecção alimentar:** quando há ingestão de bactérias que liberam suas toxinas no intestino.

- Bactéria *Campylobacter jejuni*: é uma bactéria microaerófila (5%), pH 5,0, mesófila (42 °C). Não se desenvolve em alimentos secos e com alta concentração de sal.
- Bactéria *Escherichia coli*: é uma bactéria anaeróbia facultativa, pH 6,0-8,0, mesófila (38 °C), não necessita de grandes quantidades de nutrientes para se desenvolver.
- Bactéria *Listeria monocitogenes*: é uma bactéria anaeróbia facultativa, pH 4,5-8,0, que se desenvolve em temperatura de 0 a 44 °C (multiplica-se melhor em baixas temperaturas), podendo ser considerada uma bactéria letal para indivíduos com neoplasias, hepatites, AIDS e transplantados.
- Bactéria *Salmonella sp*: é uma bactéria anaeróbia facultativa, pH 6,0-7,5, mesófila (36 °C). Não se multiplica em baixas temperaturas, porém pode sobreviver à temperatura de congelamento (abaixo de 0 °C).
- Bactéria *Shigella sp*: é uma bactéria anaeróbia facultativa, pH abaixo de 4,5, mesófila (37 °C).
- Bactéria *Víbrio cholerae*: é uma bactéria com crescimento ótimo em pH de 6,0-11,0, e temperatura de 5 a 44 °C. É tolerante ao sal e sensível a altas temperaturas.
- Bactéria *Víbrio parahaemolyticus*: é uma bactéria com crescimento ótimo em pH de 4,8-9,0, e temperatura de 3 a 44 °C, sendo bastante resistente ao sal.
- Bactéria *Yersínia enterolocolítica*: é uma bactéria com crescimento ótimo em pH de 4,0-9,6, e temperatura de 3 a 44 °C. Multiplica-se em temperatura ambiente.

c. **Toxinfecção alimentar:** Quando há ingestão de grande quantidade de bactérias na forma vegetativa, que vão se esporular no intestino e liberar toxinas.
- Bactéria *Bacillus cereus* clássica: é uma bactéria aeróbia, mesófila (30 °C), formadora de esporos, produtora de enterotoxina no alimento. Podem morrer em 5 minutos a 100 °C.
- Bactéria *Clostridium perfringens*: é uma bactéria anaeróbia, pH 6,0–7,6, que se multiplica a temperatura de 15 a 50 °C e morre em 20 minutos a 100 °C.

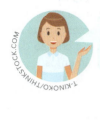

Você sabia que o conceito de intoxicação alimentar é designado quando há ingestão de substâncias químicas presentes nos alimentos? Exemplo: presença de agrotóxicos causadores de alergias.

3.2 Legislações sanitárias

O trabalho executado pela vigilância sanitária começou ainda na Idade Média com o objetivo de controlar a propagação de inúmeras doenças transmissíveis nas populações. As autoridades da época criaram inúmeras formas de proteção ao consumidor, para que não comprassem alimentos adulterados ou estragados. Desde então, foram implementadas medidas de inspeções sanitárias. No Brasil, foi criada a Agência Nacional de Vigilância Sanitária (Anvisa) pela Lei n° 9.782, de 26 de janeiro 1999.

A partir da época da monarquia no Brasil, o controle sanitário incluía:

- inspeção das cargas vindas em embarcações;
- os passageiros que chegavam ao Brasil de navio eram direcionados para quarentena com o objetivo de evitar a entrada de patologias no país;
- a polícia sanitária tinha como função fiscalizar as embarcações, comércio de alimentos e cemitérios.

Em 1808, com a chegada da Família Real portuguesa ao Brasil, criou-se uma comissão organizadora voltada para a área da saúde, com o propósito de controlar as condições sanitárias dos produtos comercializados e vendidos, além de realizar a verificação dos estabelecimentos e lojas comerciais. O principal objetivo era avaliar os alimentos vendidos para reduzir epidemias e doenças. Em 1886, foi criado o Decreto n° 9.554, que reorganizou os serviços sanitários imperiais, com atuação da Inspetoria Geral de Higiene e Inspetoria Geral de Saúde dos Portos. Já em 1889 houve a regularização da polícia sanitária, que tinha como objetivo criar normas para evitar o desenvolvimento e propagação de epidemias locais. Em 1902, o médico sanitarista Oswaldo Cruz foi nomeado como Diretor Geral de Saúde Pública para reduzir os inúmeros problemas de saúde pública (combater a peste bubônica, a febre amarela e a varíola). Em 1930, por meio do Decreto n° 19.402, o governo criou uma secretaria de Estado chamada Ministério dos Negócios da Educação e Saúde Pública. Em 1937, por meio da Lei n° 378, o Ministério dos Negócios da Educação e Saúde Pública passou a se chamar Ministério da Educação e Saúde. Já 1953, por meio da Lei n° 1920, o Ministério da Educação e Saúde passa a se chamar Ministério da Saúde.

Após a Segunda Guerra Mundial, o Brasil reorganizou a estrutura da vigilância sanitária do país por meio do órgão denominado VISA (Vigilância Sanitária). As ações sanitárias foram totalmente transferidas aos municípios. Já na década de 1980, a VISA passou a ser responsabilidade do Estado, com a intenção de oferecer à população as melhores condições de saúde e bem-estar.

Em 1961, o Decreto n° 49.974 regulamentou o Código Nacional de Saúde (Lei n° 2.312/1954), atribuindo ao Ministério da Saúde o estabelecimento de normas gerais sobre defesa e proteção da saúde, além de passar a ter atuação na regulamentação dos alimentos. Em 1963, foi criado o *Codex alimentarius*, considerado um código internacional recomendado de práticas gerais de higiene dos alimentos. Pelo Art. 1° do Decreto-lei n° 986, de 21 de outubro de 1969, ficou estabelecida a defesa e a proteção da saúde individual ou coletiva, em relação aos alimentos, desde a sua obtenção até o consumo. Em 1976, houve a reestruturação do Ministério da Saúde com a criação da Secretaria Nacional de Vigilância Sanitária, dividida nos seguintes departamentos:

- vigilância de portos e aeroportos (fronteiras) (Dipaf);
- medicamentos (Dimed);
- alimentos (Dinal);
- saneantes e domissanitários (Disad);
- cosméticos e produtos de higiene (Dicop).

Em 1990, por meio da Lei Orgânica da Saúde, a vigilância sanitária passou a fazer parte do campo de atuação do SUS. Em 1999, por meio da Lei n° 9782, definiu-se os parâmetros do Sistema Nacional de Vigilância Sanitária, além de determinar a criação da Agência Nacional de Vigilância Sanitária (Anvisa). Com o surgimento da Anvisa, as vigilâncias estaduais e municipais organizaram suas funções conforme as áreas a seguir:

- locais de produção e comércio de alimentos;
- lojas e áreas de lazer;
- indústria;

- laboratórios;
- agrotóxico;
- radiação ionizante;
- locais públicos;
- portos, aeroportos e fronteiras.

O conceito de vigilância sanitária, determinado pela Lei Federal n° 8.080, de 19 de setembro de 1990, é explicado no *Portal de Saúde & Cidadania* do governo:

> Entende-se por vigilância sanitária um conjunto de ações capazes de eliminar, diminuir ou prevenir riscos à saúde e de intervir nos problemas sanitários decorrentes do meio ambiente, da produção e circulação de bens e da prestação de serviços de interesse da saúde, abrangendo:
> I – o controle de bens de consumo que, direta ou indiretamente, se relacionem com a saúde, compreendidas todas as etapas e processos, da produção ao consumo;
> II – o controle da prestação de serviços que se relacionam direta ou indiretamente com a saúde.

Os agentes da vigilância sanitária realizam inspeções com base nas legislações federais, estaduais e municipais, de acordo com as diversas áreas de atuação. As ações praticadas pelos profissionais nos estabelecimentos alimentícios também são determinadas por meio do protocolo de ações da Anvisa (2007), que determina os locais de verificação, setores e procedimentos que deverão ser vistoriados, o perfil profissional dos agentes inspetores, além das referências legais que cada município e Estado determina para o funcionamento legal do estabelecimento alimentício.

É considerado estabelecimento alimentício os locais que lidam direta ou indiretamente com a produção refeições. Eles merecem toda a atenção higiênico sanitária, uma vez que poderão ser um local com características precursoras de contaminações para os seres humanos (CARELLE; CANDIDO, 2014).

Atualmente a Vigilância Sanitária atua inspecionando locais como cantinas, bufês, comissárias, confeitarias, cozinhas industriais, cozinhas institucionais, lanchonetes, padarias, pastelarias, restaurantes e congêneres. Cada vistoria consiste em investigar os itens a seguir:

- Edificações e instalações consistem em áreas externas e internas; piso, parede, teto, portas, janelas e outras aberturas; instalações sanitárias e vestiários; iluminação e ventilação; controle de vetores e pragas urbanas; abastecimento de água; manejo de resíduos; esgotamento sanitário; layout ou fluxo de produção.
- Equipamentos, móveis e utensílios.
- Vestuário, hábitos higiênicos, controle de saúde dos manipuladores, programa de capacitação dos manipuladores e supervisão.
- Matérias-primas, ingredientes e embalagens (recepção e armazenamento).
- Preparo do alimento, incluindo cuidados na preparação, fracionamento, tratamento térmico, óleos e gorduras, descongelamento, armazenamento a quente, resfriamento, conservação a frio, higienização dos alimentos, controle e garantia de qualidade e responsabilidade.
- Armazenamento do alimento preparado.
- Exposição ao consumo do alimento preparado (área e equipamentos de exposição, utensílios, recebimento de dinheiro).
- Documentação e registro (Manual de Boas Práticas e POPs).

Para a realização das inspeções, os agentes sanitários devem obrigatoriamente utilizar e levar os materiais listados no kit inspeção. O jaleco deve ser branco, descartável ou de tecido, de comprimento até o joelho, manga longa, botão embutido ou velcro e sem bolso; termômetro digital de introdução para medir a temperatura interna; termômetro pistola laser para medir a temperatura externa.

3.2.1 Portaria nacional

As legislações sanitárias estabelecem os critérios e as metodologias oficiais que os profissionais e agentes da vigilância sanitária utilizam durante as inspeções dos estabelecimentos alimentícios. As legislações sanitárias ainda são capazes de direcionar as possíveis regularidades e irregularidades de produção de um determinado alimento e/ou estabelecimento responsável pela produção. Também servem como parâmetro técnico para os responsáveis técnicos e proprietários dos estabelecimentos.

Atualmente a Resolução RDC n° 216, de 15 de setembro de 2004, regulamenta as boas práticas para serviços de alimentação que realizam atividades a seguir:
- manipulação de alimentos;
- fracionamento e armazenamento de alimentos;
- distribuição, transporte de alimentos e entrega de produtos alimentícios;
- exposição e venda de alimentos.

Essa resolução possivelmente poderá ser complementada por portarias estaduais e municipais das diversas regiões do país.

Você sabia que os serviços realizados em lactários e unidades de terapia de nutrição enteral (TNE), bancos de leite humano (BLH), cozinhas localizadas em espaços assistenciais e industriais, além de serviços de comissárias, deverão obedecer a critérios técnicos específicos?

A Resolução RDC n° 216, de 15 de setembro de 2004, estabelece os parâmetros citados a seguir:
- construção e edificações das diversas áreas e setores dos serviços de alimentação dentro das normas estabelecidas;
- higienização de instalações, equipamentos, móveis e utensílios;
- abastecimento de água;
- manejo de resíduos;
- orientações da higiene do manipulador de alimentos;
- exposição ao consumo dos alimentos preparados;
- técnicas de manipulação segura dos alimentos;
- técnicas para o controle integrado de pragas e vetores;
- registros de documentos e determinação da responsabilidade técnica.

Existem ainda outras legislações sanitárias utilizadas para complementar a aplicação da Resolução RDC n° 216/2004. Elas são descritas a seguir:

a. **Portaria n° 078/2009:** aprova a lista de verificação em *Boas Práticas para Serviços de Alimentação* e outras providências complementares (abrangência: Estado de Rio Grande do Sul).

b. **Portaria n° 1288/1995:** fixa normas gerais para estabelecimentos que comercializam alimentos. Pode ser aplicada a todos os estabelecimentos ou locais destinados a preparo, manipulação, acondicionamento, depósito e/ou venda de alimentos (abrangência: Estado de Goiás).

c. **Portaria n° 1428/1993:** o Ministério da Saúde estabelece as orientações necessárias para a execução de atividades de inspeção sanitária, para que seja possível avaliar as Boas práticas para Serviços de Alimentação. O objetivo é obter padrões de identidade e qualidade de produtos e serviços na área de alimentos. As práticas se referem a proteger a saúde da população, avaliar a eficácia e eficiência dos processos, meios e instalações, controles de produção, armazenamento, transporte, distribuição, comercialização e consumo de alimentos com base na Análise de Perigo e Pontos Críticos de Controle (APPCC ou HACCP, em inglês) (abrangência: nacional).

d. **Portaria n° 326/1997:** o Ministério da Saúde estabelece o Regulamento Técnico de condições higiênico-sanitárias para consumo humano e de boas práticas de fabricação para estabelecimentos produtores de alimentos: produção/industrialização, fracionamento, armazenamento e transporte de alimentos industrializados (abrangência: nacional).

e. **Portaria n° 268/1997:** o Ministério da Agricultura, Pecuária e Abastecimento aprova o Regulamento Técnico sobre as condições higiênico-sanitárias e de boas práticas de fabricação para estabelecimentos (abrangência nacional).

f. **Resolução RDC n° 91/2001:** a Anvisa aprova o Regulamento Técnico – Critérios Gerais e Classificação de Materiais para Embalagens e Equipamentos em Contato com Alimentos (abrangência: nacional).

3.2.2 Portaria estadual

Atualmente, a Portaria CVS n° 05, de 9 de abril de 2013, determina o Regulamento Técnico de Boas Práticas para estabelecimentos comerciais de alimentos e serviços de alimentação de todos os municípios do Estado de São Paulo, exceto a capital. O descumprimento da portaria constitui infração sanitária, podendo o responsável técnico ou proprietários do estabelecimento serem multados.

A aplicação dos procedimentos técnicos ocorre da maneira a seguir:
- controle de saúde dos funcionários;
- higiene e segurança dos manipuladores;
- responsabilidade técnica e capacitação de pessoal;
- orientação para visitantes;
- recepção e controle de mercadorias, armazenamento de produtos, pré-preparo e preparo de alimentos, distribuição e transporte de produtos já prontos para o consumo;
- higienização das instalações e ambiente, documentação obrigatória.

3.2.3 Portaria municipal

A cidade de São Paulo estabeleceu a Portaria Municipal SMS n° 2.619/2011 que regulamenta sobre as boas práticas de controle de condições sanitárias e técnicas das atividades relacionadas a importação, exportação, extração, produção, manipulação, beneficiamento, acondicionamento, transporte, armazenamento, distribuição, embalagem e reembalagem, fracionamento, comercialização e uso de alimentos, incluindo águas minerais, águas e fontes e bebidas, aditivos e embalagens para alimentos. A portaria estabelece normas para:

- edificações e instalações;
- equipamentos, móveis e utensílios;
- higienização das instalações, equipamentos, móveis e utensílios;
- recebimento, armazenamento, pré-preparo, preparo e transporte de alimentos;
- embalagem e rotulagem de alimentos;
- distribuição, exposição para venda e consumo;
- abastecimento de água;
- controle integrado de pragas;
- resíduos;
- higiene pessoal, controle de saúde e capacitação de colaboradores;
- responsabilidade técnica;
- documentação.

3.3 Instrumentos para o controle higiênico sanitário

Com o aumento do consumo de alimentos fora de casa, as empresas do segmento de alimentos e bebidas devem proporcionar aos consumidores, de forma ética e responsável, uma alimentação ou serviço de extrema qualidade sensorial e higiênica, ofertando alimentos seguros e com qualidade.

Inúmeros autores definem que, para uma empresa ser reconhecida como de excelência, deverá apresentar programas baseados no sistema de qualidade total, responsabilidade social, segurança e saúde ocupacional. Além disso, devem incluir programas bem-definidos de gestão ambiental, gestão da qualidade e segurança de alimentos (Boas Práticas de Fabricação ou BPF; Análise de Perigos e Pontos Críticos de Controle ou APPCC; e Procedimento Operacional Padronizado ou POP).

Atualmente, existem vários instrumentos para reduzir ou eliminar microrganismos nos estabelecimentos alimentícios, sendo o *Codex Alimentarius* um programa e instrumento internacional que define diversas diretrizes e normas referente aos processos de Boas Práticas para o manuseio dos alimentos. O *Codex Alimentarius* fora criado em 1963 pela FAO juntamente com a OMS. Os objetivos seguem a seguir:

a. estabelecer normas internacionais na área de alimentos;
b. proteger a saúde dos consumidores;
c. garantir as práticas legais do comércio de alimentos entre os países.

O Brasil é membro do *Codex Alimentarius* desde a década de 1970.

3.3.1 Boas Práticas de Fabricação (BPF)

As Boas Práticas de Fabricação (BPF) são determinadas por um conjunto de medidas e atitudes que devem ser adotadas pelas indústrias e empresas produtoras de alimentos. O objetivo é garantir a qualidade higiênica dos produtos elaborados. As empresas alimentícias utilizam as legislações sanitárias vigentes para escolher regras e procedimentos técnicos que serão seguidos.

Para colocar em prática corretamente as BPF, os profissionais responsáveis devem capacitar os colaboradores com os instrumentos de controle de qualidade, isto é, o manual de Boas Práticas de Fabricação, Procedimentos e fluxogramas do sistema APPCC e ainda utilizar as técnicas descritas e exigidas pelos Procedimentos Operacionais Padronizados.

3.3.1.1 Elaboração do manual de Boas Práticas de Fabricação (BPF)

Durante a produção do manual de Boas Práticas de Fabricação, o profissional deverá entender que o material serve de apoio e treinamento para os colaboradores da área de alimentação.

Esse material deve conter uma descrição clara e objetiva dos procedimentos solicitados e exigidos pela legislação sanitária local vigente. O objetivo é que os colaboradores possam produzir alimentos corretos do ponto de vista higiênico-sanitário.

Para o estabelecimento do manual de BPF, o profissional responsável deverá realizar uma auditoria e avaliação técnica do estabelecimento alimentício. Ele deve realizar reconhecimento do local, além de estabelecer um diagnóstico de como aplicar corretamente o manual na produção da empresa.

Após realizar o diagnóstico, o responsável começa a descrição dos procedimentos e as normas vigentes. Ele deve seguir os padrões a seguir:

a. **Edificação do estabelecimento**: localização, piso, paredes, forros e tetos, portas e janelas, iluminação, ventilação, instalação, vestiário, lixo, esgotamento sanitário e áreas para preparações de alimentos.
b. **Higiene operacional**: hábitos.
c. **Higiene pessoal**: asseio dos colaboradores, uniformes e higiene das mãos.
d. **Higiene ambiental**: etapas obrigatórias no processo de higienização ambiental.
e. **Higiene dos alimentos**: recebimento do produto, armazenamento, descongelamento, congelamento, cocção e reaquecimento, resfriamento, refrigeração, dessalgue, porcionamento, distribuição, sobras, sistema de identificação, utilização de ovos, transporte, guarda de amostras, utilização do termômetro.

O Quadro 3.6 indica um modelo de montagem do manual de Boas Práticas de Fabricação.

QUADRO 3.6 – MODELO DE MONTAGEM DO MANUAL DE BOAS PRÁTICAS

RESPONSÁVEL TÉCNICO:	MANUAL DE BOAS PRÁTICAS DE FABRICAÇÃO	REVISÃO:
Descrição:		
Aprovado por:	Data:	

Após a descrição das técnicas e procedimentos adequados para as BPF, todos os colaboradores devem receber treinamento para aprender a aplicar procedimentos adotados. Eles devem compreender a importância de cumprir as metas de prevenir, reduzir, retardar ou até mesmo eliminar os riscos de contaminações alimentares.

Depois do treinamento, os colaboradores devem sempre ter acesso direto às informações do manual, uma vez que estão envolvidos diretamente na fabricação e manipulação de alimentos.

Cabe aos profissionais responsáveis o constante monitoramento e verificação das operações e práticas executadas nos serviços de alimentação. Caso os procedimentos e as técnicas utilizadas na empresa não estejam de acordo com o manual, as novas normas devem ser implementadas o quanto antes, com base na legislação vigente.

3.3.2 Análise de Perigos e Pontos Críticos de Controle (Sistema APPCC)

Para garantir a qualidade dos alimentos enviados para os astronautas da NASA, as indústrias alimentícias dos Estados Unidos criaram, na década de 1960, o método *Hazard Analysis Critical Control Point* (HACCP, em inglês). No Brasil, o método é conhecido como Análise de Perigos e Pontos Críticos de Controle ou Sistema APPCC.

O Sistema APPCC tem como objetivos:

- garantir a segurança dos alimentos para os consumidores;
- identificar e analisar perigos e riscos de contaminação dos alimentos;
- evidenciar os pontos críticos da produção de alimentos;
- determinar as medidas de controle operacional para reduzir, minimizar e eliminar os riscos de contaminação alimentar;
- reduzir custos;
- expor melhor a imagem da empresa.

No Brasil, o Sistema APPCC foi estabelecido pela Portaria MS n° 1428, de 26 de novembro de 1993, que preconizou normas higiênico-sanitárias para todas as indústrias de alimentos. Já em 1998, o Ministério da Agricultura, Pecuária e Abastecimento estabeleceu um manual de procedimentos utilizando o sistema APPCC, a ser utilizado por empresas de bebidas e vinagres. Ainda em 1998, a Portaria n° 46/2010 estabeleceu a obrigação gradativa da implantação do sistema APPCC em todas a indústrias produtoras de alimentos de origem animal.

3.3.2.1 Elaboração do Sistema APPCC

O sistema APPCC é recomendado por órgãos internacionais como OMC, FAO, OMS e Mercosul. Também é importante destacar que esse sistema é exigido pela União Europeia e pelos Estados Unidos, além disso o Ministério da Saúde e o Ministério da Agricultura e Abastecimento do Brasil já desenvolveram ações para que o Sistema APPCC seja amplamente adotado pelas indústrias alimentícias do país.

3.3.2.2 Montagem do fluxograma

O fluxograma produzido com base no APPCC proporciona ao usuário do sistema uma forma clara de identificar os passos e processos que devem ser utilizados. Ele deve ser preparado levando-se em consideração todos os ingredientes utilizados no preparo do alimento, processos ou etapas de produção, equipamentos e utensílios, condições de armazenamento (tempo e temperatura) ou preparo.

O Quadro 3.7 representa um modelo de fluxograma com os itens essenciais para avaliação.

QUADRO 3.7 – MODELO DE FLUXOGRAMA DE PREPARAÇÃO

NOME DA PREPARAÇÃO: _____						
Aplicação (Etapa)	Perigo (Tipo de PCC)	Conduta Técnica (PCC)	Critérios	Monitoramento	Ação Corretiva

FONTE: ADAPTADO DE OMS.

a. **Modelo de fluxograma:** para iniciar a montagem do fluxograma, é preciso identificar como aplicá-lo e as etapas de preparação dos alimentos. Deve-se identificar cada operação ou etapa da preparação. Exemplo: recebimento, armazenamento, pré-preparo, preparo etc.

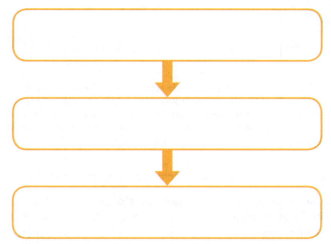

Figura 3.3 – Exemplo de montagem de fluxograma.

b. **Passo a passo para elaboração e montagem do fluxograma**

» 1º passo: identificação dos perigos

Nessa primeira fase, o profissional responsável deve ser capaz de identificar os possíveis riscos associados à produção completa do alimento. Podem ser contaminações biológicas por bactérias, fungos e parasitas, físicas ou até mesmo químicas. Os agentes contaminadores podem ser trazidos pelos manipuladores, equipamentos e utensílios sem higiene correta.

Após identificar e enumerar os riscos, cada um deles deve ser adicionado ao fluxograma de APPCC, com a respectiva legenda.[1] Veja um exemplo a seguir.

---

1   Adaptado de SILVA JR., E. A. *Manual de Controle Higiênico Sanitário*. 6. ed. São Paulo: Varela, 2005.

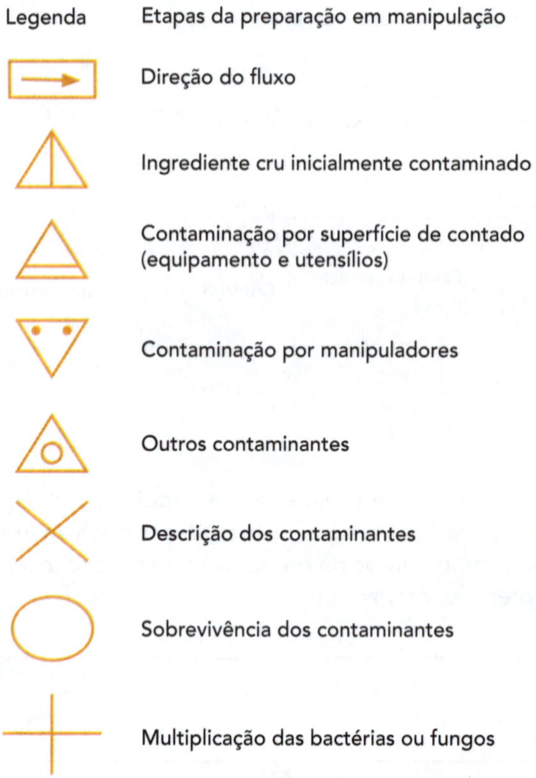

Legenda	Etapas da preparação em manipulação
→	Direção do fluxo
△ (com linha interna)	Ingrediente cru inicialmente contaminado
△ (com base)	Contaminação por superfície de contado (equipamento e utensílios)
▽ (com pontos)	Contaminação por manipuladores
△ (com círculo)	Outros contaminantes
×	Descrição dos contaminantes
○	Sobrevivência dos contaminantes
+	Multiplicação das bactérias ou fungos

PCCe – Ponto crítico de controle cujos perigos são eliminados.
PCCp – Ponto crítico de controle cujos perigos são prevenidos.
PCCr – Ponto crítico de controle cujos perigos são minimizados
(reduzidos ou retardados), mas não eliminados ou prevenidos.

Figura 3.4 – Etapas da preparação em manipulação.

» 2º passo: determinar a conduta técnica e identificação do PCC

Após identificar os riscos, o responsável deve organizar as condutas técnicas que servirão de critério para avaliação dos pontos críticos de controles (PCC). O objetivo é mostrar ao colaborador que utilizará o Sistema APPCC como o método é capaz de evitar e eliminar riscos de contaminação dos alimentos.

Podemos classificar os PCCs da seguinte forma:

a. **PCCp:** utiliza-se quando o perigo pode ser prevenido. Exemplo: refrigeração e congelamento.
b. **PCCr:** utiliza-se quando o perigo pode ser reduzido ou retardado. Exemplo: desinfecção de ambientes, equipamentos ou manipuladores.
c. **PCCe:** utiliza-se quando o perigo pode ser eliminado. Exemplo: cocção.

» 3º passo: critérios

Após a determinação da conduta técnica e a identificação dos PCCs, o responsável deve indicar quais critérios serão utilizados para irá prevenir, retardar, reduzir ou eliminar os riscos e perigos e garantir que o alimento seja produzido de forma segura e higiênica. É importante salientar que os critérios escolhidos devem ser baseados nas legislações sanitárias vigentes.

» 4° passo: monitoramento

Após a escolha dos critérios, deve-se determinar a etapa de monitoramento. O objetivo é verificar se os critérios estão sendo cumpridos corretamente. Exemplo: Avaliação da higiene dos equipamentos.

» 5° passo: ação corretiva

Caso o monitoramento tenha apontado que os critérios não estão sendo cumpridos ou aplicados corretamente, os responsáveis devem propor uma ação corretiva. Também é importante que deixem previsto no fluxograma novos critérios também baseados em legislações sanitárias vigentes. Dessa forma, mantém-se o objetivo de preparar um alimento seguro e higiênico.

» 6° passo: verificação

Os profissionais responsáveis pela aplicação do Sistema APPCC são designados a verificar sua aplicação correta e manutenção. Devem avaliar se todos os princípios do sistema estão sendo cumpridos rigorosamente conforme predeterminado. Caso identifiquem algum erro, devem propor ação corretiva ou mudanças.

» 7° passo: registro

O responsável pela execução do sistema APPCC deve registrar, etapa por etapa, os apontamentos e critérios definidos durante o processo de produção dos alimentos. Os registros devem estar disponíveis para que avaliadores internos ou fiscais governamentais possam verificar os passos e técnicas utilizadas para diminuir os riscos de contaminação alimentar.

c. Condições que favorecem a aplicação do Sistema APPCC:
- ter conhecimento técnico específico;
- treinar constantemente os colaboradores.
- aumentar investimento e recursos para melhor gerenciamento dos procedimentos;
- utilizar equipamentos e utensílios adequados, de acordo com a estrutura funcional do serviço de alimentação;
- aumentar investimentos nas áreas e setores em geral, além da manutenção do estabelecimento;
- evidenciar e aplicar os princípios de BPF.

3.3.3 Procedimentos Operacionais Padronizados (POPs)

Os Procedimentos Operacionais Padronizados (POPs) são um instrumento que visa garantir segurança alimentar na produção alimentar nas empresas e indústrias. Foram instituídos pela Anvisa, na Resolução RDC n° 216, de 15 de setembro de 2004. Os POPs devem ficar disponíveis junto com o manual de BPF para colaboradores.

Para estabelecer os POPs, os responsáveis devem levar em consideração a estrutura das operações de fabricação alimentar, a frequências das atividades executadas, especificando o nome, cargo ou função dos responsáveis pelas atividades. Em seguida, devem aprovar com os responsáveis pela empresa, com data e assinatura. Após a verificação dos procedimentos, é recomendado manter os registros atualizados disponíveis por, no mínimo, 30 dias, para posterior análise e verificação de agentes sanitários.

Atualmente, a empresas alimentícias devem estabelecer os POPS da seguinte forma:
- higienização de instalações, equipamentos e móveis;
- controle integrado de vetores e pragas urbanas;
- higienização do reservatório;
- higiene e saúde dos manipuladores.

3.3.3.1 Elaboração dos POPs

a. **Montagem do cabeçalho dos POPs:** todos os procedimentos operacionais devem ser elaborados e documentados. Os POPs devem conter:
- assinaturas do responsável técnico ou legal, a pessoa que gerencia o controle;
- indicação da data da emissão dos POPs;
- indicação do número de revisão realizada;
- indicação do número de folhas;
- identificação dos POPs.

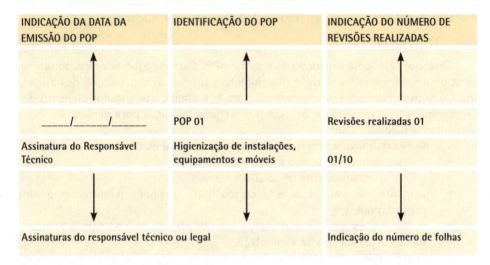

Figura 3.5 – Exemplo de cabeçalho dos POPs.

b. **Montagem do corpo dos POPs:** para a **elaboração** dos POPs, é necessário realizar os passos a seguir:
- **Objetivo do procedimento operacional:** devem ser definidos os objetivos para realizar do POP.
- **Campo de aplicação:** serão determinados os locais e as áreas de aplicação do POP.
- **Definições:** serão relacionadas as siglas ou palavras contidas no POP, para, em seguida, serem conceituadas de forma clara e objetiva.
- **Documentos de referência:** devem descrevem todos os documentos, as legislações sanitárias e as bibliografias relacionados no POP.
- **Responsabilidade:** há necessidade da determinar cargos ou funções dos responsáveis pelo desenvolvimento do POP.
- **Descrição:** devem descrever cada procedimento operacional padronizado. O texto deve ser simples, objetivo e claro para os colaboradores que utilizarão o POP.

Durante a fase de descrição, o POP deve conter obrigatoriamente as seguintes informações:

- como proceder;
- quando realizar o POP;
- quem deve realizar o POP;
- ação corretiva (para eventuais falhas).

c. **Descrição do POP 01 – Higienização de instalações, equipamentos e móveis:** os POPs referentes às operações de higienização de instalações, equipamentos, móveis e utensílios devem conter as seguintes informações:

- natureza da superfície a ser higienizada;
- método de higienização;
- princípio ativo selecionado e sua concentração;
- tempo de contato dos agentes químicos e/ou físicos utilizados na operação de higienização;
- temperatura e outras informações necessárias;

Observação: quando aplicável o desmonte dos equipamentos, os POPs devem contemplar esta operação.

Detalhamento do POP 01: durante a elaboração da descrição do POP 01, os itens a seguir devem ser mencionados:

- tipos de resíduos presentes na superfície dos utensílios, equipamentos e móveis;
- presença de água potável;
- técnicas de limpeza e higienização recomendados pela legislação sanitária vigente.

d. **Descrição do Pop 02 – Controle Integrado de Vetores e Pragas Urbanas:** os POPs referentes ao controle integrado de vetores e pragas urbanas devem contemplar as informações a seguir:

- as medidas preventivas e corretivas destinadas a impedir a atração, o abrigo, o acesso e/ou a proliferação de vetores e pragas urbanas.

Observação: no caso da adoção de controle químico, o estabelecimento deve apresentar o comprovante de execução do serviço fornecido pela empresa especializada contratada. Deve conter as informações estabelecidas pela legislação sanitária específica.

Detalhamento do POP 02: durante a elaboração da descrição do POP 02, os itens a seguir devem ser mencionados:

- medidas preventivas: prevenção. Ou seja, evitar o contato das pragas com a área operacional;
- medidas corretivas: eliminação das pragas da área operacional.

e. **Descrição do POP 03 – Higienização do reservatório:** os POPs referentes à higienização do reservatório devem contemplar os itens a seguir:

- natureza da superfície utilizada;
- método de higienização;
- princípio ativo selecionado e sua concentração;
- tempo de contato dos agentes químicos e/ou físicos utilizados;
- temperatura e outras informações necessárias.

Observação: os estabelecimentos alimentícios devem apresentar o certificado de execução da higienização do reservatório.

Detalhamento do POP 03: durante a elaboração da descrição do POP 03, os itens a seguir devem ser mencionados:

- lavagem e desinfecção da caixa d'água;
- inspeção de encanamentos;
- análise químico-física após a lavagem e desinfecção da caixa d'água.

f. **Descrição do POP 04 – Higiene e Saúde dos Manipuladores:** os POPs referentes à higiene e saúde dos manipuladores devem contemplar os itens a seguir:

- etapas, frequência e princípios ativos utilizados nos processos de lavagem e antissepsia das mãos dos colaboradores;
- medidas adotadas quando os colaboradores apresentam lesões nas mãos;
- sintomas de enfermidades ou suspeitas de problemas de saúde;
- especificação dos exames de saúde indicados para manipuladores de alimentos, além de sua periodicidade;
- programa de capacitação dos colaboradores, determinando descrição, carga horária, conteúdo programático e frequência da realização.

Detalhamento do POP 04: durante a elaboração da descrição do POP 04, os itens a seguir devem ser mencionados:

- lavagem e desinfecção das mãos;
- higiene operacional;
- controle de saúde dos colaboradores;
- treinamento dos colaboradores.

g. **Monitoramento:** nesse passo, é preciso especificar os pontos que devem ser monitorados.

h. **Registro:** Nesse passo, os responsáveis pela aplicação dos POPs no serviço de alimentação devem selecionar as planilhas de registro das atividades.

i. **Ação corretiva:** determinar a ação corretiva para controles e processos dos POPs que ainda não estão sendo cumpridos corretamente.

j. **Verificação:** o responsável técnico que responsável por toda verificação do POP é selecionado. Deve-se especificar o cargo ou função do monitorador.

Veja no Quadro 3.8 exemplo do corpo dos POPs.

QUADRO 3.8 – EXEMPLO DO CORPO DO POPS

_____/_____/_____	POP 01	Revisões realizadas 01
Assinatura do Responsável Técnico	Higienização de instalações, equipamentos e móveis	01/10
01. Objetivos do procedimento operacional:		
02. Campo de aplicação:		
03. Definições:		
04. Documentos de referência:		
05. Responsabilidade:		

QUADRO 3.8 – EXEMPLO DO CORPO DO POPS

06. Descrição

Procedimento	Como proceder	Quando realizar	Quem realizará	Ação Corretiva

07. Monitoramento:

08. Registro:

09. Definições:

10. Documentos de referência:

FINALIZANDO

Neste capítulo demonstramos os principais fatores e as condições de crescimento dos microrganismos em alimentos. Também observamos as legislações municipais, estaduais e federais, que podem ser utilizadas como instrumentos de controle, redução e eliminação de microrganismos que favorecem contaminações.

PRATICANDO

1. Explique a importância das legislações municipais, estaduais e federais para evitar os futuros surtos de contaminação alimentar nas empresas que manipulam alimentos.
2. O que é o Manual de Boas Práticas de Produção? Quais são seus objetivos e os passos necessários para montá-lo?

DESAFIO

Alguns alimentos presentes em Unidades de Alimentação e Nutrição, disponíveis em escolas municipais, estão sofrendo com o desenvolvimento intenso de microrganismos, resultando no descarte desses produtos. O profissional responsável pelo sistema de conservação dos alimentos vem buscando formas de resolver o problema. Uma das soluções baratas encontrada foi o uso de gás carbônico. Porém, ao utilizar o gás, notou que não surtiu efeito.
Considerando o caso exposto anteriormente e seus conhecimentos sobre conservação de alimentos por meio de gases, discuta por que o gás escolhido pelo profissional não foi a melhor opção.

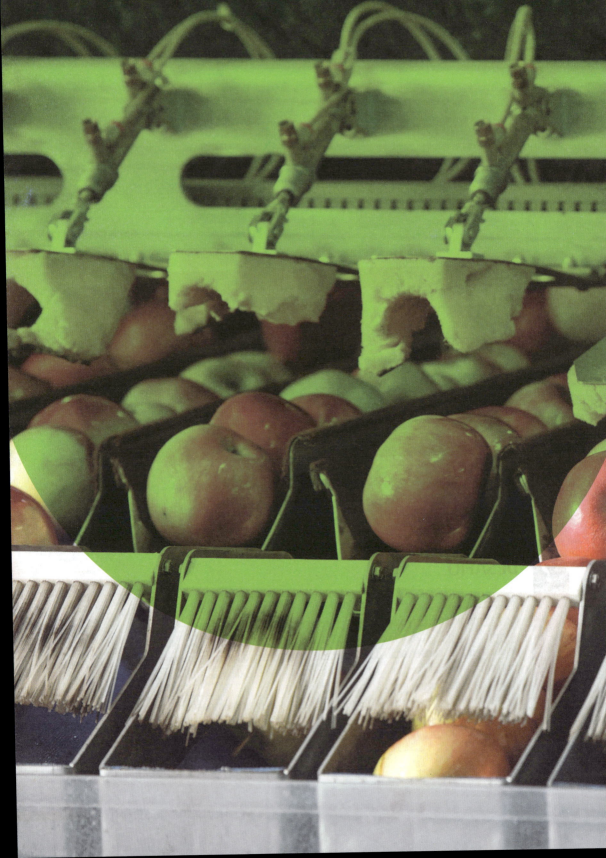

CAPÍTULO 4

TECNOLOGIA NO PROCESSAMENTO DE ALIMENTOS

NESTE CAPÍTULO, VOCÊ ESTARÁ APTO A:

» Definir diversos aspectos envolvidos na tecnologia de processamento de alimentos. Dentre os aspectos, destacam-se a conservação dos alimentos; as embalagens utilizadas para acondicionar alimentos; a higienização e a sanitização dos locais que manuseiam e processam alimentos; o controle de qualidade; as análises físico-químicas envolvidas na área alimentícia e o processamento dos alimentos na área industrial.

» Compreender temas imprescindíveis para o profissional que trabalha com alimentos.

4.1 INTRODUÇÃO

Hoje em dia, o processamento dos alimentos envolve muitas tecnologias em comparação a processos utilizados em décadas passadas. Essas tecnologias podem estar presentes desde a seleção da matéria-prima até o armazenamento do produto final, independentemente se é estabelecida ou não em uma indústria.

Na primeira etapa do processamento, a matéria-prima é selecionada e tratada antes de seguir no fluxo. Já na fase final, é necessário realizar o armazenamento correto do produto, para evitar que ele sofra contaminações. Durante cada fase do processo, da seleção de matéria-prima até o armazenamento do produto final, existem etapas importantes, como a conservação dos alimentos, a escolha e elaboração de embalagens, a realização de análises físico-químicas, principalmente para controle de qualidade. Existem ainda higienização e sanitização, processos fundamentais que ocorrem ao longo do processamento.

4.2 Conservação de alimentos

A conservação dos alimentos sempre foi uma preocupação da humanidade, embora tenha havido o tempo em que o preparo e consumo eram imediatos após a colheita. De acordo com Evangelista (2005), desde a época dos engenhos naturais até os tempos modernos, com meios revolucionários associados à tecnologia dos alimentos, muitos recursos vêm sendo testados para promover a conservação dos alimentos. Muitos dos processos empregados há séculos são utilizados até hoje, como exposição ao sol, correntes de ar aquecido, formas de calor, frio, defumação, salga, uso de vinagre, bálsamos e resinas.

A evolução dos processos de conservação ocorreu a partir da observação do comportamento dos alimentos diante das variadas condições climáticas e com o avanço da tecnologia. No entanto, todos os processos de conservação dos alimentos devem manter as qualidades nutritivas, organolépticas e de palatabilidade normais, ao mesmo tempo em que garantem a isenção de microrganismos indesejáveis e suas toxinas. Dentre os processos mais utilizados, destacam-se a conservação por calor, radiação, frio, secagem, adição de elementos, fermentação, osmose e embalagem.

4.2.1 Conservação por calor e radiação

Os processos de conservação por calor e radiação atuam sobre o microrganismo de modo direto e por diferentes formas. Considerando os métodos de conservação por calor, destacam-se o branqueamento, a tindalização, a pasteurização, a esterilização e a defumação. Já dentre os principais métodos por radiação, destacam-se a radurização, a radicidação e a radapertização.

O método por branqueamento, também conhecido como *blanching* ou escaldado, apresenta características de pré-tratamento, visto que é um tratamento térmico de curta duração muito empregado antes de processos de conservação por congelamento. Esse rápido período de aquecimento é suficiente para inativar enzimas presentes em frutas e hortaliças, por exemplo.

Já no método por tindalização, o aquecimento permanece durante alguns minutos, mas de modo descontínuo. Geralmente submete-se o alimento a temperaturas entre 60 e 90 °C, seguindo-se com resfriamento natural até temperatura ambiente, para posterior aquecimento. Repete-se continuamente esse processo de aquecimento/resfriamento/aquecimento em média de 3 a 12 vezes. Embora esse procedimento seja bastante lento, já que o período de resfriamento natural demora de 12 a 24 horas, é bastante efetivo para destruir todos os microrganismos do alimento, com maior possibilidade de manutenção das suas propriedades organolépticas.

A pasteurização também é um processo que envolve aquecimento abaixo de 100 °C, podendo ser obtido por água quente, calor seco, vapor, corrente elétrica e radiação ionizante, por períodos que variam de acordo com os alimentos a serem conservados. Esse processo visa eliminar totalmente a flora microbiana patogênica e, de modo parcial, a flora comum. É muito utilizado no caso em que os alimentos não mantêm suas propriedades organolépticas se submetidos a aquecimento superior a 100 °C. A Figura 4.1 exemplifica um tanque de pasteurização empregado na indústria alimentícia de produtos lácteos.

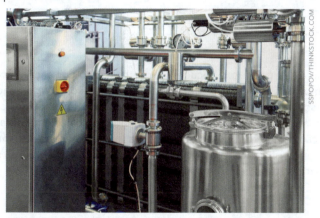

Figura 4.1 – Fábrica de produtos lácteos com tanque de pasteurização de leite.

A esterilização comercial é outro processo que envolve aquecimento, mas que não produz a morte total dos microrganismos, pois utiliza temperaturas mais baixas em relação à esterilização propriamente dita. No entanto, a destruição das floras banais[2] e patogênicas, com uso de temperaturas suficientes para destruir o *Clostridium botulinum*, já é suficiente para prevenir a deterioração do alimento e eliminar agentes nocivos à saúde. Os esterilizadores empregados podem trabalhar por alta pressão (autoclaves, esterilizadores hidrostáticos e *Flash* 18); por pressão atmosférica (*Spin-cooker*); e por alta temperatura (processo UHT – *ultra high temperature*).

No entanto, além de todos esses processos de conservação que empregam aquecimento e desejam manter as propriedades organolépticas do alimento, existe outro que não com o propósito de particularmente promover uma alteração nessas propriedades. Esse processo é conhecido como defumação.

---

[2] Usa-se a expressão flora banal para se referir à flora que não é patogênica; representa a flora comum que está presente em muitos locais e alimentos, sem capacidade de provocar doenças.

A defumação utiliza calor e fumaça como meios para gerar barreira física e química, dificultando assim a entrada e a ação dos microrganismos. Isso é possível devido à desidratação, coagulação proteica e depósito de resina que ocorrem na superfície do alimento.

Os métodos de conservação de alimentos por radiação destacam-se por permitirem longos períodos de armazenamento e manterem as propriedades nutritivas e de higiene dos alimentos. Porém, podem ser observadas alterações nas propriedades organolépticas.

Quanto aos tipos de métodos que empregam a radiação, existem a radurização, a radicidação e a radapertização, como citado anteriormente. A radurização emprega baixas doses de radiação para reduzir o tempo de maturação natural de frutas e verduras. A radicidação, comumente chamada de radiopasteurização, emprega doses intermediárias de radiação para destruir microrganismos e enzimas de carnes, produtos avícolas, leites e sucos de frutas. A radapertização, também chamada de esterilização comercial, emprega doses elevadas de radiação, sem alterar a capacidade do alimento de reter moléculas de água. Esse processo é muito empregado em conservação de carne vermelha, frango e peru.

4.2.2 Conservação por frio e secagem

A conservação por frio e secagem é um processo com ação indireta sobre os microrganismos. Os métodos a frio são pré-refrigeração, refrigeração, congelação, supercongelação e liofilização. Já os métodos por secagem são natural, artificial, por calor e por controle de umidade relativa e velocidade de corrente de ar.

Em relação aos métodos de conservação a frio, sabe-se que, quanto mais baixa a temperatura, mais eficiente é o processo. Além disso, de modo geral, para obtenção das baixas temperaturas, existe a extração do calor.

Você sabia que os processos de conservação envolvendo extração de calor são geralmente mais caros se comparados aos processos de conservação com aquecimento? Isso acontece porque cada frigoria apresenta custo médio 5 a 6 vezes maior do que o custo da caloria (EVANGELISTA, 2005). Frigoria, representada com o símbolo fg, é uma unidade para medir a absorção de energia térmica, enquanto caloria, representada com o símbolo cal, é uma unidade que representa a quantidade de energia necessária para elevar um litro de água de 14,5 °C para 15,5 °C. Essas unidades, frigoria e caloria, não são unidades do Sistema Internacional de Unidades, mas, sim, unidades informais.

Quanto aos métodos para conservação a frio, a refrigeração emprega temperaturas na faixa de −1 a 10 °C, sendo capaz de retardar a atividade dos microrganismos presentes nos alimentos e até mesmo de impedir o surgimento de novos. Porém, não é um processo esterilizante.

Quando a refrigeração é empregada de modo rápido e por curto período, tem-se a chamada pré-refrigeração. Já a congelação envolve mudança de estado físico, garantindo maior tempo de conservação do alimento por meio da inibição da atividade de microrganismos e enzimas. Essa inibição por meio da congelação é capaz de manter consideravelmente as propriedades nutricionais e organolépticas de um alimento.

A supercongelação ocorre quando se mantêm fixos a temperatura e o tempo do congelamento, sendo que esse processo ocorre de modo rápido, inclusive na faixa crítica de –4 a 0 °C. Essa rapidez no congelamento permite que os cristais formados no processo sejam pequenos e numerosos, enquanto no congelamento normal os cristais são maiores e em menor número. Quanto menores os cristais, maior a garantia de manutenção das propriedades nutricionais, organolépticas e manutenção da estrutura das fibras.

Outro processo que envolve congelamento é a liofilização, também chamada de criosecagem. No entanto, nesse processo tem-se também a desidratação do alimento por sublimação da parte aquosa à vácuo, intensificando a capacidade da conservação. Na área alimentar, nota-se que a liofilização, utilizada na conservação do alimento ilustrado na Figura 4.2, não é adequada para todos os produtos devido às perdas de substâncias durante o processo de criosecagem.

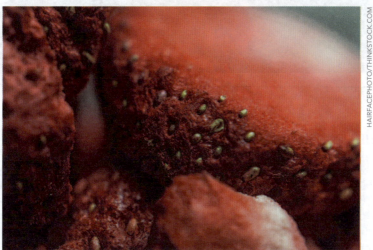

Figura 4.2 – Morangos liofilizados.

Além da liofilização, existem processos de conservação específicos que envolvem a perda de água. Dentre esses processos, tem-se a secagem natural, que ocorre por meio da ação do sol e por correntes de ar aquecidas, ou até mesmo pelo próprio vento. De modo artificial, empregam processos de desidratação (calor por convenção, calor por condução, por congelação, sublimação e sob baixas pressões, calor de fonte radiante, de micro-ondas e dielétrica).

4.2.3 Conservação por adição de elementos

A conservação dos alimentos também pode ocorrer por meio da adição de substâncias, como ácidos, sal, substâncias graxas e aditivos. Independentemente do elemento, nota-se que sua ação sobre o microrganismo e o processo de conservação ocorre de modo indireto.

Os ácidos empregados na área alimentícia para conservação são ácido cítrico, ácido fosfórico, ácido fumárico, ácido málico e ácido tartárico. Dentre os sais mais utilizados, há o cloreto de sódio. Esse cloreto tem caráter bastante higroscópico, absorvendo a água do alimento e, assim, tem a capacidade de inibir o crescimento microbiano. A Figura 4.3 apresenta um exemplo de alimento conservado com sal.

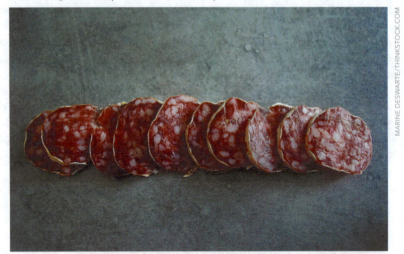

Figura 4.3 – Alimento conservado pela adição de cloreto de sódio.

De modo semelhante, pode ser citado o açúcar. Esse aditivo também é capaz de retirar a água do alimento, deixando o meio impróprio para a proliferação dos microrganismos. Outro aditivo muito interessante é a pectina, que, juntamente com o açúcar e o ácido, é capaz de formar um gel constituído por uma rede de fibras capazes de aprisionar as moléculas de água e manter o alimento protegido. Essa proteção também pode ser obtida por meio de óleos e gorduras empregados, como o revestimento do alimento, método muito comum em enlatados como sardinhas.

A conservação por gases como dióxido de carbono e ozônio também são muito úteis para a conservação, já que alteram as condições favoráveis ao desenvolvimento dos microrganismos.

4.2.4 Conservação por fermentação, osmose reversa e embalagens

A fermentação não é exatamente um método de conservação do alimento, mas muitos o consideram como tal porque os produtos fermentados têm ampla validade de consumo. Os processos fermentativos envolvem a ação de microrganismos sobre o alimento do qual retiram substâncias nutritivas fundamentais para sua sobrevivência. Esses processos podem ser provocados por bactérias, leveduras e mofos sob condições controladas de pH, temperatura e substratos utilizados.

Já o processo de osmose reversa é capaz de promover de modo indireto a proteção contra microrganismos. Nesse processo, os fluidos migram, por meio de uma membrana semipermeável, de uma solução de menor concentração (ou água) para uma solução mais concentrada. Logo, na osmose reversa, tem-se o fluido migrando da solução mais concentrada para a solução mais diluída ou para a água. Ilustrado na Figura 4.4, esse processo é útil para retirar a água dos alimentos, criando um ambiente desfavorável para o desenvolvimento de microrganismos.

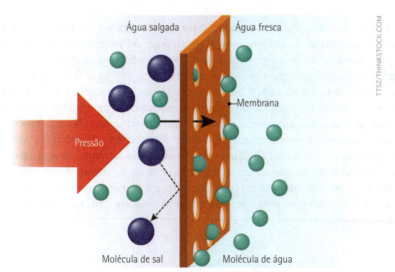

Figura 4.4 – Representação esquematizada do processo de osmose reversa.

As embalagens alimentícias sempre foram úteis para proteger fisicamente os alimentos. Mas, hoje em dia, com a tecnologia de embalagens, é possível fabricar material que também oferece proteção química e biológica, e, por isso, podem ser conservadoras. As diferentes características das embalagens e suas formas de proteção serão discutidas a seguir.

4.3 Embalagem de alimentos

A embalagem é todo material acondicionante capaz de proteger o que está contido no seu interior contra os choques mecânicos, danos ambientais e até mesmo contra possíveis contaminações químicas e microbiológicas. Essa embalagem pode ser um recipiente, um envase, um envoltório ou uma vasilha, por exemplo, cujo objetivo é garantir a proteção.

No entanto, as funções de uma embalagem podem ir além da proteção e conservação do alimento. Pode-se considerar ainda que uma embalagem correta pode facilitar e/ou reduzir o custo do transporte, e até mesmo contribuir com o marketing do produto por seu design, sustentabilidade, visualização direta do alimento ou facilidade de abertura e uso do produto. Portanto, vê-se que a escolha de uma embalagem exige prévia avaliação do alimento que será acondicionado, do material da embalagem, dos diferentes tipos de embalagens, das tecnologias existentes no mercado, dos custos envolvidos e das possíveis necessidades de adaptação da embalagem ao alimento.

4.3.1 Tipos de embalagens

As embalagens variam bastante na constituição química e nos formatos. Em relação à constituição química das embalagens, existem as de origem vegetal, animal, mineral e sintéticas. As embalagens de origem vegetal podem ser de madeira, bambu, borracha, cipó, fibras prensadas, cera vegetal, folhas verdes, palha, papel e derivados, enquanto as de origem animal podem ser de pele de porco, cera, bexiga e tripa, por exemplo. As de origem mineral podem ser de barro cozido, mármore, parafina, folha de flandres, metais, plásticos e vidros. Por fim, as embalagens sintéticas, que atualmente são as mais utilizadas e fabricadas com plástico. No entanto, embora possam existir diferentes tipos de embalagens produzidas com diversos materiais, de modo geral, as mais utilizadas ainda são as de metal, vidro, papelão e plástico.

As embalagens de metal mais tradicionais são constituídas com folhas de aço, folhas de flandres e alumínio. As folhas de flandres são lâminas de aço com fração reduzida de carbono, aumentando a ductibilidade do material. Além disso, essas folhas geralmente são revestidas com estanho para evitar processos oxidativos. A Figura 4.5 ilustra alimentos enlatados em embalagens com folhas de flandres e revestidas com estanho.

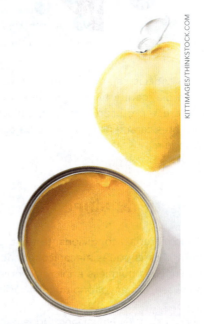

Figura 4.5 – Alimentos enlatados em embalagens com folhas de flandres revestidas com estanho.

Caso o estanho não seja suficiente, pode ser empregado ainda um revestimento óleo-resinoso (óleo secativo mais resina) e sintético (epoxy, substâncias fenólicas, polibutadieno). Outra possibilidade de embalagem de metal é com alumínio. Esse metal é leve, maleável, resistente à corrosão, não provoca enegrecimento no interior da lata, não gera sabor metálico e odores, além de ser impermeável à gases e à umidade. O alumínio, porém, pode ser facilmente avariado por ácidos ou alimentos com alto teor salino.

As embalagens de vidro também são bastante empregadas na indústria alimentícia. São resistentes ao calor, em geral até 100 °C (considerando os vidros não tratados), não altera sabor e odor dos alimentos, é impermeável e não necessita de revestimentos. No entanto, as embalagens de vidro não tratado podem não resistir a choques mecânicos e apresentar a desvantagem do peso, encarecendo, por exemplo, o transporte.

Já as embalagens de papelão não possuem a desvantagem do peso, visto que esse material é leve. Em contrapartida, caso não sejam revestidas, limitam-se à proteção de produtos secos.

As embalagens plásticas estão entre as mais utilizadas, principalmente as constituídas de polipropileno, cloreto de polivinil, polietileno ou poliestireno. São leves, resistentes a choques, resistentes à deterioração provocada por agentes atmosféricos, com extrema facilidade de moldagem, podendo ainda ser rígidas ou flexíveis, de acordo com a constituição do plástico.

4.3.2 Tecnologia de embalagens

Deve-se considerar ainda os tipos de embalagens especiais. Essas embalagens são as autoclaváveis, as impermeáveis, as encolhíveis, as comestíveis, as biodegradáveis, as com proteção contra o frio, as *"one way"*, as embalagens miniporções, além de embalagens do tipo "quentinha" e "cortesia". O Quadro 4.1 apresenta as características de alguns dos principais tipos de embalagens.

QUADRO 4.1 – CARACTERÍSTICAS DAS EMBALAGENS

TIPO DE EMBALAGEM	CARACTERÍSTICAS PRINCIPAIS
Autoclavável	Constituída por laminados plásticos (geralmente nylon com polietileno ou poliéster com alumínio e polietileno). Permite apertização de produtos com envoltórios plásticos.
Impermeável	Impede o intercâmbio entre substâncias do alimento e do meio externo. Auxilia na manutenção dos valores nutritivos e organolépticos dos produtos.
Encolhível	Constituída geralmente por cloreto de polivinil, copolímero de cloreto de polivinilideno, poliéster, poliestireno, polietileno de baixa densidade. Após aquecimento torna-se encolhida e rígida.
Proteção contra frio	Constituída geralmente por papel, papelão, celofane, alumínio, plásticos ou poliolefinas. Impede a queimadura do alimento pelo frio e são impermeáveis à umidade.
One way	Pode ser constituída de metal, vidro ou plástico. Representam as embalagens descartáveis.
Biodegradável	Constituída por materiais que podem ser destruídos por microrganismos. Contribui com o meio ambiente devido à geração de menos resíduos.
Comestível	Constituída por substâncias que podem ser ingeridas. Também chamada de embalagem ecológica.

Logo, diante de tantas possibilidades de embalagens e com o desenvolvimento da tecnologia, a indústria de alimentos deve estudar a constituição dos alimentos, das embalagens, incluindo todas as necessidades de proteção, marketing e custos. Ou seja, devem ser feitos uma série de estudos prévios antes da escolha das embalagens e, caso seja necessário, adequar devidamente a embalagem ao alimento que será acondicionado.

4.4 Limpeza e sanitização na indústria de alimentos

A limpeza consiste em um conjunto de procedimentos mecânicos, químicos e/ou biológicos para remover sujeiras, como poeira, terra, materiais inorgânicos e orgânicos, além de pequena quantidade de microrganismos. Já a sanitização, também conhecida como desinfecção ou higienização, representa um conjunto de procedimentos físicos e/ou químicos para remover quantidades significativas de microrganismos e proteínas tóxicas por meio de agentes químicos. O termo sanitização se refere à higienização dos objetos, como equipamentos.

Ambos os procedimentos, limpeza e sanitização, são essenciais dentro de uma indústria de alimentos para garantir que o alimento chegue ao consumidor de modo seguro dentro dos parâmetros da Anvisa. Todos os cuidados necessários devem ocorrer continuamente, tanto no planejamento quanto no funcionamento da fábrica alimentícia.

4.4.1 Limpeza e higiene no planejamento e funcionamento da fábrica alimentícia

A higiene de uma fábrica alimentícia é fundamental desde a etapa do planejamento e deve ser mantida e estimulada entre os colaboradores durante todo seu funcionamento. É preciso preocupar-se com o local de instalação da fábrica, equipamentos, disponibilidade e qualidade da água, forma de descarte de resíduos e esgoto.

Quanto ao local, deve-se atentar à metragem ideal, topografia, possibilidades de armazenagem de matérias-primas e alimentos, facilidade de acesso, proximidade de locais de contaminação e de possíveis roedores, insetos e microrganismos, ventilação e iluminação adequadas, pisos com maior dificuldade de adesão de sujeiras e proliferação microbiana, pisos de fácil limpeza e localização dos equipamentos de modo que permita a manutenção da higienização do local.

Quanto aos equipamentos escolhidos, para garantir a higiene, deve-se avaliar principalmente a facilidade de limpeza, manutenção de revestimento e interação com o alimento a ser processado. O equipamento não deve interagir com o alimento, além de ser resistente a qualquer substância que tiver contato com o seu material.

Também é importante no planejamento a qualidade e quantidade de água disponíveis na fábrica. A qualidade da água está relacionada com a quantidade e tipos de microrganismos presentes, a dureza da água, os valores de sais minerais, as substâncias em suspensão, a matéria orgânica, as alterações organolépticas e os gases dissolvidos. Embora muitos desses problemas possam ser resolvidos com tratamento da água, é preciso lembrar-se dos custos envolvidos. Já a questão da quantidade de água pode ser mais complicada, visto que esse insumo é insubstituível e utilizado em todas as fases de produção fabril. Segundo Evangelista (2005), como matéria-prima, a água pode ser considerada fundamental, secundária e auxiliar em um processo alimentício, mas também é utilizada como agente de limpeza e sanitização, sozinha ou principalmente associada a detergentes, por exemplo.

Todos esses cuidados na fase de planejamento da produção alimentícia serão fundamentais para manter a higiene durante o processamento. A manutenção é dependente do planejamento e dos funcionários envolvidos no processo. Portanto, todos os funcionários devem ser devidamente treinados, já que todos são responsáveis diretos pela manutenção da higiene.

Além disso, os colaboradores devem receber avaliação de saúde física e mental antes e também frequentemente depois da contratação. De acordo com Evangelista (2005), muitos funcionários aparentemente sadios são portadores assintomáticos de germes.

4.4.2 Tecnologia de limpeza e sanitização

A tecnologia empregada para limpeza e sanitização varia de acordo com a infraestrutura da fábrica e os alimentos processados. No entanto, independentemente do tipo de alimento, todas as fábricas devem ter rigoroso sistema para higienizar e sanitizar todo o local de trabalho. Para obter a limpeza e sanitização ideais, consideram-se quatro etapas de trabalho, sendo pré-lavagem, aplicação de detergente, sanitização e lavagem final.

A pré-lavagem consiste no uso de água potável morna na faixa de 38 a 46 °C para promover a dissolução das sujeiras, como gordura, e ainda reduzir a quantidade de microrganismos. Essa etapa pode ocorrer por simples imersão ou com o auxílio de pressão por meio de jatos. Após a etapa de pré-lavagem, indica-se a aplicação de detergente para promover apenas a limpeza ou, até mesmo, já proceder à sanitização. A escolha do detergente e do sanitizante deve estar de acordo com as substâncias a serem removidas e com o tipo de processamento dos alimentos. A sanitização, etapa também conhecida como esterilização química, deve ser feita por agentes químicos capazes de remover de modo significativo os microrganismos e as proteínas tóxicas e também por métodos físicos como calor e radiação ultravioleta.

Dentre os agentes químicos empregados na indústria de alimentos como sanitizantes, destacam-se os compostos clorados, iodados, quaternários de amônio, fenóis, além de alguns agentes ácidos e gasosos. O calor também é muito efetivo para promover a sanitização, seja por meio de vapor, ar quente ou água quente. Considerando jatos de vapor de água, é adequado combinar a temperatura de 93 °C por 5 minutos ou 77 °C por 15 minutos; e por apenas 1 minuto no caso de vapor direto. Para água quente, indica-se 77 °C por 5 minutos na sanitização de equipamentos, enquanto indica-se 82 °C por 20 minutos para ar quente. A vantagem do uso da água quente é a possibilidade de remoção das sujidades por arraste. Quanto à sanitização utilizando radiação ultravioleta, indicam-se radiações de 240 a 280 nanômetros por 2 minutos (EVANGELISTA, 2005). Em seguida ao processo de sanitização, começa a etapa da lavagem final, também chamada de enxague. Ela é representada na Figura 4.6, que ilustra a remoção do detergente aplicado e do agente sanitizante específico.

É importante destacar que o processo completo de limpeza e sanitização deve ocorrer em todos os setores da fábrica alimentícia. No caso dos equipamentos, a limpeza deve ser feita em equipamentos fixos e desmontados. Para facilitar esse processo, existe a possibilidade de projetar nos equipamentos fixos a limpeza automática. Essa limpeza, conhecida como *Clean in place* (CIP, em inglês), consiste em transitar água, detergentes e sanitizantes pelo mesmo caminho do equipamento. Dessa forma, garante-se a limpeza e sanitização essenciais para manter o controle de qualidade fundamental na indústria de alimentos.

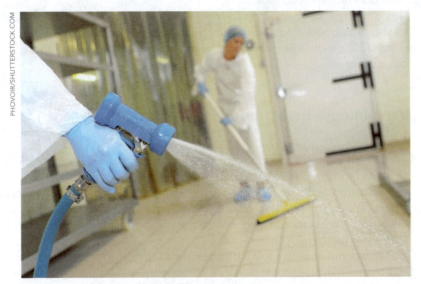

Figura 4.6 – Lavagem final utilizando jato de água para remoção por arraste dos resquícios do processo de higienização e sanitização.

4.5 Controle de qualidade

Para manter a qualidade de um alimento, é preciso realizar um conjunto de ações importantes para segurança de manuseio, consumo e aceitação do produto pelo consumidor. É essencial que a empresa esteja em conformidade com a legislação e garanta produtos seguros e padronizados. Portanto, além de uma segurança alimentar, o controle de qualidade foca nos padrões de qualidade na apresentação do produto.

Em relação à segurança alimentar, tais métodos permitem a prevenção da contaminação dos alimentos em todas as etapas do processo produtivo, como abate, colheita, transporte, armazenamento, manuseio, processamento e distribuição, por exemplo. Em relação à padronização dos produtos, o controle de qualidade é responsável por manter as características físico-químicas dos produtos, propriedades organolépticas e embalagens, por exemplo.

4.5.1 Métodos de controle de qualidade

O controle de qualidade pode ser realizado por diferentes métodos, maximizando a sua capacidade de atuação. Dentre os principais métodos, temos controle de matéria-prima, controle de processo e controle de produtos acabados. A Figura 4.7 mostra um profissional realizando o controle da matéria-prima.

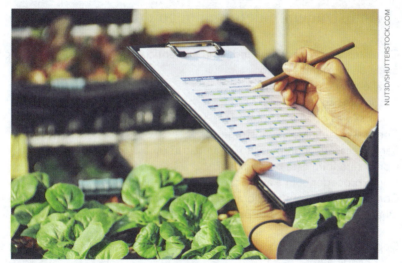

Figura 4.7 – Profissional trabalhando no controle de qualidade da matéria--prima para o processo de fabricação de alimentos.

No controle das matérias-primas, há a seleção e análise dos alimentos na fase inicial do processo produtivo. Apenas após os resultados dessas análises, as matérias-primas são liberadas para processamento. Na etapa do processamento, também existe o controle de qualidade, em que se relacionam os resultados dos testes na matéria-prima com os testes no processamento. Essa etapa é fundamental para identificar os pontos críticos do processo, avaliá-los e encontrar soluções para melhorar ou resolver os problemas. Após a etapa de avaliação da matéria-prima e do processamento, o produto final também passa pelo controle de qualidade, incluindo todos os testes aplicáveis para o controle de qualidade.

4.5.2 Responsabilidade do controle de qualidade

Para que o controle de qualidade ocorra de modo organizado e padronizado, é importante estabelecer especificações, como fornecimento de matéria-prima e sua origem, processamento padronizado em plantas organizadas e específicas ao processo, características dos produtos finais e suas embalagens, formas de armazenamento e transporte. Além disso, deve-se estabelecer uma classificação de atributos de qualidade, com destaque para quantitativos, qualidade não aparente e qualidade sensorial.

Os *atributos de qualidade*, aqueles que envolvem avaliação quantitativa, seja química, física ou microbiológica, são principalmente o rendimento e a preparação dos ingredientes. Já os testes para verificar a *qualidade não aparente* envolvem a análise do valor nutricional do alimento e a presença de substâncias prejudiciais, como substâncias tóxicas. Os testes para avaliação da *qualidade sensorial* envolvem análise de fatores aromáticos, sinestésicos e visuais da aparência, como brilho, cor, forma e tamanho ou dimensão do alimento. Pode-se considerar ainda que, para garantir o controle de qualidade, devem ser realizados testes microscópicos, microbiológicos, análises sensoriais, análises físico-químicas e até mesmo testes para impedir a falsificação de ingredientes.

4.5.3 Amostragem e determinação dos testes

Os testes empregados na indústria alimentícia devem ser definidos após uma sequência de perguntas como:
- Qual é o meu problema?
- O que preciso determinar?
- Quais são as opções de métodos?
- Como será definida a amostragem?
- Será necessária a preparação da amostra?
- Como será feita esta preparação?
- Como proceder com a aplicação do método escolhido?
- Como proceder com a calibração dos equipamentos ou materiais utilizados?
- Qual é a facilidade de interpretação dos resultados?

Depois de respondê-las, definir a metodologia e forma de amostragem, é possível iniciar os trabalhos.

A amostragem é uma das etapas mais importantes das análises químicas, visto que aponta fielmente todas as características do alimento em avaliação, em condições que permitirão a identificação e análise dos atributos de interesse. Existem testes que avaliam uma amostra de alimento de modo direto, sem prévia preparação. Mas a maioria empregada até os dias atuais exige preparo da amostra.

Esse preparo é formado por uma sequência de etapas com especificação e condição padrão, para garantir a preservação de todas as características do alimento matriz. Deve-se ainda estar atento à quantidade e ao tamanho das amostras a serem avaliadas. Todos esses detalhes devem ser previamente definidos de acordo com a metodologia e o teste selecionados.

De modo geral, priorizam-se os testes com baixo custo, equipamentos e princípios simples, além de execução simplificada. Por isso, as avaliações devem ser determinadas não apenas pelas características do alimento, mas também pela sua menor complexidade e custos.

Dentre os testes mais simples e de baixo custo empregados na indústria alimentícia, destacam-se a titulometria, a extração por solventes, a destilação e a medição de pH. Pode-se ainda destacar equipamentos simples, mas de grande aplicabilidade no controle de qualidade dos alimentos. São eles aerômetro, polarímetro e refratômetro.

4.6 Análises físico-químicas

Para o controle de qualidade dos alimentos existem diferentes análises físico-químicas. Essas análises são capazes de identificar e até mesmo quantificar propriedades físicas e características químicas dos alimentos.

> **APRENDA COM A LEITURA**
>
> O livro *Técnicas de Análise Química: Métodos Clássicos e Instrumentais*, publicado pela Editora Érica (2015), apresenta as principais análises empregadas para caracterização e controle de qualidade de matérias-primas e produtos finais.

As análises permitem a padronização de diferentes parâmetros, por questões de segurança e qualidade, garantindo os aspectos técnicos e legais exigidos pela Anvisa.

Como citado anteriormente, os responsáveis pelas escolhas das análises devem priorizar os testes de baixo custo e fácil execução, sem a exigência de equipamentos complexos que dependem de mão de obra especializada. No entanto, é importante destacar que os profissionais responsáveis pelo controle de qualidade devem ser experientes e habilitados, por mais simples que seja o protocolo da análise. Por isso, devem conhecer todas as características de um laboratório de análises físico-químicas, os conceitos e execução das análises volumétricas e as formas de determinação dos principais índices alimentícios.

4.6.1 Características laboratoriais

Os laboratórios de análises físico-químicas são fundamentais para as indústrias de alimentos, visto que os dados coletados podem oferecer informações qualitativas e quantitativas. São responsáveis por garantir o perfeito controle de qualidade, redução da possibilidade de fraudes, fiscalização com base na legislação vigente e na determinação dos teores de substâncias presentes nos alimentos. A determinação da quantidade de substâncias nos alimentos é necessária para a elaboração da tabela nutricional obrigatória por lei, que as fábricas colocam em rótulos e embalagens de produtos alimentícios.

Para executar as análises físico-químicas, os laboratórios apresentam características gerais como instalações elétrica e hidráulica, capela de exaustão, iluminação, fontes de tensão contínuas com diferentes voltagens, multímetros, espectrofotômetros, cromatógrafos, refratômetros, condutivímetro, balanças analíticas, balanças semianalíticas, banhos termostatizados, banho-maria, mufla, mantas de aquecimento, termômetro, cronômetro, alcoômetro, agitadores, pHmetro, medidor de potencial de eletrodo, destilador, extratores, vidrarias gerais, materiais diversos como espátulas, pinças, garras e suportes e reagentes específicos. A Figura 4.8 ilustra um exemplo de laboratório de análises físico-químicas.

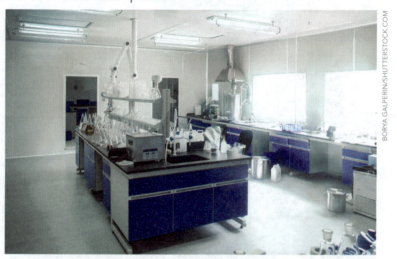

Figura 4.8 – Modelo representativo de um laboratório de análises físico-químicas.

No entanto, é importante destacar que os laboratórios devem ser montados de acordo com as necessidades de análise. Logo, não existe um modelo fixo, mas sim projetos padrões que devem ser complementados para cada indústria de alimentos e as respectivas análises a serem executadas.

4.6.2 Análises volumétricas

As análises volumétricas, também chamadas de titulações ou titulometrias, consistem em uma série de procedimentos capazes de determinar a concentração de um determinado elemento em uma amostra desconhecida a partir de certo volume de uma solução conhecida. Embora existam outros tipos de análises, inclusive com equipamentos modernos, as análises volumétricas ainda se destacam pelo seu baixo custo, não exigência de profissionais especializados e equipamentos ou vidrarias complexas e caras.

Os materiais necessários para uma análise volumétrica envolvem basicamente bureta, Erlenmeyer, suporte universal, garra e os reagentes específicos para cada determinação. A bureta é um tubo de vidro graduado específico para titulometria. Ela possui uma torneira acoplada, de modo que o laboratorista controla o volume de solução conhecida que entrará em contato com a solução desconhecida, contida no Erlenmeyer.

O Erlenmeyer é uma vidraria com boca afunilada, que permite a agitação e mistura de soluções, sem que haja projeção de líquidos para fora do recipiente. O suporte universal e a pinça são materiais que seguram a bureta e permitem o seu manuseio com apenas uma das mãos. A Figura 4.9 indica o sistema da titulometria.

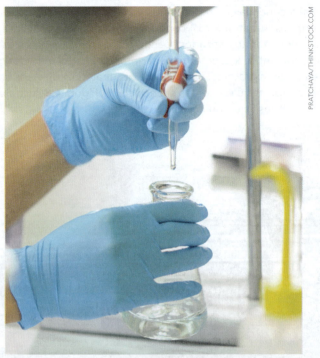

Figura 4.9 – Analista realizando análise titulométrica: a mão direita agita o Erlenmeyer e a mão esquerda controla a torneira da bureta.

O ponto final da titulometria pode ser identificado de diferentes formas, de acordo com o tipo da titulação. Existe a titulometria de neutralização, de precipitação, de complexação e de oxidação-redução. Todos os tipos de titulometria são realizados de modo semelhante. No entanto, alteram-se os reagentes envolvidos na análise e a forma de determinação do ponto final e do ponto de equivalência da titulometria.

O termo ponto final está associado a mudanças visualizadas a olho nu, como alteração de cor e formação de precipitados. Já ponto de equivalência refere-se ao momento em que os reagentes das soluções conhecida e desconhecida reagem em quantidades estequiométricas. Ou seja, o momento no qual todo o elemento de interesse presente no Erlenmeyer reage ao reagente da bureta.

Na análise volumetria de neutralização, também conhecida como titulometria ácido-base, o ponto final é identificado por meio da mudança de cor da solução contida no Erlenmeyer. Há a presença de um indicador, uma substância que muda de cor em faixas específicas de pH. Pode-se também fazer essa titulometria com o auxílio de um pHmetro (dispositivo capaz de medir o pH de um meio), identificando o fim da titulação pela visualização do pH indicado no dispositivo e, consequentemente, o ponto correto de equivalência.

Já no caso da titulometria de precipitação, como o próprio nome sugere, tem-se a formação de precipitado que pode ser visualizado, indicando assim o fim da análise volumétrica. De modo análogo, há a titulometria de complexação. A formação de um complexo colorido indica o ponto final. A titulometria de oxidação-redução também é observada pela alteração de cor na solução do Erlenmeyer.

É importante destacar que a solução contida dentro da bureta (solução conhecida) também é chamada de titulante, enquanto a solução presente dentro do Erlenmeyer (solução desconhecida) é chamada de titulado.

4.6.3 Determinação dos principais índices alimentícios

Os alimentos são constituídos por uma mistura bastante variada de ingredientes. Mas como muitos dos ingredientes são usados na maioria dos alimentos, foram criados índices alimentícios. Essa foi uma forma de controlar quantidades maléficas à saúde e, por isso, são controladas por órgãos responsáveis do governo. Dentre os principais índices alimentícios destacam-se cloreto de sódio, lactose, vitamina C, iodo, peróxidos, nitrogênio, acidez, álcool, pH, lipídios, fibras, proteínas, ferro, fósforo e açúcares.

O cloreto de sódio é muito empregado como tempero e conservação dos alimentos. Como seu excesso é prejudicial à saúde, é de extrema importância que seu teor seja controlado. A análise volumétrica empregada nesse caso pode ser a titulometria de precipitação. O teste para determinação do índice de iodo em cloreto de sódio também é constantemente realizado pela indústria alimentícia. Para essa avaliação, emprega-se a titulometria de oxidação-redução.

Já a titulometria de neutralização pode ser visualizada na determinação de vitamina C, de nitrogênio básico volátil e do índice de acidez, por exemplo. A determinação do índice de acidez ocorre em diferentes alimentos, como refrigerantes, sucos, vinhos, caldas de conservas, leites e farinhas. Portanto, as análises volumétricas apresentam empregabilidade destacável na área de alimentos.

Porém, não são todos os índices que podem ser determinados por análise titulométrica. A determinação de lipídios, por exemplo, ocorre por meio de extração com o uso de solventes. O aparelho mais utilizado para esse procedimento é o Soxhlet, que também é empregado na determinação do índice de fibras dos alimentos. A retirada da amostra é realizada com éter, ácido sulfúrico, hidróxido de sódio e álcool, mistura capaz de extrair fibras de celulose e lignina.

Para especificar quantidades de celulose e lignina, outros testes são realizados. Uma das possibilidades é o método Fibra Detergente Ácido (FDA), para determinação especialmente de lignina, embora também possa estimar valores de hemicelulose.

O teor alcoólico em bebidas é outro teste realizado com frequência. Um dos métodos empregados envolve a destilação para separação do álcool, seguida do uso do alcoômetro (dispositivo empregado para determinar o teor do álcool).

A determinação da densidade do alimento também pode ser uma medição importante. Como exemplo, há o caso do leite, em que a avaliação auxilia no controle de adição de água ao leite. A densidade do caldo de cana é outro índice fundamental na fabricação de açúcar, álcool e aguardente, principalmente para avaliar teor de impurezas. Alimentos sólidos também precisam ter sua densidade controlada, assim como a umidade. Para a determinação de umidade são empregados métodos de secagem.

4.7 Industrialização de alimentos

Com o crescimento populacional, tornou-se inviável a produção de alimentos em pequena escala, totalmente dependentes de condições climáticas e de fácil deterioração. Assim, o homem foi desenvolvendo técnicas para aumentar o cultivo e dificultar o apodrecimento e consequente perda. Nesse contexto, surgiu a industrialização dos alimentos.

Portanto, por meio de processos físicos, químicos e biológicos, conseguiu-se transformar matérias-primas em produtos alimentícios de maior validade e que pudessem ser produzidos em larga escala para atender a demanda populacional.

> **APRENDA COM A LEITURA**
>
> Muitos processos empregados pelas indústrias para os processamentos dos alimentos são descritos no livro *Operações Unitárias: Fundamentos, Transformações e Aplicações dos Fenômenos Físicos e Químicos*, publicado pela Editora Érica (2015).

É importante destacar que, mesmo diante dos avanços tecnológicos, o homem ainda não conseguiu encontrar processos de conservação e produção dos alimentos ideais, já que muitos dos processos resultam em perda nutricional. Ou seja, ainda há muito a ser estudado e descoberto na área industrial para que se produzam alimentos seguros e com qualidade.

Para facilitar esse estudo e também a organização e fiscalização da indústria de alimentos, a Associação Brasileira das Indústrias de Alimentos (ABIA) concentrou a produção nacional dos alimentos industrializados em diferentes setores, embora as suas fases de processamento possam ser semelhantes, como será discutido a seguir.

4.7.1 Setores de produção de alimentos industrializados

A indústria brasileira de alimentos é bastante diversificada quanto aos tipos de produtos processados. Diante desta diversificação, a ABIA organizou a produção em 20 setores, que são representados no Quadro 4.2.

QUADRO 4.2 – SETORES DE PRODUÇÃO DE ALIMENTOS INDUSTRIALIZADOS

SETOR	SUBSETOR	ALIMENTOS
01	***	Alimentos calóricos – proteicos – SAPRO
02	***	Açúcar
03		Bebidas
	03.1	Alcoólicas
	03.2	Refrigerantes
	03.3	Sucos (03.3.1 – Sucos concentrados e 03.3.2 – Pós para sucos)
	03.4	Vinagres
04	***	Café
05	***	Chá
06	***	Carnes, embutidos etc
07	***	Cereais
08	***	Chocolates, cacau e balas
09	***	Condimentos
10	***	Desidratados e liofilizados
11	***	Dietéticos
12	***	Frutas e legumes
13	***	Lacticínios e derivados
14	***	Massas, biscoitos, congêneres
15	***	Óleos, gorduras, azeites, margarinas e maioneses
16	***	Pescado e derivados
17	***	Sopas e caldos
18	***	Sorvetes
19	***	Supergelados
20		Afins
	20.1	Aromatizantes
	20.2	Embalagens
	20.3	Matéria-prima para alimentos
	20.4	Diversos

4.7.2 Principais fases de processamento

O processamento dos produtos alimentícios na indústria envolve um conjunto de etapas com características específicas, que incluem capacidade de conservação e preparo diferenciado. Dentre as principais fases, destacam-se o beneficiamento, a elaboração, a preservação, a conservação e o armazenamento.

- **Beneficiamento:** constitui a primeira etapa do processo. Envolve ações como limpeza, separação de partes não comestíveis e higienização da matéria-prima. É nessa etapa que ocorre a retirada de sujidades, parasitas e partes inaproveitáveis dos alimentos.
- **Elaboração:** envolve procedimentos mais complexos, podendo ser de natureza física, química, físico-química ou biológica, cujo objetivo é produzir produtos seguros para os consumidores. Os procedimentos físicos envolvem principalmente moagem, trituração, prensagem e aquecimento. Os procedimentos químicos são principalmente aplicação de ácidos ou outros aditivos, extração por solvente e salga. Os procedimentos físico-químicos podem envolver caramelização, cristalização, dissolução, emulsificação, hidrolização e refinação. Por fim, os procedimentos biológicos, que podem ser a fermentação e a maturação.

Após essa fase de elaboração, faz-se a proteção do alimento com envoltório ou envasamento, e segue-se com a fase de preservação e conservação.

- **Preservação e conservação:** fases responsáveis pelo aumento de vida útil do alimento por meio da remoção de microrganismos e enzimas que podem promover a degradação.
- **Armazenamento:** etapa fundamental para manter a preservação do produto, já que ele pode ser alterado por fatores como ação de predadores, absorção de odores, composição do ar atmosférico, defeito da embalagem, temperatura ambiente e umidade. Portanto, é imprescindível avaliar o local e o tipo de armazenamento do produto.

Somente dessa forma, respeitando os cuidados em cada etapa, todo o processamento na indústria resultará em produtos seguros e com qualidade.

FINALIZANDO

Foram descritas no capítulo noções básicas dos principais aspectos da tecnologia do processamento dos alimentos (conservação dos alimentos, embalagens, limpeza, sanitização, controle de qualidade e análises físico-químicas). Na conservação dos alimentos, discutiram-se as possíveis formas de conservação envolvendo altas temperaturas, baixas temperaturas, secagem, adição de substâncias, radiação, embalagens, além de processos fermentativos e de osmose reversa. Sobre embalagens, discutiram-se os seus principais tipos, vantagens, desvantagens e inovações. Na área de limpeza e sanitização, abordaram-se as formas corretas e a importância de sanitizar as áreas nas quais produtos alimentícios são manipulados e produzidos. Viu-se ainda que o controle de qualidade, a realização de análises físico-químicas e o processamento correto de produtos alimentícios são imprescindíveis para garantir a produção de alimentos seguros e dentro dos padrões de qualidade, seguindo a legislação vigente.

Porém, além de conhecer a tecnologia do processamento dos alimentos, os profissionais dessa área também precisam estar atualizados sobre as inovações nutricionais. Vamos estudá-las no próximo capítulo?

PRATICANDO

1. Sabe-se que a esterilização é um processo muito empregado na área alimentícia. Sobre esse processo, responda os itens a seguir:
   a) Qual a importância da esterilização dos alimentos?
   b) Cite os possíveis métodos de esterilização.
2. Qual os riscos à saúde caso os alimentos não sejam armazenados corretamente? Qual método de armazenagem é o mais correto?

DESAFIO

Uma indústria alimentícia está tendo problemas com perda de qualidade nutricional e sensorial de seus alimentos durante o processo de fabricação. Assim, toda a cadeia produtiva está sob avaliação, na tentativa de identificar a etapa que causa problemas nas qualidades organolépticas e nutricionais do alimento. A Figura 4.10, a seguir, representa o fluxograma parcial simplificado do processo de fabricação.

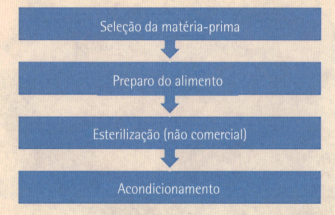

Figura 4.10 – Representação simplificada do fluxograma parcial da produção do alimento.

Com base na leitura do Capítulo 4, analise o procedimento que provavelmente está sendo o responsável pelas alterações na qualidade do produto.

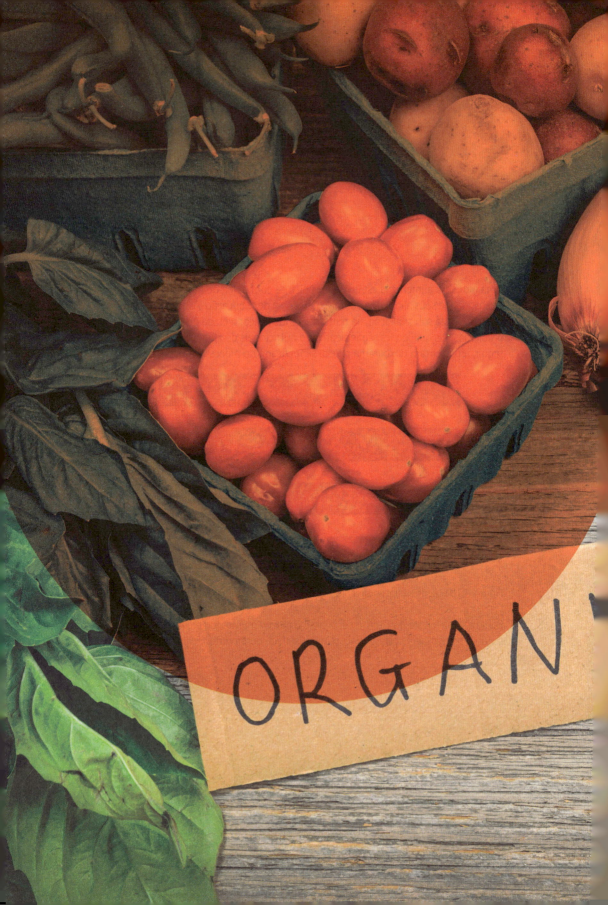

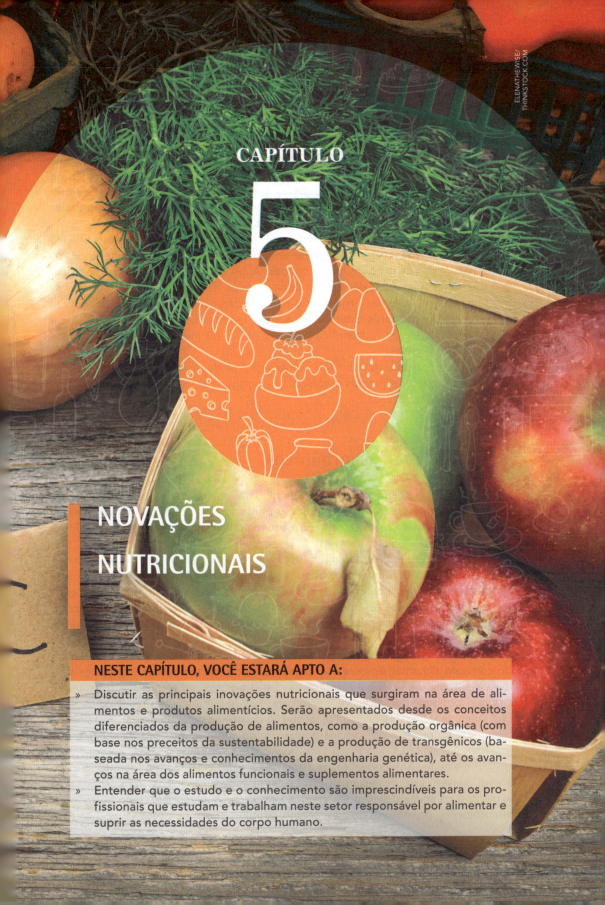

CAPÍTULO 5

INOVAÇÕES NUTRICIONAIS

NESTE CAPÍTULO, VOCÊ ESTARÁ APTO A:

» Discutir as principais inovações nutricionais que surgiram na área de alimentos e produtos alimentícios. Serão apresentados desde os conceitos diferenciados da produção de alimentos, como a produção orgânica (com base nos preceitos da sustentabilidade) e a produção de transgênicos (baseada nos avanços e conhecimentos da engenharia genética), até os avanços na área dos alimentos funcionais e suplementos alimentares.

» Entender que o estudo e o conhecimento são imprescindíveis para os profissionais que estudam e trabalham neste setor responsável por alimentar e suprir as necessidades do corpo humano.

5.1 INTRODUÇÃO

Antigamente, os alimentos eram extraídos da natureza e consumidos somente *in natura*, ou seja, sem nenhuma forma de processamento. Mas, conforme o homem começou a dominar técnicas de plantio, criação de gado, armazenagem de alimentos, conservação e processamento, foi possível desenvolver um grande avanço na produção desses produtos. Além disso, os testes físico-químicos para compreender a composição dos alimentos, solos, corpo humano e características dos animais também surgiram e se tornaram cada vez mais efetivos.

Com esses testes é possível compreender melhor as necessidades nutricionais do ser humano, ao mesmo tempo em que técnicas de enriquecimento nutricional de alimentos também foram criadas. Além disso, as indústrias começaram a desenvolver alimentos de acordo com critérios de produção específicos, como por meio de sistemas orgânicos e sob interferência da engenharia genética. Surgiram ainda produtos diferenciados para atender à necessidade nutricional dos indivíduos, trazendo benefícios para a saúde ou melhorando o aspecto da pele, cabelos e unhas.

Para compreender os principais avanços na área de produtos alimentícios, serão descritos a seguir os alimentos orgânicos, os transgênicos, os aliméticos, os nutricosméticos e os nutracêuticos.

5.2 Alimentos orgânicos

Os alimentos chamados orgânicos englobam aqueles de origem vegetal e animal, embora a grande maioria das pessoas pense apenas dos alimentos vegetais. O que define um alimento como orgânico é a forma de produção, com respeito ao meio ambiente e à qualidade do alimento.

Considerando frutas, legumes, verduras e leguminosas orgânicas, existem aquelas que não utilizam agrotóxicos sintéticos, fertilizantes químicos ou substâncias transgênicas. Porém, ainda assim, devem manter a qualidade do alimento e não provocar danos ao meio ambiente. Portanto, representam o conceito da agricultura ideal, tanto para o meio ambiente, quanto para quem consome os alimentos orgânicos.

No entanto, a agricultura orgânica nem sempre é capaz de atender a demanda do consumo alimentar, embora com o avanço da ciência tenha desenvolvido os chamados agrotóxicos verdes e sustentáveis. Esses agrotóxicos verdes são substâncias naturais, podendo ser, inclusive, microrganismos que retiram as pragas da vegetação. Além da forma diferenciada de proteção do plantio contra a pragas, há também diferenças no preparo do solo, na adubação, no controle de ervas daninhas e nos impactos ambientais.

Como citado anteriormente, os alimentos orgânicos também podem ter origem animal. Nesse caso, destacam-se carnes, leites e ovos orgânicos. Para obter esses alimentos, os animais devem ser criados sem certas substâncias, como hormônios, anabolizantes, promotores de crescimento, vermífugos e antibióticos.

5.2.1 Vantagens e desvantagens dos alimentos orgânicos

Embora frutas, verduras, vegetais e leguminosas contenham naturalmente substâncias benéficas ao corpo humano se consumidas nas quantidades adequadas, infelizmente podem ser contaminadas pelos agrotóxicos ou ter suas propriedades empobrecidas pelo cultivo em um solo ruim de monocultura. Nesse sentido, espera-se que os alimentos orgânicos contribuam de modo mais significativo com a saúde do consumidor, já que a produção desses alimentos não inclui agrotóxicos sintéticos, fertilizantes químicos ou transgênicos. A Figura 5.1 representa uma plantação de morangos orgânicos, de modo que o alimento pode ser consumido logo após a colheita.

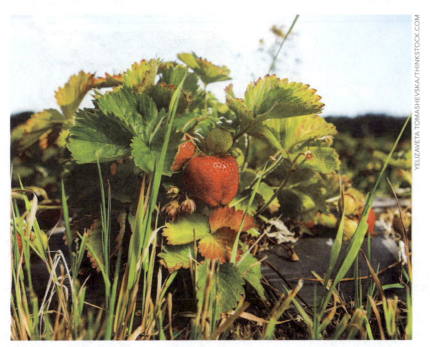

Figura 5.1 – Cultivo de morangos orgânicos.

Além disso, na agricultura orgânica, há o cuidado com o rodízio do solo e a não realização de monoculturas. Portanto, essa possível melhoria na qualidade do alimento e saúde do consumidor é uma grande vantagem. Segundo Torres e Machado (2006), a melhoria do valor nutricional, e até mesmo do sabor do alimento, deve ser melhor avaliada por pesquisas efetivas. Ou seja, não se pode afirmar com 100% de certeza que todos os alimentos orgânicos apresentam melhor sabor e valor nutricional.

Outra vantagem a ser destacada é o cuidado com o meio ambiente. Esse cuidado começa já no preparo do solo, buscando menor revolvimento da terra e utilização de organismos vivos para realizar a movimentação contínua. A adubação é realizada com adubos orgânicos, e não com elevadas doses de adubos químicos solúveis. O controle de pragas e doenças não é realizado com fungicidas e inseticidas, mas sim com prevenção e produtos naturais.

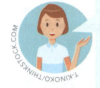

Você sabia que os adubos podem ser classificados em orgânicos, minerais e químicos? Os químicos são os mais utilizados, pois agem imediatamente na recuperação das plantas por meio de fórmulas balanceadas, de acordo com cada espécie. Já os adubos minerais são misturas prontas, como sulfato de amônia, superfosfato e salitre do chile, então, nem sempre são capazes de atuar na manutenção nutricional do solo ou agir de modo imediato na recuperação do plantio. Além disso, os adubos químico e mineral podem matar a planta e contaminar o solo. Por isso, para o sistema agrícola de produção, o melhor adubo são os estercos animais, vegetais em decomposição no processo de compostagem e a farinha de ossos. Esses adubos orgânicos liberam os nutrientes de modo gradual, agindo lentamente na planta. Embora nem sempre a recuperação seja imediata, não gera o risco de morte do plantio devido ao excesso de nutrientes em um curto espaço de tempo.

Além disso, os adubos orgânicos deixam a estrutura do solo mais porosa, tornando mais efetiva a oxigenação das plantas. Eles são obtidos do próprio meio ambiente e de fontes renováveis, como as cascas de vegetais e ovos ilustradas na Figura 5.2.

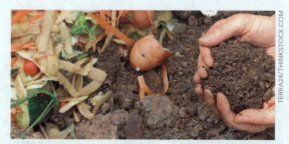

Figura 5.2 – Adubo orgânico chamado compostagem, obtido por meio da decomposição das cascas de vegetais e ovos.

O controle de ervas daninhas na agricultura orgânica também não é realizado com herbicidas, mas com prevenção ou meios manuais e mecânicos apenas, sem agentes tóxicos. Com esses cuidados, solo e a água são preservados.

No entanto, os alimentos orgânicos também apresentam desvantagens. As principais, em geral, estão associadas à baixa capacidade de produção, maiores custos e menor durabilidade pós-colheita. Portanto, de modo geral, são alimentos menos resistentes.

Em relação às vantagens e desvantagens dos alimentos orgânicos de origem animal, tem-se como vantagem o fato de os alimentos serem mais saudáveis. São evitadas substâncias que podem causar prejuízos à saúde, como hormônios, vermífugos, estimulantes de apetite, ureia, anabolizantes e antibióticos, além de outros aditivos não autorizados. Já como desvantagem, pode-se citar o preço desses alimentos quando chegam ao consumidor e o custo de produção, tanto em relação à criação dos animais quanto à produção do alimento.

5.2.2 Legislação

De acordo com a legislação brasileira, para que um alimento *in natura* ou processado seja considerado orgânico, deve ser produzido dentro de um sistema orgânico. Ou seja, no caso de vegetais, frutas, legumes e leguminosas, por exemplo, não se deve utilizar agrotóxicos sintéticos, fertilizantes, sementes transgênicas e adubos químicos não orgânicos. Em outras palavras, todo o processo de produção de alimentos orgânicos deve ser sustentável. Portanto, não pode ser prejudicial ao ecossistema local, além de ser economicamente viável e benéfico à sociedade. De modo semelhante, existe a legislação para os alimentos orgânicos de origem animal.

Quanto à comercialização, os produtos orgânicos devem ser certificados por organismos credenciados no Ministério da Agricultura, como o Organismo da Avaliação da Conformidade Orgânica (OAC). É importante salientar que os alimentos orgânicos oriundos da agricultura ou pecuária familiar, comercializados exclusivamente em venda direta aos consumidores e que fazem parte de organizações de controle social cadastradas no Ministério da Agricultura, Pecuária e Abastecimento, são dispensados de certificações.

EXERCÍCIO RESOLVIDO

O leite orgânico é um produto *in natura* da pecuária leiteira orgânica. Nesse tipo de pecuária, a exploração deve ser ecologicamente correta, socialmente adequada e economicamente viável. Baseando-se nessa informação e nos conceitos da agropecuária orgânica, assinale a alternativa correta sobre o leite orgânico e/ou sua produção:

a. O leite orgânico é um alimento composto por cereais orgânicos produzidos por agricultores familiares.

b. O leite orgânico é produzido com microrganismos que contribuem com a saúde do consumidor, embora seja um produto de alto valor agregado e socialmente inviável.

c. O leite orgânico não necessita de certificação junto ao Ministério da Agricultura, Pecuária e Abastecimento, visto que é um alimento seguro e benéfico ao ser humano.

d. A produção de leite, de acordo com critérios orgânicos, emprega insumos ecológicos, biológicos e orgânicos, mas não insumos químicos tradicionais.

e. O leite orgânico é o produto *in natura*, não sendo assim classificado quando estiver presente em lactoderivados e demais alimentos.

Resolução:

A resposta correta é a **alternativa D**, visto que o leite orgânico é definido daquela forma pelos seus critérios de produção. Assim, na pecuária orgânica, não são utilizados hormônios, aceleradores de crescimento e produção de leite, antibióticos, vermífugos ou demais aditivos não permitidos pelo Ministério da Agricultura, Pecuária e Abastecimento. O leite orgânico pode ser comercializado e consumido tanto *in natura* quanto presente em outros alimentos, sendo que deve ser cadastrado no Ministério da Agricultura ou apresentar as certificações exigidas pela legislação.

Os consumidores podem consultar na internet o Cadastro Nacional de Produtores Orgânicos e, ainda, no caso de compra indireta, procurar pelo selo federal do Sistema Brasileiro de Avaliação da Conformidade Orgânica (SisOrg) nas embalagens dos alimentos.

5.3 Alimentos transgênicos

Os alimentos transgênicos são aqueles geneticamente modificados. Também conhecidos pela sigla AGM, surgiram a partir da evolução da engenharia genética, que descobriu a possibilidade de colocar um gene de uma espécie em outra espécie. O intuito de alterar o DNA de alimentos naturais tem vários objetivos. Dentre alguns deles, está a geração de alimentos mais resistentes a microrganismos, outros com melhor apresentação, alimentos com maior tempo de duração e valor nutricional. Portanto, o interesse na produção dos alimentos geneticamente modificados é bastante diversificado.

Porém, existem controvérsias sobre os benefícios e segurança desses produtos para os consumidores. Por isso, pesquisas sobre esses alimentos despertam o interesse de muitos profissionais preocupados com a saúde dos consumidores, incluindo também, infelizmente, pessoas que visam ao lucro que pode ser obtido com a comercialização dos transgênicos. Assim, é fundamental conhecer as características dos alimentos transgênicos e os detalhes da engenharia genética.

5.3.1 Engenharia genética e a fabricação de alimentos geneticamente modificados

A engenharia genética é o ramo da Engenharia com conhecimentos avançados em genética, biologia molecular e bioquímica, sendo capaz de desenvolver técnicas de manusear e recombinar genes, gerando organismos geneticamente modificados. A Figura 5.3 ilustra uma profissional da área da engenharia genética realizando testes com organismos geneticamente modificados.

A recombinação dos genes tornou-se possível com a descoberta de uma série de enzimas, como as enzimas de restrição e as enzimas DNA-ligase. As enzimas de restrição são capazes de cortar o DNA em pontos específicos por meio do reconhecimento de sequência específica de nucleotídeos. Já as enzimas DNA-ligase são capazes de unir fragmentos de DNA e gerar DNA recombinante e, consequentemente, moléculas recombinantes.

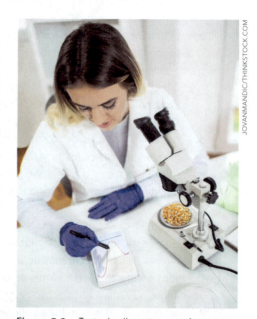

Figura 5.3 – Teste de alimentos geneticamente modificados por meio da engenharia genética.

É dessa forma que ocorre a manipulação genética dos organismos, inclusive dos alimentos. De modo específico, primeiro localiza-se o gene com as características de interesse (resistência climática, resistência a microrganismos, qualidade nutricional ou durabilidade maior, por exemplo). Em segundo lugar, os profissionais clonam e codificam esse gene. Nessa etapa, é possível realizar combinações específicas por meio de ações enzimáticas. Consequentemente, ocorre a alteração das células naturais, fazendo surgir um organismo geneticamente modificado.

Com o conhecimento em engenharia genética, é possível desenvolver diferentes tipos de alimentos após uma série de testes de eficácia e segurança. No entanto, infelizmente, como essa área tem despertado o interesse de muitas pessoas, nem sempre se observa a devida preocupação com a segurança dos consumidores a longo prazo.

Você sabia que a empresa Brasileira de Pesquisa Agropecuária (Embrapa) desenvolveu um tipo de feijão geneticamente modificado para que o grão não contraia o mosaico dourado (doença causada por um vírus capaz de dizimar plantações inteiras de feijão)? Para isso, introduziu-se nas plantas de feijão um gene que é transcrito em um RNA de interferência, capaz de promover a degradação de um mRNA viral específico. Com essa degradação, não ocorre a multiplicação do vírus na célula do feijão. Portanto, a doença não ocorre.

5.3.2 Vantagens, desvantagens e legislação

Os alimentos geneticamente modificados podem apresentar uma série de vantagens a partir das características genéticas do gene selecionado e da recombinação realizada. Dentre os benefícios, podemos citar a geração de alimentos:
- mais resistentes a condições climáticas e microrganismos;
- com melhor apresentação;
- com sabores mais agradáveis ou diferentes;
- com aspectos e formatos diferentes;
- com menor tempo de produção;
- com maior tempo de validade.

No entanto, discutem-se muitas desvantagens do consumo de transgênicos. Essas desvantagens estão principalmente relacionadas a possíveis riscos à saúde do consumidor a longo prazo (por disfunções orgânicas e substâncias tóxicas), desequilíbrios nos ecossistemas agrícolas e redução da biodiversidade.

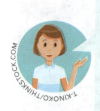

Exemplificando algumas desvantagens dos transgênicos, podemos citar a falta de controle no processo de inserção de um novo gene em um alimento. Isso pode afetar outros genes do organismo ou resultar em uma interação indesejável, já que muitas espécies não se relacionam, trazendo possíveis riscos para a integridade genética das gerações futuras. Além disso, pode ocorrer o processo de polinização cruzada, gerando contaminação das espécies. Essa contaminação pode inclusive ajudar no desenvolvimento de espécies causadoras de processos alérgicos ou câncer nos consumidores de alimentos geneticamente modificados. Quanto ao desequilíbrio nos sistemas agrícolas e redução da biodiversidade, pode-se dizer que a uniformidade genética é um risco pela maior vulnerabilidade em relação aos agentes indesejáveis (doenças, pestes e clima).

Em se tratando da legislação brasileira, há permissão de fabricação e comercialização de alimentos transgênicos, desde que sejam realizados os testes de segurança. No entanto, o fabricante precisa informar no rótulo a presença de transgênico, para que o consumidor tenha ciência do produto que está comprando. Os fabricantes, porém, vêm resistindo à legislação. Eles acreditam que o símbolo utilizado nas embalagens, conforme ilustrado na Figura 5.4, passa ao consumidor uma ideia de alerta e perigo, inibindo a compra.

Existe na Câmara dos deputados o projeto de Lei nº 34/2015, que tira dos fabricantes a obrigatoriedade de informar nos rótulos dos alimentos a presença de organismos geneticamente modificados (OGMs) caso a sua concentração seja inferior a 1%. Propõe ainda que, nos casos da presença de OGM em concentrações superiores a 1%, os produtores incluam no rótulo informações como "alimento transgênico", "este produto é transgênico" ou "contém ingrediente transgênico", e não mais o símbolo com a letra T.

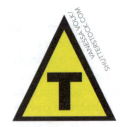

Figura 5.4 – Representação do símbolo encontrado nos rótulos dos alimentos transgênicos.

Portanto, é possível que ocorram mudanças nos próximos anos, com base em debates entre pesquisadores, profissionais da saúde, políticos e produtores. Os testes existentes atualmente para avaliação qualitativa e quantitativa de OGM infelizmente nem sempre apresentam resultados precisos e exatos, como necessário, o que dificulta a fiscalização e a aplicação da lei.

5.4 Aliméticos e nutricosméticos

Aliméticos e nutricosméticos são inovações na área alimentícia, porém, como já citado anteriormente, não são termos reconhecidos pela Anvisa. Para a agência, aliméticos são alimentos funcionais, enquanto nutricosméticos são suplementos (suplementos vitamínicos e/ou minerais). Portanto, os termos aliméticos e nutricosméticos foram criados pelas indústrias alimentícias, cosméticas e farmacêuticas que se uniram para desenvolver produtos que pudessem ser ingeridos e que trouxessem benefícios para pele, cabelos e/ou unhas. Ou seja, os termos foram criados para efeito de marketing, visto que a Anvisa ainda não os considera uma classe específica para ingestão e tratamento.

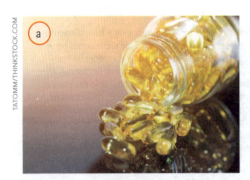 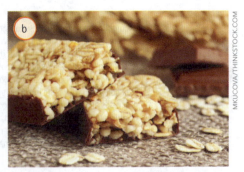

Figura 5.5 – Exemplo de aliméticos (a) e nutricosméticos (b).

Embora ambos os produtos tenham o mesmo objetivo geral e possam ter os mesmos objetivos específicos de acordo com suas constituições químicas, a diferença entre eles está na apresentação. Os aliméticos são alimentos, como o próprio termo sugere. Já os nutricosméticos são semelhantes aos medicamentos, na forma de comprimidos e encapsulados. A Figura 5.5 ilustra exemplos de um alimético e um nutricosmético.

Para compreender melhor os conceitos e objetivos desses produtos, serão discutidos a seguir as composições químicas, a legislação, as pesquisas envolvidas, as indicações, as contraindicações e o mercado dos aliméticos e nutricosméticos.

5.4.1 Composições químicas

As composições químicas dos aliméticos e nutricosméticos trazem substâncias que o corpo já utiliza, como aquelas voltadas para proteção ou regeneração, como antioxidantes, vitaminas, minerais, ômegas, betacaroteno, colágeno e extratos vegetais. É importante ressaltar que essas substâncias utilizadas pelo corpo para promover efeitos fisiológicos são chamadas de substâncias bioativas. Portanto, esses alimentos funcionais e suplementos alimentares que visam trazer benefícios relacionados à beleza são compostos de diferentes substâncias bioativas.

De acordo com a associação de bioativos, há em uma formulação diferentes benefícios, desde ações somente preventivas ou protetoras até efeitos reparadores ou ativadores do metabolismo celular ou corporal. O Quadro 5.1 apresenta alguns exemplos das principais substâncias empregadas na constituição desses produtos.

QUADRO 5.1 – PRINCIPAIS SUBSTÂNCIAS BIOATIVAS PRESENTES NOS ALIMÉTICOS E NUTRICOSMÉTICOS

BIOATIVO	AÇÕES PRINCIPAIS
Ácido fólico (Vitamina B9)	Fortalecimento da fibra capilar; formação, desenvolvimento e crescimento de novas células em todo organismo.
Biotina (Vitamina B7)	Fortalecimento e crescimento de cabelos e unhas devido ao aumento da produção de queratina; atuação no metabolismo dos macronutrientes; geração de energia e de ácidos que melhoram hidratação da pele.
Extrato de soja	Antioxidante; hidratação cutânea; aumento da produção de colágeno; reparação das fibras elásticas; fortalecimento de unhas quebradiças e redução do aspecto opaco das unhas e cabelos.
Ferro	Atua no crescimento e desenvolvimento do corpo humano; metabolização de proteínas; produção de hemoglobina; fortalecimento das unhas e fibra capilar; manutenção da saúde da pele.
Lacto–licopeno	Antioxidante; manutenção das membranas lipoproteicas das células; renovação celular; firmeza cutânea.
Luteína	Antioxidante; preserva qualidade da elastina.
Magnésio	Favorece produção de colágeno; hidratação cutânea; redução da queda capilar; fortalecimento das unhas.
Niacinamida (Vitamina B3)	Antioxidante; anti–inflamatória; clareadora; aumento da produção de ceramidas; hidratação fisiológica.
Ômega	Hidratação; favorece a redução da flacidez e dificulta aparecimento de rugosidade.

BIOATIVO	AÇÕES PRINCIPAIS
Selênio	Antioxidante; intensifica densidade do colágeno e da elastina; ativa imunidade cutânea.
Silício	Intensifica a produção de colágeno e elastina; favorece sustentação da pele; favorece crescimento, aumento de volume e densidade dos cabelos e unhas.
Vitamina A	Favorece renovação celular.
Vitamina C	Antioxidante; ativação dos fibroblastos; aumento do colágeno e elastina; inibição da tirosinase promovendo clareamento da pele.
Vitamina E	Antioxidante; proteção do colágeno, elastina e ácido hialurônico; efeito anti-inflamatório.
Zinco	Intensifica imunidade da pele; protege fibras de colágeno e elastina; controla atividade da glândula sebácea; reduz queda capilar masculina por equilíbrio da testosterona.

Considerando algumas associações de produtos disponíveis no mercado, há a vitamina C associada ao extrato de soja e lacto-licopeno para promover efeito antioxidante, renovador celular e reparador das fibras colágenas. Outro exemplo de associação para benefícios antioxidantes e regeneradores é a mistura de licopeno com linhaça (fonte de ômega 3), luteína, selênio, zinco e vitaminas A, C e E. Já para cabelos e unhas, tem-se associações de biotina, ferro, zinco, magnésio, ácido fólico, vitamina A, vitaminas do complexo B, vitaminas C e E. Outro exemplo de associação indicada para fortalecimento de cabelos e unhas é a mistura de zinco e selênio com as vitaminas B_6, C e E.

Destacamos que todos os nutrientes utilizados nos aliméticos e nutricosméticos devem ter benefícios cientificamente comprovados. É preciso que a Anvisa reconheça esses produtos como alimentos funcionais e suplementos vitamínicos e/ou minerais, respectivamente.

5.4.2 Legislação e processo de fabricação

O processo de fabricação de aliméticos ocorre de acordo com a legislação do Ministério da Saúde para a indústria de alimentos. Porém, antes mesmo do processo de fabricação, de acordo com a Anvisa, existe uma série de normas e procedimentos para obter o registro de alimentos e ingredientes funcionais.

No caso dos alimentos funcionais, deve ser elaborado um relatório técnico-científico bastante detalhado. Esse relatório deve obrigatoriamente comprovar benefícios, efeitos fisiológicos e segurança do uso desses alimentos. Os rótulos dos produtos devem seguir a legislação vigente para rotulagem de alimentos e nunca devem se referir a tratamento de doenças, apenas a benefícios estéticos.

Já os nutricosméticos, devido à forma de apresentação, enquadram-se perante à Anvisa como suplementos alimentares, que, por consequência, seguem a legislação vigente de registro exigida para alimentos. O seu processo de fabricação deve seguir todas as regulamentações existentes para esses suplementos, seguindo todas as BPF, padrões microbiológicos, microscópicos e físico-químicos estabelecidos. Quanto à forma de apresentação, devem seguir as regras permitidas para suplementos, sejam sólidas, semissólidas, líquidas ou aerosol (tabletes, comprimidos, drágeas, pós, cápsulas, granulados, pastilhas, soluções, suspensões e sprays), sendo permitida apenas a venda dentro de embalagens devidamente rotuladas e nunca a granel.

Na rotulagem, que deve seguir a legislação vigente, os benefícios devem estar relacionados à beleza e, não, a tratamento de doenças ou alterações do estado fisiológico.

EXERCÍCIO RESOLVIDO

Por causa das atribulações da vida moderna, muitas pessoas têm optado por comer mais rapidamente, o que muitas vezes leva a uma alimentação pobre em valor nutricional. Essas deficiências de nutrientes podem resultar em desordens e patologias no corpo humano, por isso esse tipo de alimentação deve ser evitado. Como forma de auxiliar na suplementação nutricional, indústrias de diferentes setores, como alimentícia, farmacêutica e cosmética, uniram-se para desenvolver produtos capazes de atuar no controle nutricional, saúde e beleza na pele. No entanto, dependendo do benefício desses produtos, podem ser comercializadas com diferentes nomes, como aliméticos e nutricosméticos. Considerando os conceitos aprendidos para esses dois termos, avalie as afirmativas a seguir e responda quais estão corretas.

a. Os aliméticos são produtos cosméticos que podem ser ingeridos pelos consumidores, resultando em benefícios relacionados à beleza.

b. Os aliméticos são alimentos funcionais que contêm substâncias geradoras de benefícios para pele, cabelos e unhas.

c. Os aliméticos são comercializados em forma de cápsula, pó ou comprimidos e são reconhecidos como alimentos funcionais pela Anvisa.

d. Os nutricosméticos são suplementos alimentares compostos por diferentes substâncias promotoras de benefícios estéticos no corpo humano, como os cosméticos.

e. Os aliméticos e os nutricosméticos são cosméticos misturados a alimentos e remédios que alimentam e nutrem a pele, os cabelos e as unhas.

Resolução:

As afirmativas **B** e **D** estão corretas. Os aliméticos e os nutricosméticos são produtos que contêm substâncias capazes de oferecer benefícios estéticos para pele, cabelos e unhas quando ingeridas. Os aliméticos são alimentos funcionais e possuem aspecto de alimentos comuns. Já os nutricosméticos são suplementos alimentares, podendo ser encontrados na forma de cápsulas, comprimidos, pó e líquidos, por exemplo. Porém, não são alimentos.

5.4.3 Indicações e contraindicações

De acordo com as composições químicas, os fabricantes indicam seus aliméticos ou nutricosméticos para peles desidratadas, desvitalizadas, envelhecidas, com rugosidades, flacidez tissular ou discromias, proteção solar, bronzeamento e fibroedema geloide (celulite), e ainda para unhas e cabelos desvitalizados, quebradiços e com pouco crescimento. Ou seja, as indicações são diversas, mas todas relacionadas à beleza. Deve-se observar que, diferentemente dos nutracêuticos, as indicações dos aliméticos e nutricosméticos não estão focadas na saúde, mas na beleza (embora, na prática, a beleza seja totalmente dependente da saúde).

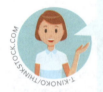
Você sabia que os benefícios e indicações dos aliméticos e nutricosméticos estão relacionados aos seus componentes? Caso eles sejam compostos por substâncias como vitamina C, vitamina E, laranja, acerola, tangerina, uva e blueberry (mirtilo), por exemplo, esses produtos trazem principalmente benefícios antioxidantes, ou seja, são preventivos do processo de envelhecimento. Para peles já envelhecidas, pode-se utilizar produtos com vitaminas A e E, associadas a licopeno, colágeno e a minerais como zinco, silício, selênio e magnésio. Já produtos compostos por betacaroteno, licopeno e vitamina E podem auxiliar na proteção solar e deixar a pele com aspecto bronzeado. Produtos com vitaminas A, C, D_3 e E associadas à cafeína, magnésio, selênio, zinco e silício podem auxiliar na melhora do aspecto de peles com gordura localizada e fibroedema geloide. Produtos com biotina, vitamina H, ômega 3 e licopeno conferem benefícios principalmente para cabelos, enquanto unhas quebradiças e descamando podem melhorar com o uso de produtos com vitaminas A, C e E, associadas a ácido fólico, cobre e ferro.

Além disso, é imprescindível destacar apenas médicos e nutrólogos podem indicar aliméticos e nutricosméticos, após um diagnóstico que indique a necessidade de complementação nutricional. E atenção: embora pareçam apenas benéficas, é preciso lembrar que o excesso não é bom. Portanto, o uso exagerado dessas substâncias pode provocar o aparecimento de doenças.

Quanto às contraindicações dos aliméticos e nutricosméticos, nota-se que existem possibilidades de causar reação alérgica a algum dos componentes da fórmula, problemas pelo uso abusivo de alguns dos nutrientes, consumo por gestantes, pessoas com problemas hepáticos e renais, por exemplo. Por isso é tão importante indicação de um profissional habilitado, mesmo que a venda ocorra de modo indiscriminado.

Outro aspecto importante é que os benefícios serão alcançados apenas caso o usuário estiver com deficiência nutricional que influencie no aspecto da pele, cabelos e unhas. Ou seja, caso ele não esteja com falta dos nutrientes presentes nas formulações, não terá os benefícios desejados, podendo até mesmo ter prejuízos diante de uma sobrecarga nutricional em seu organismo.

5.5 Nutracêuticos

Os nutracêuticos são os produtos constituídos por substâncias biologicamente ativas, como vitaminas, minerais, aminoácidos e ácidos graxos poli-insaturados, por exemplo, cujo o objetivo é melhorar a saúde e a qualidade de vida do usuário. Portanto, não focam na beleza, como ocorre com os aliméticos e nutricosméticos. Quanto às formas de apresentação, são muito semelhantes aos nutricosméticos, pois também podem ser comprimidos, cápsulas e pó, conforme mostrado na Figura 5.6.

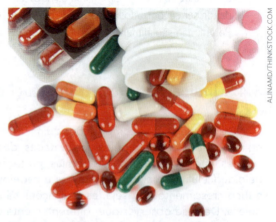

Figura 5.6 – Exemplos das possíveis formas de apresentação dos nutracêuticos.

Assim a grande diferença entre um nutracêuticos um nutricosmético está no objetivo proposto, ou seja, saúde, no caso dos nutracêuticos, e beleza, no caso dos nutricosméticos, embora saúde e beleza sejam aspectos relacionados. Alguns fabricantes de nutracêuticos citam a melhora no aspecto dos cabelos, peles e unhas, além da melhora na saúde do organismo em geral.

É importante salientar que os nutracêuticos, para serem reconhecidos como produtos que fazem bem à saúde, devem oferecer benefícios (funções e propriedades) comprovados por estudos científicos sérios. Além disso, essas vantagens não são para tratar uma doença, mas uma forma de deixar a alimentação mais saudável e prevenir patologias.

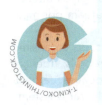

Você sabia que Hipócrates, ilustrado na Figura 5.7, postulou em meados de 400 a.C. que o alimento deveria ser o remédio do ser humano? Esse pensamento segue o conceito dos nutracêuticos, já que esses produtos contêm nutrientes presentes nos alimentos, forma de apresentação semelhante a remédios e benefícios relacionados à saúde.

Figura 5.7 – Hipócrates

5.5.1 Classes de nutracêuticos

Como discutido anteriormente, os nutracêuticos podem oferecer uma série de benefícios para a saúde do consumidor. Eles foram organizados nas seguintes classes:

- antiateroscleróticos;
- antioxidantes;
- antitumorais;
- emagrecedores;
- ergogênicos;
- estimulantes;
- fitoestrógenos;
- fitosteróis;
- imunológicos;
- osteológicos;
- termogênicos.

Os antioxidantes são benéficos para reduzir os efeitos dos radicais livres, minimizando danos celulares provocados por reações oxidativas induzidas por radicais livres. A Figura 5.8 representa como um antioxidante pode neutralizar o efeito de um radical livre.

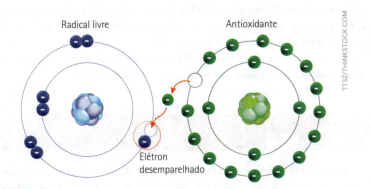

Figura 5.8 – Representação esquemática do antioxidante neutralizando o radical livre.

Os nutracêuticos antitumorais, como o próprio nome indica, representam a classe que previne o câncer. Os nutracêuticos estimulantes são importantes para aumentar o metabolismo do corpo, fornecendo mais energia, assim como os termogênicos. No entanto, os termogênicos possuem ação mais localizada em moléculas de gordura, assim como também podem agir os nutracêuticos emagrecedores. Porém, os emagrecedores também podem agir inibindo o apetite para que o consumidor tenha necessidade de menor ingestão energética.

Os nutracêuticos ergogênicos são aqueles capazes de melhorar a resistência do organismo para a realização de atividades físicas. Podem ser nutricionais, farmacológicos, fisiológicos ou psicológicos. Os nutricionais aumentam o tecido muscular; os farmacológicos aumentam a potência física; os fisiológicos intensificam os processos que geram potência física; e os psicológicos atuam por meio de motivação.

Os benefícios dos fitoestrógenos estão associados à proteção do organismo contra patologias como câncer de próstata e seio, disfunções cerebrais, doenças cardiovasculares, osteoporose e minimização dos sintomas da menopausa. Já os fitosteróis podem auxiliar na redução dos níveis de colesterol e melhorar o sistema autoimune. A classe de nutracêuticos imunológicos são eficazes para aumentar a imunidade e controlar doenças infecciosas. Os nutracêuticos osteológicos favorecem o remodelamento ósseo.

FINALIZANDO

Foram descritas no capítulo as principais inovações nutricionais dos últimos anos, como os alimentos orgânicos, os transgênicos, os aliméticos, os nutricosméticos e os nutracêuticos. Os alimentos orgânicos surgiram à medida que o conceito de sustentabilidade avançou, e trouxe a ideia de vida mais saudável, com preservação ambiental e benefício social. Já os alimentos transgênicos são resultados do avanço da engenharia genética, que viu na recombinação dos genes uma possibilidade de desenvolver alimentos com características desejáveis e anular as indesejáveis. Surgiram ainda os aliméticos e nutricosméticos, com o conceito de alimentar e nutrir a pele, os cabelos e as unhas por meio de um complexo nutritivo capaz de resultar em benefícios relacionados à beleza. De modo semelhante, surgiu o conceito de nutracêuticos. Porém, nesse caso, o objetivo do complexo nutricional é conferir benefícios relacionados à saúde do corpo humano.

O próximo capítulo abordará outro tema de importante relevância na área nutricional, as dietas especiais. Vamos aprender sobre elas?

PRATICANDO

1. A Figura 5.9 faz referência a um tipo específico de alimento. Embora sua produção não ocorra exatamente como ilustrado, responda qual é o tipo de alimento que essa ilustração sugere. Responda ainda, de modo geral, quais as principais vantagens e desvantagens desses alimentos.

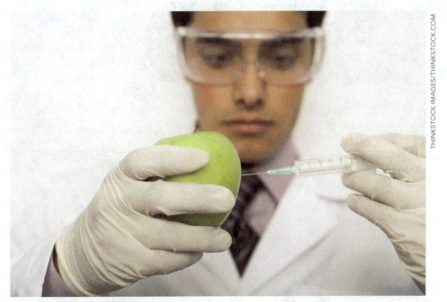

Figura 5.9 – Profissional trabalhando em laboratório.

2. Nutricosméticos e aliméticos são termos que surgiram com os avanços da área cosmética. Considerando as informações disponíveis no capítulo e os seus conhecimentos, avalie as frases a seguir:
   I. Aliméticos e nutricosméticos são produtos cosméticos que, de acordo com a Anvisa, podem ser ingeridos.
   II. Aliméticos são os cosméticos que se apresentam na forma de alimentos.
   III. Nutricosméticos são os cosméticos que podem nutrir a pele, os cabelos e as unhas.
   IV. Nutricosméticos são os alimentos orgânicos com propriedades nutracêuticas.
   Após avaliar as frases, responda quais são as corretas. Justificar a escolha.

DESAFIO

Leia o texto a seguir:
Um esportista há anos realiza exercícios intensos por conta de sua profissão como maratonista. Embora ainda tenha muita disposição para o esporte, o atleta vem sentindo que sua pele está sofrendo um processo de envelhecimento precoce. Na tentativa de melhorar o problema, o esportista procurou um médico para orientá-lo sobre o uso de alguma substância que minimizasse o ritmo do envelhecimento. De acordo com o médico, o envelhecimento estava avançado pela profissão de maratonista. Por conta da intensa atividade física, seu organismo poderia estar gerando um grande número de radicais livres na pele.

Com base nas informações do texto acima e na leitura do capítulo, qual ação encontrada nos alimentos ou suplementos alimentares pode minimizar o processo de envelhecimento descrito?

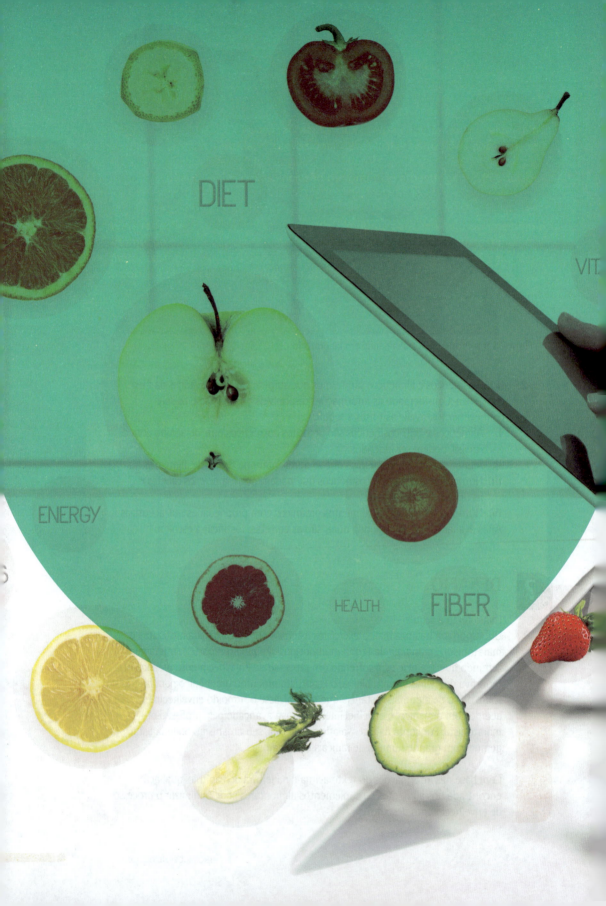

CAPÍTULO 6

Dietas Especiais

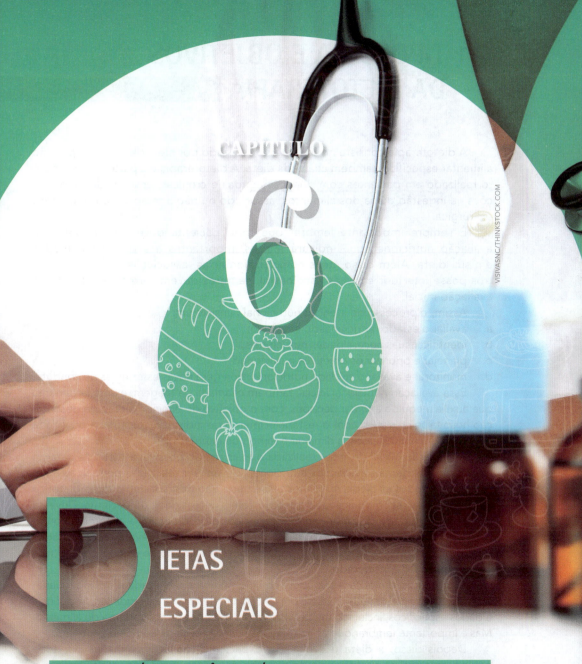

NESTE CAPÍTULO, VOCÊ ESTARÁ APTO A:

» Definir os conceitos básicos em dietas especiais na área clínica, de prevenção e tratamento de doenças, além das principais dietas empregadas em rotinas hospitalares.

» Compreender que as informações apresentadas são a base necessária para entender a rotina da produção hospitalar. Assim, serão abordadas as condutas para algumas situações especiais, em que são necessárias adaptações da dieta para suprir determinadas restrições devido ao tratamento ou prevenção de doenças ou demais condições biológicas ou de escolha do indivíduo.

6.1 TIPOLOGIA E OBJETIVOS DA DIETOTERAPIA

A dietoterapia consiste no tratamento realizado por meio de uma composição alimentar específica, também chamada dieta. A dietoterapia é a parte do tratamento realizado em pacientes com doenças agudas e crônicas, envolvendo modificações na ingestão diária dos alimentos, associado ou não à terapia medicamentosa e cirúrgica.

É sempre importante lembrar que todo paciente deve ser submetido à avaliação nutricional, que indicará fatores importantes a serem considerados em sua dieta. Além disso, itens como preferências, associações culturais e outros possa interferir em suas escolhas alimentares devem ser conhecidos nessa avaliação inicial.

Assim, o processo de atenção nutricional consiste em:

a. avaliar o estado nutricional do indivíduo;
b. identificar suas necessidades nutricionais;
c. planejar e priorizar os objetivos nutricionais;
d. monitorar e avaliar o cuidado nutricional, que gera novas estratégias de conduta.

Essa avaliação nutricional inicial, também chamada de triagem, é uma ferramenta que auxilia a equipe a tomar decisões, com o objetivo de diminuir o risco de desnutrição hospitalar, colaborar com o restabelecimento do indivíduo, melhorar a qualidade de vida e, em muitos casos, a diminuir o tempo de internação.

A avaliação inicial deve ser realizada o mais rápido possível a partir da data de internação. As demais avaliações nutricionais devem ser realizadas periodicamente. Além disso, todas as dietas ou planos alimentares são baseadas no padrão dietético normal e devem ser modificadas de acordo com a necessidade do paciente. Deve-se avaliar a quantidade dos nutrientes, a capacidade de digestão e absorção, condição psicológica e quadro clínico geral. Os hábitos alimentares devem ser respeitados dentro das limitações da patologia, pois promovem conforto ao indivíduo, fator que deve sempre ser considerado.

A prescrição dietética é feita pela equipe médica e é checada e avaliada diariamente pela equipe de nutrição. Essa prescrição não determina quantidades, frequência e dados específicos, incluindo muitas vezes as adaptações de consistência do alimento. Mas é importante lembrar que as adaptações ficam a cargo da equipe de nutrição.

Depois disso, a dieta e evolução do paciente são acompanhadas por toda equipe, mas são os profissionais de nutrição os responsáveis por validar a dieta e suas adaptações.

6.1.1 Anamnese alimentar

A anamnese é constituída por uma pesquisa de dados, realizada por meio de entrevista com o paciente, cujo objetivo é conhecer hábitos alimentares, atitudes e comportamentos ligados à alimentação. Pode ainda avaliar fatores clínicos, sociais, econômicos e culturais quer interferem no tratamento dietético. Embora cada

entrevista seja adaptada à instituição hospitalar, algumas informações gerais importantes são:
a. avaliar alterações de apetite do paciente;
b. história de perda de peso ou ganho (edema);
c. alergias, intolerância, aversões e preferências alimentares;
d. saúde oral e dentária (mastigação, deglutição);
e. alterações no funcionamento do TGI (empachamento, náuseas etc.);
f. hábito intestinal;
g. antecedentes étnicos e culturais (religião, tabus, procedência);
h. presença de doenças crônicas (tipo, tratamento, dieta etc.).

6.2 Dietas hospitalares

Em todas as instituições hospitalares encontramos um Manual de Dietas, que descreve de forma clara e detalhada, muitas vezes ilustrada, como serão preparadas e servidas as dietas de rotina e as dietas especiais. Esse manual é elaborado pela equipe de nutrição com apoio de outras áreas, sempre respaldada pelas recomendações nutricionais vigentes. Todos os colaborares devem conhecer o Manual de Dietas e todas as dúvidas devem ser esclarecidas, para evitar equívocos.

Comumente os hospitais servem aos pacientes 5 a 6 refeições ao dia, conforme descrito a seguir:
a. **Desjejum:** servida no início da manhã para interromper o jejum, é a primeira refeição do dia (com média de 15% a 20% do VCT).
b. **Colação:** pequeno lanche servido durante a manhã, entre o desjejum e o almoço (média de 5% do VCT).
c. **Almoço:** refeição maior e principal, servida entre 11h e 12h30 (média de 30% do VCT).
d. **Lanche ou merenda:** pequena refeição servida no meio da tarde (10% a 15% do VCT).
e. **Jantar:** grande refeição servida no início da noite para melhor digestão e aceitação, normalmente entre 18h e 19h (média de 25% do VCT).
f. **Ceia:** pequena refeição oferecida aproximadamente duas horas após o jantar, antes de o paciente dormir (média de 5% do VCT).

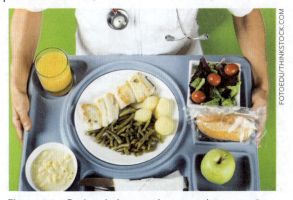

Figura 6.1 – Em hospitais, os pacientes recebem entre 5 e 6 refeições diariamente.

Outros fatores importantes para observar antes do preparo da dieta são:

a. **Volume:** respeitar a capacidade gástrica do paciente. O volume pode ser normal, aumentado ou diminuído. Nos casos em que não se deseja produzir uma distensão gástrica, deve-se aumentar a frequência das refeições e diminuir o seu volume.
b. **Condimentos:** altas concentrações de sal, açúcar e condimentos artificiais sempre são evitadas. Recomenda-se ervas e especiarias naturais, dentro da aceitação, patologia e harmonia com o prato.
c. **Temperatura:** as refeições podem ser oferecidas quentes, frias, geladas ou em temperatura ambiente, de acordo com a prescrição, aceitação individual e harmonia com a preparação servida. Fica sob a responsabilidade da equipe de nutrição todo controle microbiológico dos alimentos oferecidos, respeitando os critérios de tempo e temperatura.

6.2.1 Modificações da dieta segundo a consistência

As dietas podem ter diferentes características, sendo capazes de influenciar na recuperação e saúde do paciente. Uma das características que o nutricionista precisa refletir a respeito é a consistência dos alimentos. Esse fator influencia principalmente o processo digestório, a demanda energética para a digestão, a capacidade respiratória e a capacidade de absorção dos nutrientes pelo organismo. Os principais tipos de dieta, de acordo com suas consistências, são: a dieta geral, a dieta branda, a dieta pastosa, a dieta pastosa homogênea, a dieta leve, a dieta líquida e a dieta líquida restrita, conforme descritas a seguir.

6.2.1.1 Dieta geral

Também chamada de dieta normal, livre ou padrão, é aquela indicada para pacientes que não apresentam restrições específicas. É elaborada com todos os componentes de uma alimentação acessível ao indivíduo não internado em um hospital e procura atender as preferências de cada um, dentro das opções ofertadas. Suas principais características são:

a. **Características nutricionais:** normoglicídica, normoproteica, normolipídica.
b. **Consistência:** normal, seguindo a harmonização com o prato.
c. **Fracionamento:** entre 5 a 6 refeições por dia.
d. **Permanência:** pelo tempo indicado na prescrição médica.
e. **Valor calórico total (VCT) médio:** de 1600 a 2400 calorias por dia ou conforme prescrição;
f. **Distribuição média de macronutrientes:**
    *   carboidratos de 50% a 60% do VCT;
    *   proteínas de 15% a 20% do VCT;
    *   lipídios de 20% a 25% do VCT (sendo 10% de gorduras poli-insaturadas, até 7% de gorduras saturadas e 13% de gorduras monoinsaturadas);
g. **Colesterol:** menos que 300 mg/dia.
h. **Fibras:** 20 a 30 gramas por dia.

6.2.1.2 Dieta branda

Nesse tipo de dieta, todos os alimentos são modificados por cocção, a fim de abrandar as fibras e os tecidos conectivos, conferindo-lhes uma consistência macia. É uma dieta indicada para pacientes com problemas de mastigação (crianças ou idosos, por exemplo), em casos de pós-operatório e, ainda, quando há alterações gastrointestinais nas quais a função gástrica e a ação química estão reduzidas ou requerem menor estímulo. É semelhante à dieta geral, porém contém alimentos mais macios e de fácil digestão. É a consistência intermediária na progressão para dieta geral. As principais características gerais da dieta branda estão indicadas a seguir:

a. **Características nutricionais:** normoglicídica, normoproteica e normolipídica.
b. **Consistência:** alimentos bem cozidos.
c. **Fracionamento:** entre 5 a 6 refeições por dia.
d. **Permanência:** tempo indeterminado ou de acordo com a prescrição.
e. **VCT médio e divisão de nutrientes:** o mesmo padrão da dieta geral.
f. **Fibras:** amolecidas por cocção, subdivisão ou processamento mecânico.

Você sabia que, dentre os principais alimentos indicados para uma dieta branda, destacam-se carnes cozidas, assadas e refogadas, desde que apresentem consistência macia, vegetais cozidos e refogados, ovo cozido pochê e quente, frutas cozidas e frutas bem maduras sem casca, leite e mingaus?

Além dos alimentos indicados, é fundamental preocupar-se com os alimentos que devem ser evitados. Dentre os principais, destacam-se os alimentos com cascas fibrosas e grandes espessuras; os alimentos gordurosos, como frios, embutidos, queijos amarelos, carnes gordas e creme de leite; os doces concentrados, como goiabada, marmelada, caldas caramelizadas e chocolates (devido à formação de gases); e alimentos como leguminosas (grãos) e batata doce, pela grande possibilidade de flatulência.

6.2.1.3 Dieta pastosa e pastosa homogênea

A dieta pastosa tem como finalidade favorecer a digestibilidade em situações de comprometimento de fases mecânicas do processo digestivo, como falta de dentes, dificuldade de deglutição, ou, ainda, em fases críticas de doenças crônicas, como insuficiência cardíaca ou respiratória, nas quais são comuns cansaço e dispneia.

Assim como a dieta branda, a dieta pastosa objetiva proporcionar certo repouso digestivo. Sua consistência é menos sólida, apresentando-se mais cremosa. É indicada para pacientes com dificuldade de mastigação, disfagia, pré e pós-cirúrgicos. Considerando as principais características, tem-se:

a. **Características nutricionais:** normoglicídica, normoproteica e normolipídica.
b. **Consistência:** alimentos na forma pastosa.
c. **Fracionamento:** em média 5 a 6 refeições por dia.
d. **Permanência:** tempo indeterminado ou de acordo com prescrição.
e. **Fibras:** modificadas por processos mecânicos (liquidificador) ou cocção. Em alguns casos devem ser suplementadas.
f. **VCT médio e divisão de nutrientes:** o mesmo padrão da dieta geral.

Você sabia que, na tentativa de favorecer o processo de digestão do paciente e minimizar possíveis desconfortos alimentares, é adequado que sejam ingeridos alimentos como leite e derivados (queijo cremosos, iogurte, coalhada) e mingau; carnes processadas, desfiadas e até mesmo em pasta; ovo cozido e pochê; frutas cozidas, amassadas, em purês e sucos; vegetais na forma de purê, bem cozidos ou amassados; arroz e macarrão bem cozidos; leguminosas batidas ou só o caldo; sobremesas como arroz doce, doces em pasta, gelatina, pudim, flan, cremes, sagu, frutas cozidas ou amassadas?

É importante destacar que, na dieta pastosa homogênea, todos os critérios da dieta pastosa são respeitados. No entanto, nenhum tipo de fragmento deve permanecer, sendo a consistência lisa a mais indicada. Essa dieta pode ser chamada, em algumas instituições de saúde, de dieta para disfagia ou geriátrica. Muitas vezes não é prevista em separado em todos os hospitais, sendo muito utilizada por fonoaudiólogos para conduzir exercícios de deglutição em pacientes em reabilitação (disfagia), pois oferecem menor risco de broncoaspiração. São contraindicadas preparações com mistura de consistência e líquidos ralos.

Destaca-se que essa dieta é indicada para pacientes com disfagia a líquidos, alterações de deglutição e risco de broncoaspiração, como doenças neurológicas e mediante sequela de AVC, por exemplo. Atenção à hidratação do paciente, devido à pouca oferta oral de líquidos. Em alguns casos, o paciente necessita de sonda nasoenteral para oferta hídrica.

Na dieta pastosa homogênea, destacam-se purês firmes, mingau espessado, sopas liquidificadas e espessadas. Já dentre os alimentos que devem ser evitados, estão os líquidos em geral, gelatinas, sorvetes e quaisquer alimentos que se liquefaçam em contato com a boca. Líquidos podem ser ofertados com uso de espessante para manobras de deglutição, sempre com supervisão dos fonoaudiólogos.

6.2.1.4 Dieta leve ou semilíquida

É considerada uma dieta intermediária entre as consistências líquidas e brandas. Seu objetivo principal é proporcionar repouso digestivo. É composta por uma mistura de consistências líquidas e semissólidas. Destaca-se que essa dieta deve ser composta por alimentos facilmente digeridos.

Sua indicação principal é para pacientes com dificuldade de mastigação, deglutição, lesões obstrutivas do trato gastrointestinal, preparo de exames, pré e pós-cirúrgicos. A seguir estão indicadas as principais características:

a. **Características da dieta:** normoglicídica, normoproteica e normocalórica.
b. **Consistência:** alimentos líquidos e semissólidos.
c. **Fracionamento:** 5 a 6 refeições por dia.
d. **Permanência:** tempo indeterminado, sob prescrição médica.
e. **Fibras:** devem ser suplementadas.
f. **Divisão de macronutrientes:** o mesmo padrão da dieta geral.

6.2.1.5 Dieta líquida

A dieta líquida é muito indicada no preparo de exames, em períodos pré e pós-cirúrgicos, e, ainda, em casos de anorexia, lesões ou cirurgias bucais e doenças obstrutivas do trato gastrointestinal. De modo geral, costuma ser hipolipídica, hipoproteica, hipocalórica e hipoglicídica. As principais características gerais dessa dieta encontram-se a seguir:

a. **Consistência:** líquida ou com alimentos que se tornam líquidos diante temperatura corpórea, como sorvete e gelatina, sob prescrição específica.
b. **Fracionamento:** 2 em 2 horas ou 3 em 3 horas.
c. **Objetivo:** saciar a sede, evitar desidratação e acidose, manter a função renal.
d. **Volume:** 200 a 400 mL por refeição.
e. **Fibras:** praticamente isenta, podendo haver prescrição de suplementos.

Por conter baixo valor calórico e nutricional, se a dieta for prescrita por longos períodos, pode ser necessário suplementar com nutrientes (proteínas, vitaminas e minerais) e calorias, seja na forma de suplementos alimentares ou associação de dieta enteral. Dentre os principais exemplos de alimentos, podem ser citados sopas e caldos liquidificados e coados; leite, iogurte e mingau não espessado; gelatina, sorvete e doces que se liquefazem; e sucos coados.

6.2.1.6 Dieta líquida restrita

Também chamada de dieta líquida sem resíduos é utilizada em períodos pós-operatórios ou no preparo de exames e cirurgias intestinais, com finalidade de hidratação. Oferece um mínimo de resíduos para propiciar o máximo de repouso gastrointestinal. Suas principais características são dadas a seguir:

a. **Características da dieta:** devido à consistência, é classificada como uma dieta hipolipídica, hipoproteica, hipocalórica e hipoglicídica.
b. **Consistência:** água, líquidos límpidos e carboidratos.
c. **Fracionamento:** 2 em 2 horas ou 3 em 3 horas.
d. **Permanência:** 2 ou 3 dias em média, uma vez que não contém leite e outras fontes proteicas. Seu valor nutritivo e calórico é muito baixo, dificultando sua manutenção. Caso seja necessário, deve-se associar nutrição parenteral ou, no mínimo, solução glicosada.
e. **Objetivo:** saciar a sede, evitar desidratação e acidose, manter a função renal.
f. **Volume:** 200 a 400 mL por refeição.
g. **Fibras:** praticamente isenta.

Os principais alimentos indicados para dieta líquida são caldos de carne ou legumes coados; gelatina; suco de fruta coado e chás.

6.3 Nutrição enteral e parenteral

A via de alimentação tradicional é a boca. Porém, nem sempre os indivíduos estão capacitados para se alimentar dessa forma. Assim, em muitos casos emprega-se a via enteral ou a via parenteral.

6.3.1 Vias de Alimentação

As vias de alimentação se dividem da seguinte forma:

a. **Via oral:** alimentação pela boca e é sempre a primeira escolha como via de alimentação. Só é descartada se o paciente não estiver apto. Orienta-se a manter essa via ainda que parcialmente. É indicado o uso de suplementos alimentares para complementar aporte calórico/proteico ofertado ao paciente por essa via ou outras complementares.
b. **Via enteral:** utilização do tubo digestivo para infusão de alimentação por meio de sondas. Indicada na impossibilidade da utilização da via oral ou para complementação alimentar.
c. **Via parenteral:** administração de solução de nutrientes por via intravenosa. Só é indicada em casos de impossibilidade de uso do trato gastrointestinal (TGI).

6.3.2 Nutrição enteral (NE)

A nutrição enteral ocorre com a administração de nutrientes em forma líquida diretamente no tubo digestivo, sem depender do apetite e da colaboração do paciente. É indicada em situações em que o consumo alimentar esteja comprometido, ou seja, o paciente ingere quantidades insuficientes de alimento e não atinge suas necessidades calóricas, seja por alterações do apetite ou doenças.

As via de acesso enterais são:

a. Sonda orogástrica ou nasogástrica (SNG): a sonda é introduzida pela boca ou narina, indo até o estômago.

b. Sonda oroenteral ou nasoenteral (SNE): a sonda é introduzida pela boca ou narina, indo até o duodeno ou jejuno.

Para decidir por uma intervenção alimentar com utilização de sondas nasogástricas ou nasoenterais, os profissionais de saúdem devem considerar os fatores a seguir:

a. trato gastrointestinal funcionante;

b. tempo de uso previsto menor que 6 semanas;

c. baixo custo e fácil colocação;

d. técnicas de passagem: manual (ausculta gástrica) ou via endoscópica;

e. A sonda nasoentereal minimiza risco de aspiração.

Dependendo do local de introdução da sonda, tem-se alguns nomes específicos, como gastrostomia e jejunostomia. Chama-se gastrostomia quando a sonda é introduzida por via endoscópica ou cirúrgica, diretamente no estômago. Chama-se jejunostomia quando a sonda é introduzida por via cirúrgica no intestino, na região do jejuno.

Além disso, é importante compreender que esse tipo de nutrição exige a utilização de uma fórmula especial, parcialmente hidrolisada, para garantir a digestibilidade. Para decidir por esse tipo de intervenção, os fatores abaixo devem ser considerados:

a. tempo de uso previsto maior que 6 semanas;

b. maior custo, colocação exige equipe especializada;

c. técnicas via endoscópica ou cirúrgica.

Quanto à forma de administração, as dietas podem ser administradas em intervalos regulares de tempo (2 em 2 horas, 3 em 3 horas, 4 em 4 horas etc.), por meio de frascos e equipos (gotejamento gravitacional) ou por seringa (em bolos), técnica chamada de intermitente. Ou podem ser administradas ao longo do dia (12 ou 24 horas), geralmente com auxílio de bomba de infusão (controle de gotejamento), chamado de método contínuo.

Quanto à composição, as dietas podem ser produzidas artesanalmente ou industrializadas. Na categoria industrializadas, podem ser apresentadas como pó para reconstituição, dietas líquidas semiprontas para uso e dietas prontas para uso. As dietas industrializadas são especializadas e seguras do ponto de vista microbiológico.

As formulações de dietas enterais podem ser divididas em fórmula padrão ou fórmula especializada, de acordo com a indicação. A fórmula padrão é composta por dietas normo/normo ou hiper/hiper, nutricionalmente completas, que podem ser usadas em situações diversas. Já a fórmula especializada é composta por nutrientes específicos, sendo destinada a determinadas patologias.

Além disso, também podem ser classificadas quanto à complexidade de nutrientes. De acordo com essa classificação, temos:

a. **Poliméricas:** nutrientes na forma intacta, ou seja, carboidratos, proteínas e lipídios.
b. **Oligoméricas:** nutrientes parcialmente hidrolisados, como dipeptídeos, triglicerídeos e dissacarídeos).
c. **Elementares:** nutrientes totalmente hidrolisados (aminoácidos, ácidos graxos e glicose).

Porém, embora as dietas enterais sejam muito úteis, podem apresentar algumas complicações. As mais comuns são diarreia, devido à velocidade de gotejamento, ou eventual contaminação; obstipação, devido a dietas pobres em fibras, principalmente caseiras ou quando as fibras são muito reduzidas para facilitar a passagem pela sonda; náuseas e vômitos, devido principalmente ao posicionamento do paciente e ao volume infundido; pneumonia aspirativa, devido à sonda mal posicionada; e sinusite, devido à permanência prolongada nas narinas.

6.3.3 Nutrição parenteral

A nutrição parenteral baseia-se na utilização de uma solução estéril de nutrientes, infundida por via intravenosa, por meio de acesso venoso central ou periférico. O sistema digestório fica completamente excluído no processo. É indicada, portanto, para patologias que causem alteração no funcionamento do organismo, como fístulas, obstruções por neoplasias e síndrome de má absorção.

As vias de acesso da nutrição parenteral se dividem em *nutrição parenteral periférica* (NPP) e *nutrição parenteral total* (NPT), conforme descrito no Quadro 6.1.

QUADRO 6.1 – PRINCIPAIS CARACTERÍSTICAS DA NUTRIÇÃO PARENTERAL PERIFÉRICA E TOTAL

TIPO DE NUTRIÇÃO PARENTERAL	PERIFÉRICA (NPP)	TOTAL (NPT)
Tipo de acesso	Através de veias de menor calibre com rodízio a cada 48 h (periférico).	Através de veias de grande calibre utilizando cateter exclusivo (central).
Tempo de terapia	7 a 10 dias	7 a 10 dias
Atendimento às necessidades nutricionais	Atinge parcialmente necessidades nutricionais (utiliza soluções com menor concentração de glicose).	Atinge totalidade das necessidades nutricionais (soluções com concentração maior de glicose).

As principais complicações das dietas parenterais podem ser mecânicas, como lesões na inserção do cateter; infecciosas, sendo essa a principal causa de mortalidade; metabólicas, como hiperglicemia, hipertrigliceridemia e alterações enzimáticas; e atrofia da mucosa intestinal, devido ao repouso proposto. Nesse caso, sempre que possível, é indicada a associação com nutrição enteral, para evitar possíveis complicações.

6.4 Dietas especiais

As dietas especiais são aquelas preparadas especificamente para alguma necessidade do paciente, em que há isenção ou quantidade reduzida de determinados alimentos ou substâncias. Podemos classificá-las em:

- dieta hipossódica;
- dieta hipogordurosa;
- dieta hipoproteica;
- dieta hipocalórica;
- dieta laxativa;
- dieta hiperproteica;
- dieta com resíduos mínimos;
- dieta antifermentativa;
- dieta sem irritantes gástricos.

6.4.1 Dieta hipossódica

As dietas hipossódicas são prescritas especialmente para prevenção ou controle de edemas e hipertensão ou hipernatremia. São indicadas para pacientes renais e cardíacos, que apresentam hipertensão, com ou sem edema. Dependendo do estado do indivíduo, a restrição de sódio será determinada, podendo variar entre restrição leve de sódio até 1.000 mg de sódio diário. Dentre as principais condutas estão a diminuição ou exclusão de consumo de alimentos ricos em sódio, como embutidos, enlatados, industrializados, conservas e embutidos.

Em instituições hospitalares, a dieta é preparada sem o acréscimo de sal, sendo encaminhado, no almoço e jantar, um sachê de sal (1 g) para acréscimo. Em casos mais severos, não é oferecido sal de adição, apenas o sódio natural dos alimentos. Em ambos os casos, ervas e especiarias e outros temperos naturais são muito indicados para garantia do sabor dos alimentos.

6.4.2 Dieta hipogordurosa

As dietas com baixo teor de gordura ou isentas são chamadas de hipogordurosas. Além disso, o tipo de gordura selecionado é muito importante, evitando-se as gorduras saturadas e trans, que devem ser substituídas pelo consumo de gorduras mono e poli-insaturadas. É indicada para pacientes com restrição ao consumo de gordura, não necessariamente de calorias totais.

A restrição de gorduras implica na limitação de gorduras visíveis e de gordura incorporada ao alimento. Essa dieta atende especialmente os pacientes em que a restrição de gorduras pode interferir, favoravelmente, no sistema digestivo.

6.4.3 Dieta hipoproteica

Dieta restrita ou com baixos teores de proteínas é geralmente indicada para pacientes com dificuldades hepáticas ou renais. A restrição varia conforme o grau de evolução da doença. Geralmente são dietas normocalóricas, hiperglicídicas, hipoproteicas e normolipídicas. Evitam-se outras consequências com restrição de determinados grupos alimentares.

As restrições geralmente são mais associadas à proteína de origem animal, chamada de proteína completa. Todo paciente deve ser mantido em constante avaliação, para caso de ajustes na dieta.

6.4.4 Dieta hipocalórica

Para esse tipo de dieta, o ideal é que haja uma composição harmônica, equilibrada e balanceada, pois há restrição de calorias totais fornecidas ao paciente. A redução calórica requer critérios claros e acompanhamento profissional individualizado.

É importante que seja uma dieta equilibrada, para evitar a carência de nutrientes essenciais, que garantam a saúde e a qualidade de vida do indivíduo, incluindo vitaminas, minerais, fibras e compostos bioativos. Essa dieta é normalmente indicada a pacientes com distúrbios alimentares ou obesidade. Inicia-se retirando os alimentos calóricos e não essenciais, como carboidratos simples e açúcares, frituras e alimentos com grande valor calórico.

APRENDA COM A WEB

Muitas dietas hipocalóricas são desenvolvidas principalmente para redução de peso. Um exemplo muito conhecido é a dieta *Low carb*. Amplie os seus conhecimentos sobre essa dieta por meio da leitura do material *Efeitos colaterais de uma dieta cetogênica*, disponível no link <https://bit.ly/2jLouNM>. Acesso em: 10 maio 2018.

Nas dietas com redução calórica, os pacientes devem optar por vegetais, frutas e hortaliças, além de ingredientes integrais. Também é fundamental remanejar o tamanho das porções para que a dieta seja equilibrada.

6.4.5 Dieta laxativa

Trata-se de uma dieta rica em alimentos formadores de resíduos intestinais, incluindo alimentos ricos em fibras insolúveis (não são digeridas e proporcionam aumento do volume fecal, estimulando o peristaltismo intestinal). É indicada para pacientes com obstipação intestinal, em casos de hiperglicemia, hiperlipidemia e hipercolesterolemia, sempre associadas ao consumo de fibras solúveis.

Com o objetivo principal de facilitar o trânsito intestinal, são indicados alimentos integrais, vegetais, frutas e hortaliças, que possuem bons teores de fibras, e alimentos especialmente laxativos, como ameixa, mamão, aveia, além de ingestão de água. Alimentos fermentativos, como açúcar simples, devem ser evitados devido à formação de gases.

6.4.6 Dieta hiperproteica

A dieta hiperproteica é composta por todos os nutrientes necessários ao organismo para sua manutenção, reparação, processos vitais, crescimento e desenvolvimento, porém, com acréscimo de proteínas. Essa dieta é comumente indicada para pacientes que necessitam de reposição de proteínas, seja devido à perda de massa corpórea, hipercatabolismo, queimaduras ou pacientes que estejam com o estado imunológico comprometido. Em alguns casos, também é indicada a esportistas e atletas, desde que sejam previamente avaliados. Consiste em um plano alimentar normocalórico, normoglicídico, hiperproteico e normolipídico.

6.4.7 Dieta com resíduos mínimos (de alta absorção ou sem resíduos)

A dieta com resíduos mínimos é pobre em alimentos formadores de resíduos intestinais, como fibras que poupam o trato gastrointestinal. É indicada para pacientes cuja condição clínica interfere no sistema digestório, como nos casos de preparos cirúrgicos, diarreia aguda, doença de Crohn, síndrome do cólon irritável, diverticulite, colite ulcerativa. Além disso, pode ser indicada para quadros crônicos, nos quais é necessário repouso intestinal ou, ao menos, moderação do trânsito intestinal, para controle do peristaltismo.

Nessa dieta, a oferta de líquidos e eletrólitos deve ser suficiente para repor as perdas diárias, sendo indicado água, água de coco e bebidas isotônicas, preferencialmente ricas em potássio. As fibras solúveis são importantes para auxiliar no controle intestinal pela viscosidade que proporcionam, bem como pela capacidade de produção de ácidos graxos de cadeia curta, importantes para integridade e recuperação da mucosa intestinal.

Os alimentos que podem ser excluídos da dieta são aqueles ricos em fibras insolúveis, especiarias e condimentos irritantes da mucosa, bebidas gaseificadas, hortaliças e legumes crus, leite e derivados, doces e açúcar.

6.4.8 Dieta antifermentativa

É uma dieta em que são excluídos todos os alimentos fermentativos, sendo indicada para pacientes com desvio de flora intestinal ou distensão abdominal causada por gases.

De forma geral, consiste em dieta normocalórica, normoproteica, normoglicídica e hipogordurosa. Recomenda-se a redução de açúcares gerais, especiarias e condimentos irritantes, bebidas gaseificadas, leguminosas (feijão, ervilha e lentilha), brássicas, leite e derivados.

6.4.9 Dieta sem irritantes gástricos

Consiste em dieta isenta de alimentos que estimulam a secreção acida gástrica e isenta de irritantes gástricos, sendo indicada para pacientes com distúrbios do aparelho digestivo.

A consistência dos alimentos deve ser adaptada às condições da cavidade oral e conforme tolerância individual. Em alguns casos, o leite deve ser evitado, variando conforme aceitação individual. É indicado excluir frituras, bebidas alcoólicas, café e chás escuros, refrigerantes e condimentos irritantes.

6.4.10 Dieta rica em cálcio

É uma dieta que atende aos preceitos básicos de harmonia, adequação, qualidade e quantidade dos alimentos, mas que precisará de suplementação ou será enriquecida com alimentos que sejam fonte de cálcio. É indicada para pacientes em condições normais de alimentação que necessitem de suplementação de cálcio, sem restrição de nutrientes e alimentos quanto à consistência.

APRENDA COM A LEITURA

Aprenda mais sobre o cálcio como elemento essencial para o organismo humano e as possíveis formas de otimizar o consumo deste macronutriente por meio da leitura do artigo de revisão *Cálcio dietético – estratégias para otimizar o consumo*, de Giselle Pereira e colaboradores, disponível em: <www.scielo.br/scielo.php?pid=S0482-50042009000200008&script=sci_abstract&tlng=pt>. Acesso em: 10 maio 2018.

É importante destacar que, na dieta rica em cálcio, promove-se a inclusão de alimentos com leite, seus derivados e vegetais verde-escuros. Porém, é imprescindível evitar o conflito com ferro quando ingeridos simultaneamente, visto que esses dois elementos competem durante o processo de absorção no organismo.

6.4.11 Dieta rica em ferro

Essa dieta é indicada para pacientes que necessitem de um maior aporte de ferro. O caso que mais merece atenção é a anemia ferropriva, que é a principal causa de distúrbios à saúde e perda de capacidade de trabalho e desempenho em crianças.

Muitas vezes a deficiência não ocorre apenas pela baixa ingestão do mineral, mas pela forma como é feita a veiculação do ferro em nosso organismo. As causas da carência podem ser as mais diversas: uma dieta pobre em ferro, com oferta de ingredientes conflitantes, como o cálcio; absorção inadequada; doenças intestinais; remoção cirúrgica do estômago; e perda excessiva de sangue.

De modo geral, essa dieta sugere a inclusão de alimentos ricos em ferro, como carnes vermelhas, fígado, vegetais verde-escuros. Além disso, é preciso estar atento à eliminação ou redução dos fatores que prejudicam a absorção de ferro, como taninos, encontrado nos chás, e polifenois, presentes no café e chocolate, e a inclusão de alimentos que favorecem a absorção de ferro, como o ácido ascórbico, contido em frutas cítricas, proteínas tissulares, carne vermelha, frango e peixe.

6.4.12 Dieta sem glúten

É uma dieta restrita em alimentos que são fonte de glúten. Atualmente sabe-se que não basta eliminar o alimento que contém glúten, mas também aqueles que estiveram em contato com glúten ou que foram produzidos nos mesmos maquinários ou equipamentos. É indicada para paciente com alergia ao glúten.

Em relação à consistência alimentar, deve-se pensar em como suprir a falta do glúten. Também deve-se considerar o aumento do consumo de fibras e água, pois grande parte dos produtos sem glúten podem causar constipação intestinal.

FINALIZANDO

Este capítulo abordou as principais dietas de acordo com a consistência de seus alimentos e composições. O leitor pôde compreender a importância de uma dieta específica no reestabelecimento da saúde de um indivíduo, visto que a alimentação pode influenciar inclusive na capacidade respiratória, e não apenas na nutrição do corpo. Discutiu-se também as nutrições enterais e parenterais, como possíveis meios de garantir a nutrição e hidratação do organismo de uma pessoa impossibilitada de ingerir alimentos.

Além de muitos benefícios para pessoas hospitalizadas ou que necessitam de uma especificidade alimentar por conta da saúde, as dietas também podem trazer benefícios estéticos. Após aplicar seus conhecimentos sobre dietas especiais, vamos conhecer as dietas estéticas no próximo capítulo?

PRATICANDO

1. Embora muitas pessoas possam se alimentar naturalmente sem se preocupar com as caraterísticas físicas e químicas dos alimentos, existe um grande número de indivíduos com uma série de restrições alimentares. Por isso, os profissionais responsáveis pela dieta de uma determinada pessoa devem realizar uma série de avaliações por meio da chamada anamnese alimentar. Considerando a anamnese, cite oito questionamentos gerais que devem fazer parte de uma boa ficha de avaliação.

2. Em pessoas saudáveis ou sem nenhum tipo de alteração no funcionamento dos órgãos, a alimentação deve ocorrer pela boca. Muitos indivíduos, porém, não estão fisicamente saudáveis e devem se alimentar de outras formas. Quais seriam essas possíveis formas?

DESAFIO

Leia o caso a seguir:
Um paciente hospitalizado com enfisema pulmonar crítica encontra-se com problemas renais, hipertenso e com edemas frequentes. A equipe responsável pela alimentação desse paciente indicou uma série de restrições e orientações alimentares que pudesse contribuir com a melhora da saúde ou diminuir possíveis desconfortos.

Considerando o caso apresentado, quais as principais orientações indicadas pela equipe profissional ao paciente?

DIETAS ESPECIAIS   149

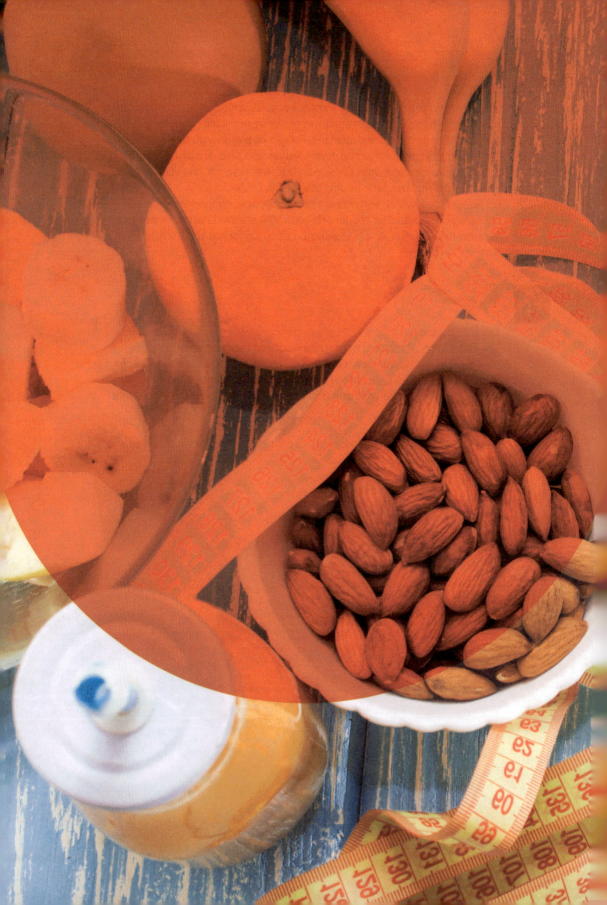

CAPÍTULO 7

DIETAS PARA BENEFÍCIOS ESTÉTICOS

NESTE CAPÍTULO, VOCÊ ESTARÁ APTO A:

» Elucidar as principais desordens estéticas faciais e corporais. Vamos abordar a fisiopatologia e forma de avaliação para capacitá-los.
» Aprimorar o conhecimento a respeito das cirurgias plásticas mais realizadas para tratar as desordens estéticas, além das intervenções nutricionais para os procedimentos de pré e pós-operatório.
» Aprender a gourmeterapia, uma técnica muito utilizada atualmente na área da beleza.

7.1 FISIOPATOLOGIA E AVALIAÇÃO DAS DESORDENS ESTÉTICAS

A palavra desordem significa desarranjo ou desalinho, ou seja, algo que está fora do lugar, fora de seu prumo. Assim, já que a estética seria, em sua essência, a aparência harmoniosa em sua forma, podemos dizer que a desordem estética é aquela que, por algum motivo, está fora do padrão considerado normal.

Assim, a nutrição é um grande parceiro na busca estética. Devemos lembrar, entretanto, que a nutrição pode tanto desencadear uma desordem estética como pode melhorá-la, até eliminá-la em alguns casos. Podemos citar a acne, o envelhecimento cutâneo, a lipodistrofia ginoide (celulite), a obesidade, entre tantos outros temas que serão abordados a seguir.

Antes, vamos entender um pouco mais sobre o sistema tegumentar, como é sua disposição e do que é composto.

7.1.1 Sistema tegumentar

A pele é o maior órgão do corpo humano, correspondendo a, aproximadamente, 16% de todo o peso corporal. Seu objetivo principal é de proteção contra toda e qualquer agressividade externa, como a contaminação por microrganismos ou a radiação ultravioleta. Além disso, também é fundamental para a proteção física dos órgãos internos e contra a perda de água, além de outras funções, como a termorregulação e as funções sensoriais como tato, pressão, dor e calor.

Para exercer tais funções, a pele é composta por três camadas: a epiderme, a derme e o tecido subcutâneo ou hipoderme, conforme a Figura 7.1.

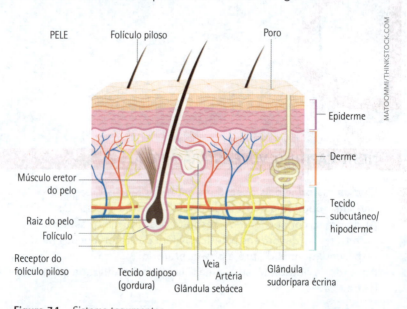

Figura 7.1 – Sistema tegumentar.

A epiderme é a primeira camada ou a camada mais externa que reveste o corpo. Ela é composta por um tecido estratificado queratinizado, sem vascularização. Portanto, é irrigado e nutrido por meio dos vasos que se encontram na camada abaixo, a derme.

Na derme também podemos encontrar seus anexos, como folículo piloso, a glândula sebácea e a glândula sudorípara. A epiderme pode ainda ser dividida em outras quatro camadas: o estrato basal, o estrato espinhoso, o estrato granuloso e o estrato córneo, conforme a Figura 7.2. Na palma das mãos e na planta dos pés podemos ainda encontrar uma quinta camada, chamada lúcida, que confere maior espessamento para proteção dessas regiões.

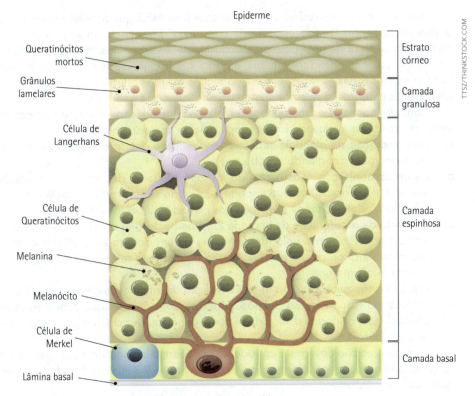

Figura 7.2 – Estrutura da epiderme.

A derme é a camada da pele que tem as funções mais importantes. Ela é subdividida em duas:
- **Derme papilar:** a região mais próxima da epiderme.
- **Derme reticular:** a região mais próxima ao tecido subcutâneo. Ela é composta por estruturas fibrosas, vasos sanguíneos e linfáticos, terminações nervosas e as glândulas sebáceas e sudoríparas que emergem da epiderme. É um importante tecido que irá conferir a elasticidade, por meio das suas mais importantes fibras, o colágeno e a elastina.

Por último, o tecido subcutâneo é formado por grandes células chamadas adipócitos, que acumulam moléculas de triacilgliceróis (gordura). Essas células podem aumentar em número (hiperplasia) e volume (hipertrofia) ao longo de toda a vida do indivíduo, o que o permite engordar.

7.2 Desordens estéticas cutâneas faciais

A face é acometida por muitas desordens que, por comprometerem a estética, são conhecidas como desordens estéticas faciais. Dentre as principais desordens destacam-se a acne, o envelhecimento, as discromias e a desidratação.

7.2.2 Acne

A acne pode ser considerada uma desordem estética que acomete grande parte dos adolescentes, sendo encontrada com maior frequência no sexo masculino. Porém, não se trata de uma patologia exclusiva de adolescentes, podendo também ser identificada em indivíduos adultos, embora sua frequência seja bastante inferior. Pode acometer todas as raças, entretanto alguns estudos relatam ser menos intensa em orientais e negros, o que nos sugere grande influência genética.

Contudo, trata-se de uma doença do folículo pilossebáceo resultante de cinco fatores patogênicos que, quando juntos, propiciarão ao aparecimento da acne. São eles:

a. **Hipersecreção da glândula sebácea**: resultado de uma produção excessiva de sebo por meio das glândulas sebáceas.
b. **Hiperqueratinização (obstrução do óstio)**: resultado de uma queratinização anormal (aumentada), que irá impedir a saída do sebo produzido pela glândula sebácea. Pode resultar na formação dos comedões abertos e fechados.
c. **Aumento da proliferação da bactéria *Propionibacterium acnes***: trata-se de bactérias que colonizam a pele naturalmente, porém podem se proliferar quando encontram alta produção de sebo. Estão diretamente relacionadas com a atividade pró-inflamatória.
d. **Processo inflamatório**: referem-se à condição de inflamação da pele acneica.
e. **Fatores individuais**: estilo de vida do indivíduo, por exemplo, profissão (acne ocupacional), cuidados diários de higiene, genética, uso de medicamentos, dieta, entre outros.

Esses fatores não devem ser considerados de forma isolada, uma vez que é o seu conjunto que proporciona a formação da acne. A Figura 7.3 ilustra a formação de um quadro acneico inflamatório.

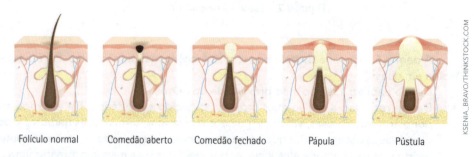

Folículo normal   Comedão aberto   Comedão fechado   Pápula   Pústula

Figura 7.3 – Formação da lesão acneica a partir de folículo saudável.

A acne pode ser dividida em cinco graus, de acordo com sua gravidade:
a. **Grau I**: comedoniana. Há a prevalência de comedões abertos e fechados e não apresenta quadro inflamatório.

b. Grau II: papulopustulosa. Presença de comedões abertos e fechados, pápulas e pústulas. Já apresenta processo inflamatório
c. Grau III: nódulo-cística. Presença de comedões abertos e fechados, pápulas, pústulas, nódulos e cistos.
d. Grau IV: conglobata. Igual ao grau III, somados a nódulos purulentos formando abscessos e fístulas.
e. Grau V: fulminante. Além de todas as características presentes no grau IV, pode apresentar febre súbita, poliartralgia, hemorragia e necrose de algumas lesões. Bastante rara e de maior prevalência em indivíduos do sexo masculino.

O tratamento da acne deve ser multifatorial, portanto, uma terapia combinada será de grande valia para tratamento e prevenção. Uma higiene correta, cuidados diários e alimentação com dieta saudável e rica em alimentos podem auxiliar o controle das causas da acne. Veremos nos itens a seguir a melhor dieta para melhorar a acne.

7.2.3 Envelhecimento cutâneo

O envelhecimento cutâneo pode ser classificado em intrínseco e extrínseco. Vejamos:

- **Intrínseco:** também chamado de cronoenvelhecimento. É causado por fatores naturais, de acordo com a idade e a genética da pessoa.
- **Extrínseco:** também chamado de fotoenvelhecimento. É causado principalmente pela radiação solar. Outros fatores, porém, vão interferir diretamente nesse processo, como a poluição, o estresse, a falta de sono, a alimentação, entre outros.

O crescimento das áreas urbanas e a modernização fizeram com que novos fatores ambientais se desenvolvessem, os quais contribuem diretamente para o envelhecimento.

Mas, afinal, o que é o envelhecimento cutâneo? São alterações visíveis na pele que aparecem precocemente, ou seja, antes do geneticamente previsto. Essas alterações são bastante conhecidas, como linhas de expressão e rugas profundas, alterações na pigmentação da pele tanto para hipercromias (manchas) como para acromias (ausência de cor), alterações na textura da pele, entre outras.

Nesse sentido, criou-se a Escala de Glogau, um sistema bem conhecido que classifica o grau de envelhecimento da pele de acordo com suas características. Observe o Quadro 7.1.

QUADRO 7.1 – CLASSIFICAÇÃO DOS GRAUS DE ENVELHECIMENTO DA PELE DE ACORDO COM A ESCALA DE GLOGAU

TIPO	CLASSIFICAÇÃO	CARACTERÍSTICAS
I	Fotoenvelhecimento precoce	- Rugas mínimas - Discretas alterações de pigmentação - Idade do paciente: 20 a 35
II	Fotoenvelhecimento precoce a moderado	- Rugas com movimento - Lentigos senis precoces e visíveis - Sulco nasogeniano mínimo - Idade do paciente: 35 a 50

TIPO	CLASSIFICAÇÃO	CARACTERÍSTICAS
III	Fotoenvelhecimento avançado	- Rugas em repouso - Discromia óbvia - Idade do paciente: 50 a 65
IV	Fotoenvelhecimento grave	- Rugas profundas - Discromias - Sulco nasogeniano profundo - Flacidez - Pele amarelo-acinzentada - Idade do paciente: 60 ou mais

FONTE: ADAPTADO DE SEIXAS (2018).

7.2.4 Alterações pigmentares

As alterações pigmentares podem causar excesso ou ausência de pigmentação. Podem ser classificadas como:
- **acromia:** ausência total de pigmentos na pele, como o vitiligo;
- **hipocromia:** há diminuição na produção de pigmento;
- **hipercromia** ou **hiperpigmentação:** ocorre o aumento excessivo da produção de pigmento, como melasmas e efélides. É a manifestação clínica mais comum e para a qual as pessoas mais buscam tratamento. O melasma (palavra grega, significa enegrecido, referindo-se à coloração castanha) normalmente se manifesta em áreas fotoexpostas, ou seja, na face e na região cervical, com formas irregulares e bem delimitadas, conforme Figura 7.4.

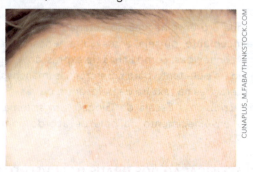

Figura 7.4 – Exemplo de caso de melasma.

A literatura aponta que o melasma é muito mais frequente em mulheres do que em homens e prevalece em fototipos de III a V (classificação de Fitzpatrick), além de ser mais comum surgir em indivíduos entre 20 a 35 anos de idade. Sua causa, entretanto, ainda não foi totalmente elucidada. Pode ser de origem multifatorial, ou seja, é resultado de diversos fatores que podem desencadeá-la e que, quando somados, potencializam as chances de aparição. São fatores genéticos; a radiação ultravioleta (um dos principais fatores desencadeantes); hormônios sexuais (incluindo o uso de anticoncepcionais e a gestação); medicamentos; cosméticos; processos inflamatórios da pele; estresse, entre outros.

O diagnóstico do melasma é clínico, de acordo com as características citadas anteriormente, e pode-se utilizar a ferramenta lâmpada de Wood para classificar a profundidade das manchas. Ou seja, determinar se é epidérmico, dérmico ou misto. Essa classificação pode ser interessante para uma adequação terapêutica, visto que é possível alcançar melhores resultados no melasma epidérmico (HAMMERSCHMIDT et al., 2012).

O tratamento é bastante dificultoso, com recidivas, e o objetivo é o clareamento das manchas, além de redução da área afetada. Existem diversos tipos de tratamentos descritos, porém nenhum mostrou-se 100% eficaz.

7.2.5 Desidratação cutânea

A desidratação cutânea pode estar associada a diversas disfunções e patologias, desde má alimentação até alguma doença que provoque alterações no manto hidrolipídico (equilíbrio entre os teores de água e sebo secretado sobre a pele). Temos ainda a desidratação por ordem natural, que ocorre em idosos. O cronoenvelhecimento faz com que algumas células já não funcionem como antes e a aquaporina é uma delas. A aquaporina é um canal responsável pelo transporte de água, e seu déficit causa desidratação. Podemos perceber que se trata de uma desordem multifatorial.

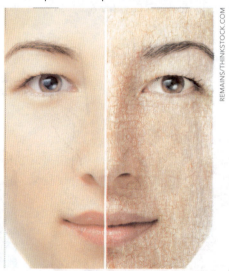

Figura 7.5 – Representação comparativa do aspecto de uma pele desidratada (direita) em relação a uma pele sadia (esquerda).

É importante diferenciarmos, primeiramente, o sebo da água. Uma pele seborreica, ou seja, que produz muito sebo por meio das glândulas sebáceas, não é necessariamente uma pele hidratada. A pele desidratada é aquela que possui pouca água, o que não tem relação com a quantidade de sebo produzido. Essa hidratação é fundamental para o bom funcionamento das células e deveria ocorrer naturalmente por meio do manto hidrolipídico, que mantém a pele lubrificada. Consequentemente, esse manto protege a pele contra a evaporação excessiva de água, além de ajudar na formação de uma barreira contra a possível entrada de microrganismos não desejáveis.

Assim, é necessário repor o teor de água, e existem diversos mecanismos, como uma dieta balanceada, ingestão adequada de água por dia ou pelo uso de cosméticos.

Os cosméticos podem atuar de três formas: pela oclusão que impede a evaporação da água através de película formada sobre a pele; por umectação, que retém a água do ambiente na superfície da pele; e pela hidratação ativa, que promove a hidratação intracelular (STRAPASSON; LUBI, 2011).

7.2.6 Afecções capilares

Embora não atinja diretamente a face, as afecções capilares comprometem significativamente a harmonia facial. Os cabelos estão muito associados à apresentação pessoal, contribuindo para a estética visual de cada indivíduo. Não é de se espantar, então, que qualquer distúrbio resulte em grandes danos à autoestima e às interações psicossociais.

Os cabelos são anexos da pele, chamados de folículos pilosos, assim como os pelos. São divididos em haste (parte visível do cabelo), raiz (parte interna do cabelo, localizado na derme) e bulbo (onde inicia a vida ativa do cabelo). A haste, por sua vez, é dividida em cutícula ou escama (parte externa do fio formada por escamas que o protegem), córtex (fica abaixo da cutícula e é responsável pela estrutura do fio), medula (parte mais interna), conforme a Figura 7.6.

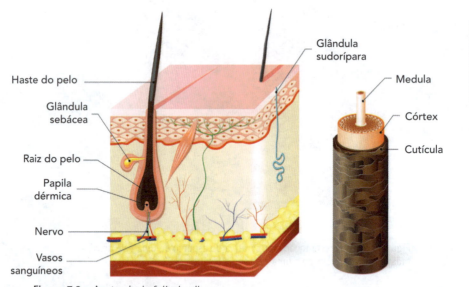

Figura 7.6 – Anatomia do folículo piloso.

O ciclo de crescimento do cabelo passa por três fases:
- anágena: fase de crescimento do pelo;
- catágena: fase de repouso ou transição;
- telógena: fase de repouso para a queda do fio.

Existem diversos fatores que podem influenciar o crescimento dos cabelos, como os genéticos, os emocionais, os hormonais, os ambientais etc. Assim, podemos separar didaticamente em dois grupos as afecções capilares:

- **exógenas:** que incluem a foliculite, o trauma mecânico e as micoses;
- **endógenas:** que vão derivar de danos naturais, fisiológicos, alterações hormonais, ingestão de medicamentos ou tóxicos, entre outros.

Listamos a seguir algumas das principais afecções atuais:

a. **Pitiríase:** caspa ou descamação do couro cabeludo. Ocorre uma descamação fina, esbranquiçada e difusa que acomete o couro cabeludo (não contagiosa). Pode ser provocada por algum produto irritante ou deficiência nutricional (MOSER et al., 2010).

b. **Seborreia:** produção excessiva ou anormal de sebo, com formação de crostas que podem levar à queda capilar. É influenciada por fatores hormonais, alimentares, emocionais e climáticos. É predisponente para a dermatite seborreica (MOSER et al., 2010).

c. **Dermatite seborreica:** processo inflamatório do couro cabeludo com eritema, coceira e escamas gordurosas e amareladas.

d. **Alopecias:** são alterações que envolvem a queda dos fios de forma parcial ou total. Verifique no Quadro 7.2 os tipos de alopecias existentes.

QUADRO 7.2 – CLASSIFICAÇÃO DAS ALOPECIAS

Alopécia androgenética (calvície): queda capilar em homens provocada pela ação dos hormônios andrógenos e com característica genética.	PAULMAGUIRE/THINKSTOCK.COM Figura 7.7 – Alopécia androgenética.
Alopécia areata: perda parcial dos cabelos, formando áreas ovaladas ou arredondadas. Pode ocorrer em homens ou mulheres (mais associadas a problemas emocionais).	ALEXPAPP/THINKSTOCK.COM Figura 7.8 –Alopécia areata.
Alopécia total: perda de 100% dos pelos do corpo.	CHERLATUS/THINKSTOCK.COM Figura 7.9 – Alopécia total.

FONTE: ELABORADO PELAS AUTORAS (2018).

7.3 Desordens estéticas corporais e síndrome da desarmonia corporal

As desordens estéticas são alterações físicas notórias decorrentes de fatores intrínsecos e extrínsecos. Podem acometer a face, os cabelos e o corpo de um indivíduo, porém de forma individualizada ou associada. A Síndrome da Desarmonia Corporal (SDC) também é de origem multifatorial, e seus desequilíbrios são mais complexos, pois sempre surgem associados. Por exemplo, flacidez e estrias; obesidade, flacidez e FEG. Independentemente da denominação estética, tanto as Desordens Estéticas como a Síndrome da Desarmonia Corporal causam modificações psicossociais em indivíduos, cuja preocupação com a aparência física torna-se fundamental em seu dia a dia.

7.3.1 Obesidade

A obesidade é classificada como uma patologia multifatorial, como genéticas, ambientais, padrões dietéticos e de atividade física; ou ainda fatores individuais de susceptibilidade biológica e também preditora de múltiplas outras doenças. É a condição caracterizada por excesso de gordura corporal resultante de desequilíbrio entre a ingestão e o consumo de energia.

Estima-se que a possibilidade de herança genética de obesidade transite entre 50% e 80% entre familiares. Em linhas gerais, debate-se que os genes intervêm nas vias eferentes (leptina, nutrientes, sinais nervosos, entre outros), em mecanismos centrais (neurotransmissores hipotalâmicos) e de vias aferentes (insulina, catecolaminas, sistema nervoso autônomo).

Desse modo, atuam direta e bioquimicamente nas relações de ganho e perda de peso. Já é possível perceber a complexidade de qualquer tratamento previsto para essa patologia, visto que ela navega, ao menos parcialmente, contrária à própria predisposição genética do indivíduo que atua sobre seus neurotransmissores e hormônios.

Quando se reconhecem padrões dietéticos e atividade física é possível estipular os hábitos culturais ambientais e sociais estabelecidos pelo e para o indivíduo. É necessário reconhecer que uma pessoa pode não ter tanto controle sobre seus hábitos cotidianos quanto afirmam os meios mediáticos. Existem forças coercitivas que influenciam hábitos sociais das pessoas, além de uma rede complexa de relações alimentícias, convívio e acesso a padrões de alimentação socioeconômicos. Para entender essa variação, é só compreender o progressivo consumo de *fast-food* por pessoas assoberbadas, por vezes muito ocupadas para optar conscientemente por uma alimentação mais saudável. Pode ser uma questão cultural, mas não irrelevante.

A obesidade é uma condição complexa que pode acometer qualquer pessoa de todas as idades, sexo ou grupo socioeconômico, inclusive que desejam realizar tratamento estético. Por consequência de um desequilíbrio homeostático, essa desordem corporal frequentemente gera comorbidades como pressão alta, diabetes, derrame cerebral, artrite, apneia do sono, neoplasias. Todas essas doenças, antecipadamente, já são motivos para limitar o trabalho do profissional esteticista nesses pacientes.

O tratamento da obesidade inclui a participação de profissionais multidisciplinares, especialmente por ser causada por diversos fatores. O paciente pode precisar da ajuda de médicos, psicólogos, fisioterapeutas, nutricionistas, educadores físicos e esteticistas, que, em linhas gerais, buscam propor mudanças de estilo de vida, com foco na saúde: reeducação alimentar, atividade física regular e acompanhamento estético. Os profissionais indicam estratégias que auxiliam na diminuição da ansiedade e do estresse, fatores agravantes no aumento da obesidade.

7.3.1.1 Tipos de obesidade

Existem dois tipos de obesidade com base na distribuição da gordura:
- **Obesidade na parte superior do corpo:** também é denominada obesidade central, abdominal, masculina ou androide.
- **Obesidade na parte inferior do corpo:** é conhecida como periférica gluteofemoral, feminina ou ginoide (PORTH et al., 2004).

As complicações provocadas pela obesidade podem ser causadas por excesso de peso, mas também pela distribuição da gordura corporal, que pode estar localizada na região central ou abdominal (conhecida como obesidade na forma de maçã ou androide) ou na região inferior ou do quadril (conhecida como forma de pera ou ginoide), conforme representado na Figura 7.10.

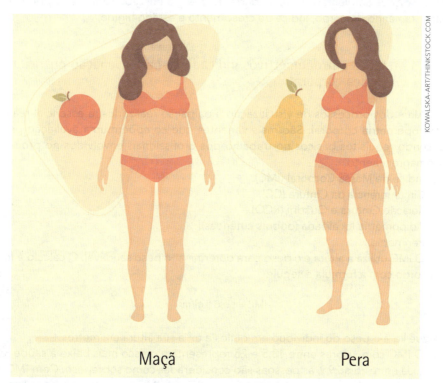

Figura 7.10 – Apresentação dos corpos com padrão estético androide (maçã) ou uma ginoide (pera).

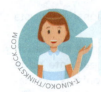

Você sabia que a conveniência de manter-se dentro dos limites corporais desejáveis não obedece apenas a motivos estéticos? Os tratamentos devem favorecer a manutenção e a prevenção do sobrepeso, obesidade e gordura localizada. É importante ter em mente que a reeducação alimentar é de suma importância para a efetividade dos resultados.

7.3.1.2 Avaliação nutricional e reeducação alimentar

A avaliação nutricional pode fornecer informações para que o nutricionista monte a dieta ideal para o indivíduo, levando em consideração as medidas corporais em comparação com as métricas normais, a possibilidade de nutrição excessiva ou subnutrição.

A avaliação clínica é um dos métodos mais importantes para realizar um diagnóstico nutricional e planejar cuidados nutricionais. A avaliação nutricional começa com a avaliação da alimentação do indivíduo, em que é possível registrar horários e alimentos consumidos por observação real ou memória nas últimas 24 horas. Também é possível pedir ao paciente que preencha um questionário ou ofereça histórico de sua alimentação. Cada técnica tem desvantagens, pois a pessoa pode mudar de comportamento ao ser observada.

O gasto de energia corporal é consequência de mecanismos de produção de calor (termogênese): índice metabólico basal (IMB) ou equivalente energético em repouso, termogênese induzida por exercício e termogênese em resposta a alterações nas condições ambientais. A quantidade de energia utilizada varia de acordo com a idade, tamanho do corpo, índice de crescimento e estado hígido.

7.3.1.3 Métodos antropométricos indicadores para avaliação nutricional e estética corporal

Além dos processos de visualização e palpação realizados, é essencial realizar a antropometria corporal. São mais variantes que compõem uma avaliação precisa, sendo requisitos básicos no trabalho dos profissionais envolvidos no processo de emagrecimento.

a. Índice de Massa Corporal (IMC).
b. Circunferência da Cintura (CC).
c. Relação Cintura e Quadril (RCQ).
d. Adipometria localizada (dobras cutâneas).
e. Perimetria.

O IMC utiliza a altura e o peso para determinar o peso saudável. O cálculo é feito de acordo com a fórmula a seguir:

$$IMC = peso\ (kg)/m^2$$

em que kg é o peso do indivíduo em quilos e m^2 a sua altura em metros.

O IMC com valores entre 18,5 e 25 representam o risco mais baixo à saúde (eutrofia). Já entre 25 a 29,9, as pessoas são consideradas como sobrepeso. Com IMC de 30 ou mais, o indivíduo é considerado obeso. E, com IMC superior a 40, há indicação de obesidade mórbida.

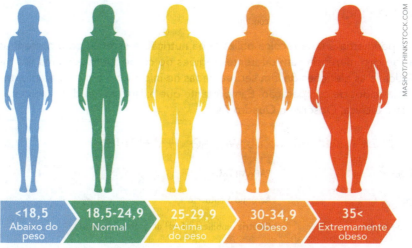

Figura 7.11 – Apresentação da classificação do Índice de massa Corporal (IMC).

A avaliação das circunferências corporais, mais comumente a cintura e o quadril, fornecem uma medida objetiva da gordura corporal e oferecem a informação necessária para calcular a circunferência da cintura em relação à circunferência do quadril. A avaliação da circunferência corporal é importante para detectar gordura visceral ou intra-abdominal em excesso. A circunferência da cintura é usada para avaliar possíveis riscos de doenças cardiovasculares.

A técnica de classificação da Circunferência da Cintura e do Quadril é realizada com uma fita métrica e usa-se como parâmetro a última costela. O profissional anota os dados medidos e, a partir daí, faz um cálculo com a seguinte fórmula: RCQ = Circunferência da Cintura (cm) dividido (÷) pela Circunferência do Quadril (cm). A partir do resultado da divisão, faz-se a classificação, utilizando a tabela correspondente ao sexo e à idade do indivíduo, para verificar se o indivíduo possui riscos de doenças cardiovasculares.

A adipometria localizada é uma técnica de avaliação estética realizada com um compasso de dobras (adipômetro), sendo fundamental para avaliar a evolução da gordura localizada, porém não determina a gordura corpórea total. Para a obtenção da porcentagem de massa magra e massa gorda frequentemente são utilizadas quatro medidas cutâneas; a porcentagem estimada de gordura corporal é obtida por meio da soma das respectivas dobras cutâneas. Utiliza-se a Tabela de Durnin para a classificação do percentil de gordura. E, para classificar o estado nutricional do indivíduo a partir do percentil (%) de gordura corporal, é utilizada frequentemente a Tabela de Gallagher e a Tabela Lohman. Observe o Quadro 7.3.

QUADRO 7.3 – MEDIDAS DAS DOBRAS CUTÂNEAS

BICIPITAL	Parte anterior do braço
TRICIPITAL	Parte posterior do braço
SUBESCAPULAR	Abaixo da escápula
SUPRAILÍACA	Acima da crista ilíaca

7.3.1.4 Perimetria

A perimetria é uma técnica utilizada na nutrição e estética para conferir as medidas de circunferências em diferentes regiões do corpo. Utiliza-se uma fita métrica inelástica, e as aferições devem ser realizadas no início e no fim do tratamento, para que haja dados de comparação. É importante que exista uma padronização para utilizar essa técnica. Observe o Quadro 7.4.

QUADRO 7.4 – PERÍMETROS DE AVALIAÇÃO EM ESTÉTICA

REGIÕES	PARÂMETROS
Braço	Acrômio e cotovelo
Abdome superior	Cicatriz umbilical e final do processo xifoide
Abdome total	Cicatriz umbilical
Abdome inferior/flancos	Cicatriz umbilical e púbis
Cintura	Última costela
Quadril	Região de maior proeminência do glúteo
Culotes	Abaixo da prega glútea
Coxa	Crista ilíaca e patela

A reeducação alimentar consiste na mudança de alguns hábitos, respeitando a cultura do indivíduo. O processo deve ser individual, pois uma recomendação pode ser adequada para uma pessoa, mas não necessariamente boa para outra. Deve-se levar em conta o estilo de vida, assim como a presença de doenças pré-existentes.

De acordo com Almeida (2004), o conceito de reeducação alimentar atua sobre uma das principais causas da obesidade: os hábitos errados durante as refeições. Estabelecer novos hábitos, sobretudo na infância, pode não ser tão difícil. Sgarbieri (1997) demonstra concordar, quando afirma que a reeducação alimentar é a base para o sucesso da dieta.

No processo a personalização da dieta, é preciso levar em consideração o plano alimentar individualizado. Isto é, o profissional deve montar um plano alimentar elaborado de acordo com as necessidades nutricionais de cada indivíduo, considerando hábitos alimentares, condição de saúde e estilo de vida.

É importante compor a alimentação com nutrientes, substâncias presentes nos alimentos que possuem funções variadas no organismo, como proteínas, lipídios, carboidratos, vitaminas, minerais e fibras alimentares. Além disso, é fundamental ressaltar que os alimentos possuem concentrações diferentes de cada nutriente, o que reforça a importância de uma alimentação saudável e equilibrada.

É relevante a variedade de alimentos na alimentação diária, o que garante o aporte de todos os nutrientes necessários para o desenvolvimento e boa manutenção do organismo. Nesse processo, o indivíduo deve se alimentar de forma moderada, evitando principalmente os alimentos ricos em açúcar e gorduras.

Para o bom funcionamento do organismo, é necessário ingerir alimentos em porções adequadas, escolhendo aqueles com nutrientes variados, pois possuem funções diferentes no nosso organismo. O objetivo é garantir o equilíbrio e a qualidade nutricional.

7.3.2 Gordura localizada

A gordura localizada é caracterizada por alterações metabólicas no tecido adiposo, influenciando no acúmulo de gordura em determinada parte do corpo. As causas são multifatoriais, como predisposição genética, hormônios, sedentarismo, hábitos alimentares inadequados, obesidade ou sobrepeso, gravidez, constipação intestinal, roupas justas e distúrbios posturais.

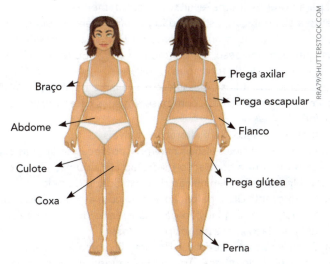

Figura 7.12 – Locais em que se encontram as gorduras localizadas.

7.3.3 Fibro edema geloide (FEG)

A sigla FEG designa o fibro edema geloide, também chamado de hidrolipodistrofia Ginoide (HLDG), conhecido popularmente, porém erroneamente, como celulite. Por que erroneamente? O termo celulite foi criado em 1920, uma palavra de origem latina, que significa inflamação celular. Após anos de estudos, porém, notou-se que, na minoria dos casos de celulite, há inflamação no tecido em questão (SCHNEIDER et al., 2011).

Essa desordem estética atinge entre 80% a 90% das mulheres. Embora não seja uma condição patológica, causa um grande desconforto estético e emocional (HEXSEL et al., 2014).

Os homens estão praticamente livres dessa desordem estética. Por quê? Simplesmente por causa da anatomia feminina. Estudos mostram que os septos fibrosos nas mulheres estão posicionados perpendicularmente à superfície da pele, enquanto nos homens essas fibras estão oblíquas. Isso permite que, nas mulheres, ocorra uma extensão do tecido gorduroso para a superfície. Já nos homens, essa extensão se prolonga para o interior do tecido, sendo mais raro vê-lo na superfície (SCHNEIDER et al., 2011).

Embora exista relação direta entre o ganho de peso e o aparecimento da FEG, mulheres no peso ideal ou até mesmo abaixo também podem ter celulites, causadas por acúmulo de gordura em determinadas regiões do corpo (SCHNEIDER et al., 2011). Existem diversos fatores e diversas etiologias que podem influenciar o aparecimento da FEG, como a flacidez. Ou seja, mulheres com mais de 40 anos com flacidez da pele têm maior probabilidade de desenvolverem FEG (HEXSEL et al., 2014).

De acordo com Schneider et al. (2011), uma das causas seria uma distrofia celular complexa, acompanhada de alterações do metabolismo hídrico, resultando em uma saturação do tecido conjuntivo. Ou seja, sua etiologia passa pelo edema, flacidez por alterações na microcirculação, genética, questões hormonais. Contudo, precisamos saber que se trata de uma disfunção de caráter multifatorial, e que deve ser tratada como tal para obter melhores resultados no tratamento.

Quanto à alimentação, estudos não provaram relação direta entre uma dieta específica e a presença ou o agravamento da FEG. Mas é possível observar que, em pacientes que perdem peso, a FEG diminui (HEXSEL et al., 2014). Esse tema será detalhado no tópico de dietoterapias.

Agora, como identificar, classificar e avaliar a FEG? Existem quatro graus, de acordo com Santos et al. (2011), com base em suas características histopatológicas e aspecto clínico.

a. Grau I: assintomático. Sem alterações visíveis.
b. Grau II: apresenta sinais visuais mínimos, aparecendo apenas com a compressão do tecido ou com a contração muscular. Há algumas alterações clínicas, como palidez, hipotermia e diminuição da elasticidade da pele.
c. Grau III: apresenta dor à palpação, tecido com aspecto "casca de laranja", pálido e com hipotermia. Diminuição da elasticidade do tecido e sensação palpatória de finas granulações nos planos profundos.
d. Grau IV: mesmas características do Grau III, somado à presença de nódulos palpáveis, visíveis e dolorosos. Apresenta grandes ondulações na superfície.

Contudo, devido à enorme complexidade desse quadro, indica-se um tratamento multifatorial que considere as características individuais.

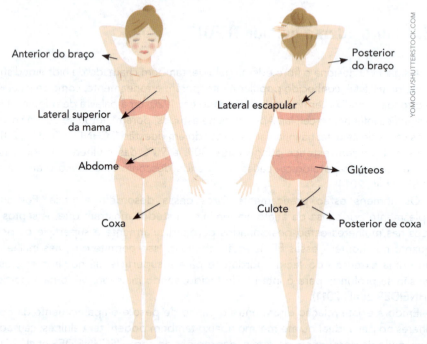

Figura 7.13 – Apresentação das localizações preferenciais da FEG.

7.3.4 Estrias

As estrias são afecções resultantes de alterações cutâneas dispostas paralelamente, indicando uma alteração elástica localizada. São de origem multifatorial (hormonal, genética, distensão exagerada cutânea ou uso prolongado de corticoides), mas reconhece-se antecipadamente sua ligação direta com fatores de crescimento e irregularidades nesse processo.

Em relação à espessura, as estrias podem ser classificadas como:
a. **Hipertróficas**, com alterações mais elevadas que o nível da pele.
b. **Atróficas**, sendo representadas por lesões em depressão (fibroses), em que a espessura da pele é alterada.

O Quadro 7.5 apresenta a classificação das estrias em relação à coloração e ao aspecto.

QUADRO 7.5 – CARACTERÍSTICAS DAS ESTRIAS

Nacaradas: a espessura da pele é diminuída, apresenta coloração branco-acinzentada, amarelada, vasoconstrição, congestão venosa diminuída (não apresenta processo inflamatório). Alteração das fibras elásticas evoluindo para fibroses. O resultado estético costuma ser a longo prazo.

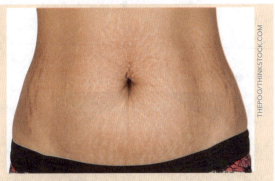

Figura 7.14 – Estrias nacaradas.

Rosadas ou rubras: são as estrias recentes, possuem coloração avermelhada (aspecto inflamatório), vasodilatação e congestão venosa. As fibras elásticas apresentam-se distendidas, porém não há rompimento dessas fibras, promovendo assim resultados estéticos rápidos e satisfatórios.

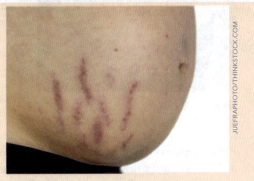

Figura 7.15 – Estrias rosadas ou rubras.

7.3.5 Flacidez

A flacidez é caracterizada pela perda ou diminuição de tonicidade ou firmeza da pele, podendo acometer o tecido tissular e o tecido muscular. A flacidez pode ser uma condição natural do processo de envelhecimento cronológico (diminuição da elastina), porém pode surgir precocemente decorrente de diversos fatores, como predisposição genética, alimentação inadequada, sedentarismo, redução de peso rápido, gestação, banhos quentes prolongados, distúrbios hormonais, obesidade, tabagismo e vestimenta justa que dificulta a circulação sanguínea e linfática.

QUADRO 7.6 – DIFERENCIAÇÕES DA FLACIDEZ

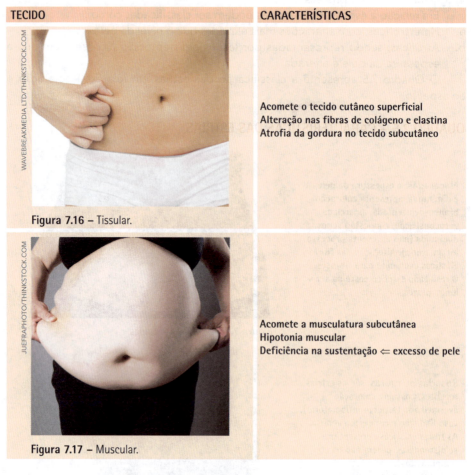

TECIDO	CARACTERÍSTICAS
Figura 7.16 – Tissular.	Acomete o tecido cutâneo superficial Alteração nas fibras de colágeno e elastina Atrofia da gordura no tecido subcutâneo
Figura 7.17 – Muscular.	Acomete a musculatura subcutânea Hipotonia muscular Deficiência na sustentação ⇐ excesso de pele

FONTE: BRITO (2017).

Para concluir o nosso estudo sobre os tipos de obesidade e os riscos relacionados a doenças cardiovasculares, os profissionais podem realizar técnicas de antropometria e perimetria. Porém, para complementar a avaliação de desordens como flacidez, estrias, gordura localizada e fibro edema geloide, é importante incluir as seguintes técnicas de avaliação: exame visual e exame de palpação.

7.3.6 Afecções das unhas

As lâminas ungueais, conhecidas como unhas, são anexos cutâneos localizados na região dorsal das falanges distais das mãos e dos pés. Trata-se de uma estrutura formada por células chamadas queratinócitos, ou seja, células que produzem queratina (Figura 7.18). Elas possuem a função primordial de proteção das extremidades digitais e seu crescimento é contínuo. O crescimento da unha e sua força podem estar diretamente relacionados à alimentação, assim, a deficiência de alguns nutrientes pode acarretar afecções ungueais.

Como as afecções são comuns, elas podem estar associadas a diversos fatores, além dos nutricionais, como doenças de pele, doenças sistêmicas, após trauma externo, devido ao efeito adverso pelo uso de algum medicamento ou por infecções, sendo este último o de maior prevalência (causada pelo fungo onicomicose) e pode afetar apenas uma ou mais unhas de acordo com a gravidade (YARAK, 2009).

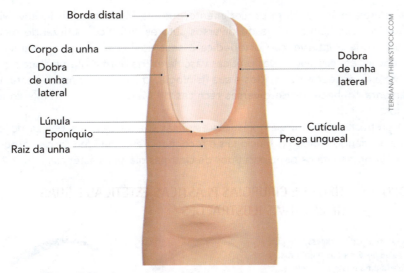

Figura 7.18 – Anatomia ungueal.

A seguir, descrevemos algumas possíveis afecções, de acordo com Yarak (2009):
a. **Linhas de Beau:** são depressões lineares transversas na lâmina ungueal. Significa que haverá uma alteração temporária no crescimento das unhas.
b. **Linha de Mees:** trata-se de uma linha esbranquiçada transversa na lâmina ungueal, podendo ser única ou múltipla.
c. **Linhas de Muehrcke:** são linhas brancas transversas paralelas à lúnula.
d. **Pittings:** são pequenas depressões causadas por paraceratose na matriz ugueal.
e. **Leuconíquias:** máculas ou linhas esbranquiçadas na lâmina ungueal em uma ou mais unhas, podendo ser estriada, puntata, parcial e total.
f. **Síndrome meio a meio ou metade-metade:** metade da unha é esbranquiçada.
g. **Unhas de Terry:** apenas 1 a 2 mm da unha fica esbranquiçada. Unha vermelha: a lúnula é vermelha.
h. **Síndrome das unhas amarelas:** as unhas param de crescer e ficam com aparência espessa, dura e curva, com coloração amarela.
i. **Onicólise:** separação distal da lâmina ungueal do leito ungueal. Começa na margem livre distal da lâmina ungueal e progride em direção à borda proximal.
j. **Onicomadese:** é a separação proximal da lâmina ungueal do leito ungueal, resultando em perda da lâmina ungueal.

k. **Coiloníquia:** unhas côncavas, finas e com bordas evertidas, semelhantes a uma colher.
l. **Onicorrexe:** presença de estrias longitudinais na lâmina ungueal. Bastante comum em idosos.

São diversas as afecções que acometem as unhas e suas causas são multifatoriais, fazendo-se necessário um exame clínico para chegar a um real diagnóstico. É preciso lembrar que diversas dessas afecções podem estar associadas à má alimentação.

7.4 Cirurgias plásticas estéticas

A cirurgia plástica é um procedimento que, na Medicina, foi desenvolvido a partir da contribuição múltipla de diversos setores cirúrgicos, utilizando recursos que vão desde a intervenção ortopédica e seus conhecimentos sobre traumas e decorrências, até circulação das práticas vasculares, da dermatologia e sua amplitude sobre a diversidade de tecidos e sua fisiologia. O cirurgião plástico costuma ser amplamente conhecedor de diversas técnicas de Medicina aprimoradas ao longo dos anos.

O propósito das cirurgias plásticas estéticas é aperfeiçoar a beleza do corpo humano, somando melhorias funcionais e reconhecimento da identidade corporal. O Quadro 7.7 apresenta os principais tipos de cirurgias plásticas estéticas.

QUADRO 7.7 – TIPOS DE CIRURGIAS PLÁSTICAS ESTÉTICAS E SUAS RESPECTIVAS ILUSTRAÇÕES

Blefaroplastia: retira excesso de pele e bolsas de gordura das pálpebras. É realizada uma incisão que pode ser feita na parte de cima (pálpebra superior) ou de baixo do olho (pálpebra inferior), com a mesma técnica, apenas podendo mudar o local de incisão.

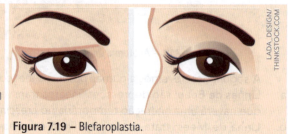

Figura 7.19 – Blefaroplastia.

Mamoplastia: é designada para aumentar ou diminuir o volume das mamas. A incisão pode seguir 3 caminhos: sulco inframamário (cicatriz mais escondida); em volta do mamilo (cicatriz quase invisível); por meio da axila, com a mama livre.

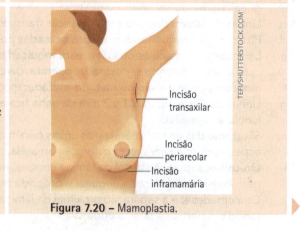

Figura 7.20 – Mamoplastia.

Ritidoplastia *(Lifting):* cumpre o propósito de amenizar o envelhecimento da face retirando/amenizando rugas, excesso de pele e ptose.

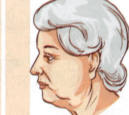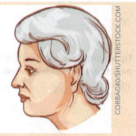

Figura 7.21 – Ritidoplastia.

Cervicoplastia: no decorrer do processo de envelhecimento, surgem alterações que apagam o contorno do rosto (linha da mandíbula). Essa cirurgia tem a finalidade de melhorar o ângulo formado pela mandíbula e o pescoço e pode ser realizada com a associação da ritidoplastia.

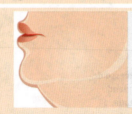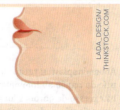

Figura 7.22 – Cervicoplastia.

Rinoplastia: busca tornar o nariz mais harmonioso à estética da face.

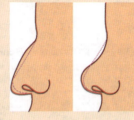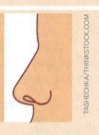

Figura 7.23 – Rinoplastia.

Mentoplastia: é um recurso utilizado para a redução ou aumento ou até mesmo a junção das duas técnicas descritas anteriormente, promovendo o equilíbrio do ângulo do queixo para deixar o rosto mais harmonioso.

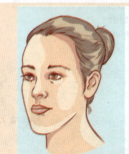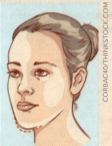

Figura 7.24 – Mentoplastia.

Otoplastia: essa técnica visa corrigir o pavilhão auricular na presença da "orelha de abano".

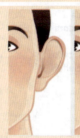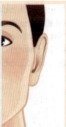

Figura 7.25 – Otoplastia.

Lipoaspiração: procedimento cirúrgico para tratar e remodelar o tecido adiposo.

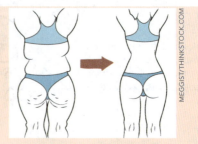

Figura 7.26 – Lipoaspiração.

Abdominoplastia: retirar o excesso de pele da região abdominal e, quando há excesso de gordura localizada, a lipoaspiração pode ser associada.

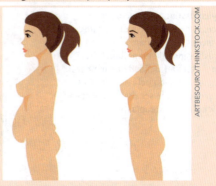

Figura 7.27 – Abdominoplastia.

Gluteoplastia: consiste na técnica de incluir implantes ou enxerto (gordura do próprio paciente), com o intuito de remodelar ou aumentar o volume dos glúteos.

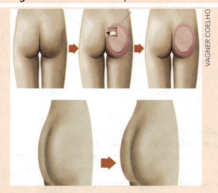

Figura 7.28 – Gluteoplastia.

Cirurgia da calvície: é realizada a incisão superficial da área doadora para a remoção das unidades foliculares que serão transplantados na região calva do couro cabeludo.

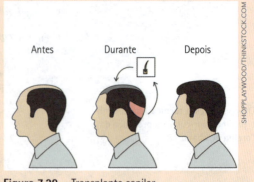

Figura 7.29 – Transplante capilar.

7.5 Intervenções nutricionais pré e pós-operatório

O objetivo da dietoterapia no pré e pós-operatório é complementar o resultado da cirurgia estética. Com uma alimentação equilibrada, é possível melhorar a elasticidade dos tecidos, diminuir edemas e melhorar a cicatrização.

QUADRO 7.8 – DIETOTERAPIA NO PRÉ E PÓS-OPERATÓRIO

NUTRIENTES NO PRÉ-OPERATÓRIO	DIETOTERAPIA NO PRÉ-OPERATÓRIO (EXEMPLO DE CARDÁPIO)	NUTRIENTES NO PÓS-OPERATÓRIO	DIETOTERAPIA (NORMOCALÓRICA LEVE/BRANDA) NO PÓS-OPERATÓRIO (EXEMPLO DE CARDÁPIO)
Fibras solúveis e insolúveis	Desjejum: tapioca com ricota e ervas (manjericão, salsinha) e suco de frutas natural	Fibras solúveis e insolúveis	Desjejum: suco de frutas natural com torradas (preferencialmente torradas integrais), ricota e mamão
Carboidratos complexos	Colação: suco detox (couve, gengibre, hortelã, maçã ou abacaxi)	Carboidratos complexos	Colação: iogurte natural desnatado com chia ou linhaça ou salada de frutas
Proteínas	Almoço: salada (verduras, legumes e leguminosa), macarrão integral (molho à bolonhesa) e uma fatia de abacaxi	Proteínas = albumina	Almoço: salada (verduras, leguminosa e legumes), omelete com queijo branco e ervas e tomate, quinoa e gelatina
Lipídios insaturados Ácidos graxos essenciais	Colação: iogurte desnatado com linhaça ou chia ou salada de frutas (maçã, mamão, kiwi) e aveia em flocos	Lipídios insaturados e ácidos graxos = ômega 3 e ômega 6	Colação: suco de frutas ou vitamina (fruta, extrato de soja ou leite semidesnatado e cereal em flocos)
Aminoácidos como cisteina e metionina	Jantar: sopa de ervilha com legumes e frango)	Micronutrientes: vitamina C, vitamina A, vitamina D, ferro, zinco, cobre, e cálcio, selênio, magnésio	Jantar: legumes sauté (batata, cenoura e brócolis), salmão grelhado e kiwi ou caqui
Micronutrientes: ferro, zinco, cálcio, magnésio, silício, vitaminas do complexo B, vitamina C, vitamina E, vitamina K e vitamina D	Ceia: gelatina	Carotenoides ou flavonoides	Ceia: banana com aveia ou mingau de aveia

NUTRIENTES NO PRÉ-OPERATÓRIO	DIETOTERAPIA NO PRÉ-OPERATÓRIO (EXEMPLO DE CARDÁPIO)	NUTRIENTES NO PÓS-OPERATÓRIO	DIETOTERAPIA (NORMO-CALÓRICA LEVE/BRANDA) NO PÓS-OPERATÓRIO (EXEMPLO DE CARDÁPIO)
Carotenoides e flavonoide	Água nos intervalos das refeições	suplementação: whein protein; arginina; glutamina; vitamina C; acidos graxos; zinco; colágeno hidrolisado	Água nos intervalos das refeições
Líquidos		Água	

FONTE: BRITO (2017).

7.6 Intervenções nutricionais nas desordens estéticas

Os alimentos ingeridos pelos indivíduos são fundamentais para prevenção e tratamento de desordens estéticas. Por isso, a seguir, detalharemos planos de intervenção nutricional para diferentes desordens.

7.6.1 Nutrientes para a prevenção e amenização do envelhecimento cutâneo

O envelhecimento pode ser desencadeado por vários fatores intrínsecos e extrínsecos, além do estilo de vida, que afeta tanto o envelhecimento interno quanto o externo. Uma alimentação inadequada desde a infância promoverá na fase adulta danos precoces na pele, como flacidez, desidratação, rugas e manchas. Observe o Quadro 7.9.

QUADRO 7.9 – INTERVENÇÕES NUTRICIONAIS NO ENVELHECIMENTO CUTÂNEO

DESORDEM ESTÉTICA	NUTRIENTES	AÇÃO	FONTES ALIMENTARES
Envelhecimento cutâneo	1 – vitamina A 2 – betacaroteno 3 – vitamina C 4 – vitamina E 5 – magnésio 6 – selênio 7 – zinco 8 – flavonoides	1 – Atua na produção de novos tecidos. 2 – Atua na produção de novos tecidos sem o risco de toxicidade. 3 – Protege a pele da ação dos raios ultravioletas preservando a estrutura dos fibroblastos e do colágeno.	1 – Fígado, gema. 2 – Abóbora, agrião, batata doce, brócolis, cenoura, couve, damasco e espinafre. 3 – Abacaxi, acerola, agrião, caju, goiaba, laranja, limão, morango, salsão, pimentão, tangerina, tomate.

DESORDEM ESTÉTICA	NUTRIENTES	AÇÃO	FONTES ALIMENTARES
Envelhecimento cutâneo	1 – vitamina A 2 – betacaroteno 3 – vitamina C 4 – vitamina E 5 – magnésio 6 – selênio 7 – zinco 8 – flavonoides	4 – Protege a membrana celular e potencializa a ação da vitamina C. 5 – Potencializa a troca de substâncias entre as células, atua na formação de tecidos e participa no estimulo muscular. 6 – Protege as células dos radicais livres, evita a flacidez tecidual e o fotoenvelhecimento. 7 – Potencializa a ação das enzimas, combatendo os radicais livres, estimula o sistema imunológico e favorece a renovação celular. 8 – Anti-inflamatório e antioxidante.	4 – Castanha-do-pará, cereais integrais, gérmen de trigo e repolho. 5 – Nozes, leguminosas, milho, cenoura, frutos do mar. 6 – Grãos integrais, peixes, castanha-do-Pará. 7 – Carnes vermelhas, algas, ostras, leite e derivados e grãos. 8 – Vegetais, abacaxi, morangos, nozes, chás (verde e preto), suco de uva vermelha integral e vinho tinto.

7.6.2 Nutrientes para a prevenção e amenização da acne

A alimentação é um fator essencial para a prevenção e o tratamento da acne, já que sabemos que uma alimentação rica em gorduras (hiperlipídica) e de alto índice glicêmico é desencadeadora de processos inflamatórios. Gorduras e açúcar são encontrados em quantidades significativas nos alimentos industrializados. O consumo exagerado desses tipos de alimentos deve ser evitado. Outro fator desencadeante da acne pode estar relacionado com a má digestão (disbiose intestinal), favorecendo a absorção de macromoléculas tóxicas e antígenos, que causam hipersensibilidade imunológica. A disbiose intestinal leva à maior perda de micronutrientes (ferro, zinco, selênio, cobre) e essa carência pode favorecer o aparecimento ou agravamento da acne. Observe o Quadro 7.10.

QUADRO 7.10 – INTERVENÇÕES NUTRICIONAIS PARA ACNE

DESORDEM ESTÉTICA	NUTRIENTES	AÇÃO	FONTES ALIMENTARES
Acne	1 – Ácidos graxos ômega 3 2 – Próbióticos e prébioticos, fibras solúveis e insolúveis e glutamina 3 – Zinco 4 – Selênio 5 – Cobre 6 – Vitamina A 7 – Vitaminas B_5 e B_6	1 – Pró-inflamatórios, modulador da inflamação, aumento da imunidade. 2 – Melhora do sistema imunológico, reparação da mucosa intestinal, proteção da microbiota saudável, inibição de bactérias patogênicas que interferem na metabolização de lipídios e glicose.	1 – Azeite, linhaça, chia, gérmen de trigo, salmão, sardinha e atum. 2 – Yakult, frutas (maçã, manga, laranja lima da pérsia, morango etc.), cereais integrais e verduras verde-escuras. 3 – Ostra, farelo de arroz, germe de trigo, castanha-do-pará, frango, alho, semente de girassol, abóbora.

DIETAS PARA BENEFÍCIOS ESTÉTICOS

DESORDEM ESTÉTICA	NUTRIENTES	AÇÃO	FONTES ALIMENTARES
Acne	1 – Ácidos graxos ômega 3 2 – Próbióticos e prébioticos, fibras solúveis e insolúveis e glutamina 3 – Zinco 4 – Selênio 5 – Cobre 6 – Vitamina A 7 – Vitaminas B_5 e B_6	3 – Melhora da cicatrização e da imunidade, diminuição de sebo. 4 – Combate das infecções e inflamações. 5 – Ação antibiótica local, estimula os processos de defesa do organismo e aumenta a resistência a infecções virais e microbianas. 6 – Diminuição das pápulas, pústulas e comedões. 7 – Auxilia no metabolismo de nutrientes.	4 – Carnes, castanha-do-pará e alimentos marinhos. 5 – Fígado, mariscos, cereais integrais secos, passas e cacau. 6 – Fígado, nata, manteiga, gema de ovo, queijo e peixes oleosos, cenoura, abobrinha, morango, batata doce, manga, vegetais verdes folhosos, agrião e espinafre. 7 – Fígado, gema de ovo, gérmen de trigo, amendoim, nozes, cereais integrais, abacate, batata, banana, vegetais crucíferos, castanhas, peixe e semente de gergelim.

7.6.3 Nutrientes fotoprotetores recomendados para a prevenção da hiperpigmentação

Para a prevenção da hiperpigmentação, é importante optar por nutrientes com ação fotoprotetora (antioxidantes), como vitaminas lipossolúveis (A, E e D), vitamina hidrossolúvel (C), fontes de carotenoides, clorofila, ácidos graxos essenciais e flavonoides. Esses nutrientes protegem o organismo da absorção excessiva dos raios ultravioleta, reduzindo a produção de melanina e a oxidação celular. O Quadro 7.11 apresenta as intervenções nutricionais para os casos de hiperpigmentações.

QUADRO 7.11 – INTERVENÇÕES NUTRICIONAIS PARA HIPERPIGMENTAÇÃO

DESORDEM ESTÉTICA	AÇÃO	NUTRIENTES	FONTES ALIMENTARES
Hiperpigmentação	1 – Renovação Celular e /Antioxidante 2 – Antioxidante 3 – Anti-inflamatório 4 – Antioxidante e / Síntese de colágeno 5 – Antioxidante e / Proteção cutânea 6 – Antioxidante e / Anti-inflamatório 7 – Neutralizador dos radicais livres 8 – Ação anti-inflamatória 9 – Controle na produção de melanina	1 – Vitamina A 2 – Vitamina E 3 – Vitamina D 4 – Vitamina C 5 – Carotenoide 6 – Ácidos Graxos Essenciais 7 –Flavonoides 8 – Clorofila 9 – Cobre	1 – Ovos, Leites e derivados, tomate, mamão, cenoura. 2 – Óleos vegetais, oleaginosas, folhas verdes escuras, semente de girassol, ovos. 3 – Leite e derivados, ovos, cogumelos, fígado bovino, salmão 4 – Frutas cítricas, alface, chuchu, brócolis, goiaba. 5 – Laranja, abóbora, tomate, algas. 6 – Óleo de peixe, atum, sementes de chia e linhaça, nozes, salmão. 7 – Mirtilo, uvas, chá verde, cacau, frutas vermelhas. 8 – Algas, vegetais verdes. 9 – Frutos do mar, oleaginosas, carnes, fígado, sementes, cereais integrais, feijões.

7.6.4 Nutrientes recomendados para estrias e flacidez

A deficiência de água, minerais, proteínas e vitaminas pode intensificar a formação de flacidez ou estrias, pois esses nutrientes são indispensáveis na manutenção e na síntese de colágeno e elastina. Observe o Quadro 7.12.

QUADRO 7.12 – INTERVENÇÕES NUTRICIONAIS PARA ESTRIAS E FLACIDEZ

DESORDEM ESTÉTICA	NUTRIENTES	AÇÃO	FONTES ALIMENTARES
Flacidez e estrias	1 – Vitamina C 2 – Cálcio 3 – Silício 4 – Proteínas 5 – Água 6 – Selênio	1 – Síntese de colágeno. 2 – Estímulo das fibras. 3 – Síntese e manutenção de colágeno e elastina. 4 – Fortalecimento, formação e manutenção das fibras. 5 – Manutenção do equilíbrio hídrico evitando a desidratação, transporte de nutrientes.	1 – Frutas cítricas (morango, acerola, tangerina, laranja), verduras. 2 – Verduras verde-escuras, carne, leite e derivados. 3 – Oleaginosas, frutas (laranja, manga, banana), legumes, (cenoura, pepino, abóbora), soja, aveia. 4 – Carnes, ovos, leites e derivados, leguminosas, cereais integrais e vegetais. 5 – Vegetais, chás, sucos, caldos e *in natura* (potável). 6 – Oleaginosas, trigo, ovos.

7.6.5 Nutrientes recomendados para cabelos e unhas

Os cabelos e as unhas são anexos do tecido tegumentar. O cabelo tem a função principal protetora e as unhas auxiliam na proteção e na manipulação de pequenos objetos. Ambos são constituídos de proteínas, minerais, água e lipídios. A carência desses nutrientes pode causar alterações na pigmentação, espessura, enfraquecimento e manchas.

QUADRO 7.13 – INTERVENÇÕES NUTRICIONAIS PARA CABELOS E UNHAS

DESORDEM ESTÉTICA	NUTRIENTES	AÇÃO	FONTES ALIMENTARES
Cabelos e unhas	1 – Proteínas (cistina, serina, glicina, arginina) 2 – Ácidos graxos poli-insaturados 3 – Vitaminas (complexo B, C e E) 4 – Minerais (zinco ferro, silício, magnésio) 5 – Licopeno 6 – Água	1 – Formação e manutenção. 2 – Fortalecimento e equilíbrio. 3 – Crescimento e desenvolvimento. 4 – Antioxidantes e manutenção do equilíbrio. 5 – Antioxidante e estimulo no crescimento. 6 – Hidratação, transporte e manutenção de nutrientes.	1 – Carnes, ovos, leites e derivados. 2 – Peixes de água fria (atum, sardinha, salmão), óleo de semente de linhaça e chia, oleaginosas. 3 – Frutas, verduras, carnes, ovos. 4 – Frutas, verduras, carnes, ovos, frutos do mar e oleaginosas. 5 – Melancia, tomate, cenoura, abóbora, goiaba. 6 – Vegetais, chás, sucos, caldos e *in natura* (potável).

7.6.6 Nutrientes recomendados para atenuação e prevenção da gordura localizada

Antes de estabelecer um plano alimentar que incluam nutrientes que ajudam na redução da gordura localizada, o profissional deve avaliar as regiões corporais em que há gordura em excesso. Veja a seguir:

- **região do quadril e das coxas:** inclusão de fontes de fitoestrógenos (moduladores hormonais);
- **região abdominal:** o consumo de gorduras poli-insaturadas auxilia principalmente na redução da gordura visceral; fontes de fibras para estímulo do intestino e promoção da saciedade; inclusão de alimentos termogênicos, que estimulam o metabolismo; o cálcio e o magnésio associados aumentam o gasto calórico; e o cobre é um excelente inibidor do apetite.

QUADRO 7.14 – INTERVENÇÕES NUTRICIONAIS PARA REDUÇÃO DA GORDURA LOCALIZADA

DESORDEM ESTÉTICA	NUTRIENTES	AÇÃO	FONTES ALIMENTARES
Gordura localizada	1 – Fibras 2 – Gorduras poli-insaturadas 3 – Fitoestrógenos 4 – Termogênicos 5 – Cromo 6 – Cálcio e magnésio	1 – Saciedade e hipocolesterolêmia. 2 – Anti-inflamatório, aumento da atividade da leptina, Redução do colesterol LDL. 3 – Aumento do metabolismo basal, diminuição dos adipócitos. 4 – Aumento do metabolismo, intensifica o gasto calórico. 5 – Controlado da glicemia, inibidor do apetite. 6 – Termogênicos, auxiliam no aumento da lipólise.	1 – Frutas, cereais integrais, verduras, leguminosas. 2 – Atum, sardinha, salmão, oleaginosas, chia, linhaça. 3 – Soja, alho, centeio, semente de girassol, linhaça, salsa. 4 – Pimenta vermelha, chá verde, gengibre, vinagre de maçã, chá de hibisco, canela, algas, peixes de água fria. 5 – Leguminosas, sementes de girassol, frutos do mar, cereais integrais. 6 – Folhas verde-escuras, sementes de abóbora, cereais integrais, leguminosas, queijos, soja.

7.6.7 Nutrientes recomendados para fibro edema geloide (FEG)

A alimentação voltada para melhorar a FEG deve incluir alimentos que atuem na diminuição da lipogênese e do aspecto de casca de laranja, ter ação descongestionante, que melhorem o fluxo sanguíneo (oxigenação e nutrição) e linfático (edema), e estimulem a produção de colágeno e elastina. Observe o Quadro 7.15.

QUADRO 7.15 – INTERVENÇÕES NUTRICIONAIS PARA FEG

DESORDEM ESTÉTICA	NUTRIENTES	AÇÃO	FONTES ALIMENTARES
FEG	1 – Proteínas 2 – Vitaminas (C e E) 3 – Minerais (silício, selênio, cálcio, magnésio, cobre) 4 – Cereais integrais 5 – Ácidos graxos essenciais 6 – Clorofila 7 – Polifenóis 8 – Catequinas 9 – Licopeno 10 – Fibras	1 – Formação, manutenção, reorganização dos tecidos. 2 – Antioxidantes, síntese de colágeno. 3 – Antioxidantes, estruturante de colágeno e elastina. 4 – Anti-inflamatória, auxilia no metabolismo de lipídios e glicose. 5 – Redução do processo inflamatório. 6 – Antioxidante. 7 – Melhora do fluxo sanguíneo, antioxidante. 8 – Melhora da oxigenação e nutrição, antioxidante. 9 – Melhora do fluxo linfático e sanguíneo, antioxidante. 10 – Desintoxicante, metabolismo glicídios e lipídios.	1 – Peixes, carne bovina, vegetais, cereais integrais, leguminosas, ovos. 2 – Frutas cítricas, vegetais, verduras verde-escura, linhaça, azeite. 3 – Aveia, oleaginosas, leites e derivados, cereais integrais, vegetais. 4 – Arroz, aveia, trigo, centeio, cevada. 5 – Oleaginosas, azeite, linhaça, chia, peixes de água fria. 6 – Algas, folhas, vegetais verdes. 7 – Uvas, cerejas, morangos, maçã, chá verde, berinjela, mirtilo, melancia, feijão preto, cacau. 8 – Folhas de chá verde e preto, cacau, amoras e uvas. 9 – Melancia, framboesa, ameixa, amora, morangos, tomate, maçã. 10 – Cereais integrais, vegetais, frutas, leguminosas.

7.7 Gourmeterapia

A gourmeterapia trata-se do uso de substâncias alimentares com diversas funcionalidades. Algumas delas são descritas a seguir.
- proposta terapêutica de estimular os sentidos (visão, olfato, paladar e tato);
- promover bem-estar, relaxamento e benefícios estéticos, como clareamento, renovação celular, nutrição e embelezamento tissular.

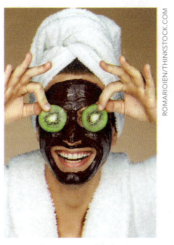

Figura 7.30 – Representação de gourmeterapia.

A gourmeterapia é aplicada em centros estéticos e SPAs, com a proposta de estimular principalmente o sistema límbico, responsável pelas sensações de prazer e bem-estar. Além disso, atua na diminuição da ansiedade. Nas clínicas de estéticas, essa terapia complementa e potencializa a ação dos tratamentos (hidratação, clareamento e revitalização), e de outras terapias (massagem e hidroterapia).

As goumerterapias mais comuns são leiteterapia (renovação celular), vinhoterapia (revitalização) e chocolaterapia (antioxidante).

FINALIZANDO

Este capítulo tratou de conceitos, características e classificações das desordens estéticas da face, corpo e anexos, como unhas e cabelos. Foi possível compreender que a nutrição e a estética estão interligadas e, assim, as sugestões nutricionais personalizadas complementam os resultados estéticos desejados.

No próximo capítulo, vamos estudar os conceitos, planejamento e diferentes tipos de cardápios. Vamos lá?

PRATICANDO

1. Em relação às desordens estéticas faciais, como classificar e qual intervenção nutricional indicar para um jovem que apresenta pele espessa, seborreica com comedões, pápulas e pústulas?
2. Uma mulher de 47 anos apresenta queixas de estresse pela correria do dia a dia e problemas no trabalho. Ela tem queda de cabelo em apenas uma área da cabeça, com formato arredondado. Como classificar tal desordem e qual a indicação nutricional adequada?
3. Conforme estudado neste capítulo, as estrias são afecções adquiridas resultantes de alterações cutâneas, dispostas paralelamente, que indicam uma alteração elástica localizada. Descreva quais os tipos de estrias existentes, suas características e descreva os principais nutrientes para tratamento.
4. Em relação às cirurgias plásticas, qual é a importância de uma intervenção nutricional no pré e pós-operatório?

DESAFIO

Leia o caso a seguir:

Uma jovem tem sofrido com o aparecimento de acne e discromias no rosto. Na tentativa de melhorar o caso, decidiu procurar auxílio de uma clínica estética. No local, a equipe multidisciplinar composta por nutricionista e dermatologista, realizaram a avaliação cutânea e indicaram uma série de tratamentos, desde tópicos até dietéticos. Discuta a ação esperada dos alimentos que devem compor essa nova alimentação.

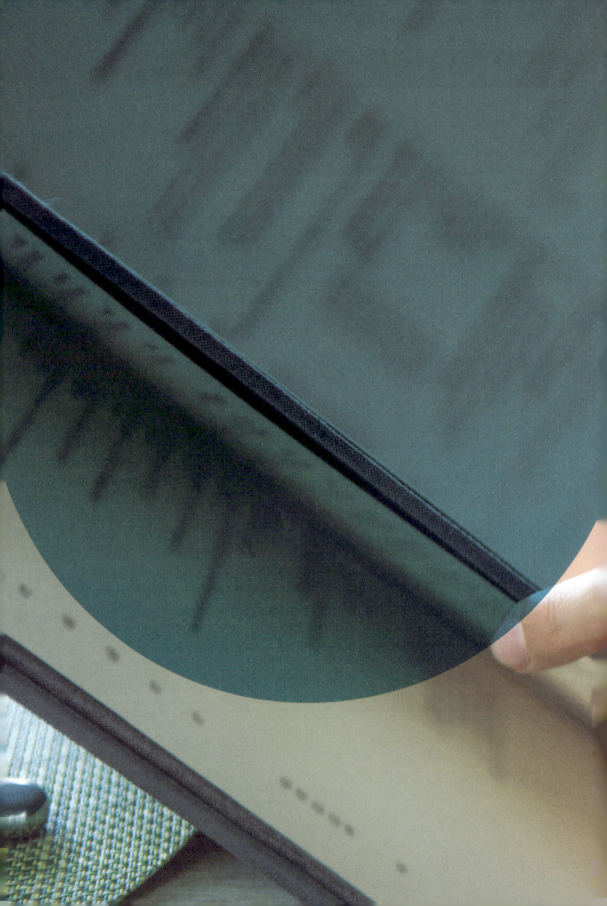

CAPÍTULO

8

CARDÁPIOS

SHOTSHARE/THINKSTOCK.COM

NESTE CAPÍTULO, VOCÊ ESTARÁ APTO A:

» Definir e classificar estratégias para a elaboração de cardápios, com foco principal em eventos.
» Compreender que o planejamento de cardápios é uma atividade técnica, que está diretamente relacionada com outras atividades de cozinha profissional. Por isso, impacta na previsão de gêneros, compras, controle da produção, verificação da aceitação, controle e racionalização dos trabalhos.
» Entender que os procedimentos são padronizados, há otimização dos trabalhos e determinação de melhor aproveitamento dos alimentos.

8.1 CONCEITOS E CARACTERIZAÇÃO

No Brasil, cardápio e menu são sinônimos. Ambos os termos indicam a sequência de pratos que serão servidos em uma refeição ou restaurante, por exemplo, podendo ser organizado por dia ou por um período determinado. Também podemos dizer que o cardápio é uma forma organizada de sugerir uma sequência de preparações que compõem uma refeição completa.

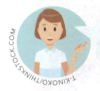

Você sabia que o termo *menu* é de origem francesa, sendo adotado na maioria dos países, com exceção de alguns como Portugal, onde preferem chamar de "ementa"?

Embora pareça simples, a elaboração de um cardápio adequado, nutritivo e viável, de acordo com as necessidades dos clientes, não pode ser feito de forma aleatória. Alguns fatores determinam a escolha dos pratos que serão constantes no cardápio e, por isso, é imprescindível conhecê-los. É isso o que faremos a seguir. De modo geral, um cardápio tem a função de informar aos clientes quais são os pratos disponíveis em um estabelecimento.

8.1.1 Planejamento de cardápios

A fase do planejamento de um cardápio, seja para um restaurante ou evento, é a mais importante de todo o processo de preparação e, nesse momento, uma série de fatores devem ser analisados. O cliente deve ser o primeiro fator que deve ser considerado. Além do público-alvo, vejamos os demais fatores a seguir:

a. **Mão de obra especializada**: quanto mais complexo e elaborado for um cardápio, maior a necessidade de uma equipe treinada e hábil para compô-lo, incluindo a parte de serviço.

b. **Mercado fornecedor**: é fundamental analisar os insumos necessários para produção do cardápio, viabilidade financeira, fornecedores, disponibilidade e qualidade dos produtos. Substituir ingredientes nem sempre é possível, o que pode impactar no cardápio, tempo de trabalho e no custo.

c. **Custo**: optar por incluir um prato no cardápio tem relação direta com a equação *custo × contribuição*, isto é, a refeição tem que estar condizente com o poder aquisitivo do cliente. É importante que o prato seja apresentado com a ficha técnica completa, seus ingredientes, para que o preço final seja estabelecido de forma justa, correta e eficiente.

d. **Espaço físico do estabelecimento**: a preparação dos pratos propostos e o tipo de serviço oferecido ao cliente devem estar de acordo com o tamanho do salão, da cozinha e dos anexos. Devem ser considerados a capacidade de armazenamento e produção, a quantidade de utensílios e equipamentos etc.

e. **Preferências regionais**: é primordial que o cardápio esteja de acordo com as preferências alimentares regionais, que devem ser respeitadas e servir de criatividade para confecção dos pratos.

f. **Variação climática e/ou sazonalidade:** estações do ano bem-definidas podem ser um fator de influência, por exemplo. Nesses casos, o cardápio deve ser proposto de acordo com os ingredientes disponíveis em cada época. Além disso, por questões de disponibilidade, é possível encontrar um alimento mais caro ou mais barato em determinadas estações do ano. É preciso estar atento à melhor época de oferta de produtos como frutas, legumes, peixes e frutos do mar, em especial para evitar custos excessivos com transporte, importação e estocagem.
g. **Número de atendimentos:** é importante levar em consideração a quantidade de refeições servidas e sua complexidade, para que seja possível calcular o tempo necessário de preparo e, assim, evitar sobrecarga de trabalho à equipe. Essa demora na entrega dos pratos pode gerar descontentamento aos clientes.
h. **Mercado concorrente:** antes de montar um cardápio, é preciso entender o que os demais estabelecimentos concorrentes estão servindo aos clientes e, assim, encontrar pratos que tenham diferenciais. Essa pesquisa é para avaliar tendências, não para copiar o que já estão oferecendo. O foco deve ser oferecer uma nova experiência gastronômica e sensorial ao cliente.
i. **Equipamentos e utensílios:** determinados pratos necessitam de equipamentos específicos para a sua preparação, além de talheres e recipientes apropriados para o serviço. É preciso saber identificá-los corretamente e comprar a quantidade adequada.
j. **Sistema de compras e estocagem:** ao planejar um cardápio, é preciso conhecer a política de compras do estabelecimento. Para sugerir pratos, deve-se saber a periodicidade de compra dos insumos. Isso pode ajudar na determinação da viabilidade de preparação do prato. Por exemplo, um prato com cogumelos frescos precisa que o produto seja comprado em curtos intervalos de tempo.
k. **Conhecimentos culinários:** conhecer técnicas de preparo, saber identificar ingredientes e equipamentos e ter noções de preparações clássicas são habilidades essenciais para quem vai montar um cardápio.
l. **Análise e estatísticas de venda:** item essencial, principalmente na hora da atualizar o cardápio, pois reflete a preferência dos clientes.

No planejamento dos cardápios, ainda devem ser levados em consideração os fatores nutricionais, como açúcares simples, sal e gorduras. Eles devem ser equilibrados de forma eficiente, para manter as características sensoriais dos alimentos e, ao mesmo tempo, não vir em excesso.

8.1.1.1 Parâmetros gerais de planejamento

Em todas as etapas, o responsável pela elaboração do cardápio deve lembrar que o resultado final vai além de servir o alimento. O cardápio deve estar de acordo com as expectativas do serviço e, no caso de eventos, estar de acordo com o objetivo indicado pelo contratante.

APRENDA COM A WEB

O planejamento de cardápios e parâmetros gerais envolvidos nessa fase são fundamentais em todas as áreas da nutrição. Leia o artigo "Planejamento de cardápios para escolas públicas municipais: reflexão e ilustração desse processo em duas capitais brasileiras". Disponível em: <https://bit.ly/2rFftu3>. Acesso em: 15 mar. 2018.

Outro aspecto a destacar é que, independentemente da área de uso, o cardápio não pode ser repetitivo, sendo desejável ter um bom prazo para seu planejamento, pois essa fase é a mais importante na previsão e no controle de custos operacionais. Quando elaborados para estabelecimentos que atendam clientes da mesma faixa socioeconômica e que estejam em ramos de atividade semelhantes, os cardápios em série são os mais indicados para facilitar o controle. Os procedimentos organizados reduzem gastos com mão de obra e determinam melhor aproveitamento dos alimentos. Já em locais com atendimento diferenciado aos clientes, uma forma de facilitar o controle dos custos é utilizar um mesmo alimento para todos os cardápios, variando, porém, a sua forma de preparo e de apresentação, se possível.

8.1.1.2 Fatores determinantes na elaboração de um cardápio

Para auxiliar o profissional ou a equipe que vai trabalhar no planejamento do cardápio, deve-se analisar alguns fatores determinantes. Vejamos a seguir:

a. **Número de clientes**: influenciam e impactam de forma direta. A quantidade de pratos produzida deve ser medida e adaptada à capacidade operacional das instalações, área de atendimento ao público, equipamentos, utensílios, mobiliário etc. Também determina tipo e a quantidade de mão de obra, além da organização e administração da produção. O público-alvo também deve ser considerado: faixa etária, sexo, atividades que exercem etc.

b. Tipo de serviço escolhido, forma de distribuição e forma de pagamento em situações em que o cliente não realiza o pagamento antecipadamente.

c. **Receita,** *budget* **e orçamento**: é preciso determinar os custos máximos e como deve ser feito o trabalho para atingir a meta de lucro, dentro da verba estipulada para criar o cardápio e colocá-lo em prática. Para controle, todos os produtos devem estar previstos em fichas técnicas de preparo, controle de produção e precificação.

Após determinar os fatores estruturais, inicia-se o planejamento do cardápio com a definição do prato mais importante ou, na maior parte das vezes, pelo prato principal. Em primeiro lugar, define-se o tipo de carne: boi, aves, peixes, porcos ou alternativas.

Quando houver duas ou mais opções de carne, tenha o cuidado de oferecer carnes diferentes, preparadas com técnicas distintas. Uma dica é que as opções concorram estre si, ou seja, uma carne pode ser preparada de forma mais saudável (grelhada, assada, cozida), enquanto a outra pode ser frita ou empanada. Assim, é possível atender diferentes públicos.

8.1.1.3 Ficha técnica

A elaboração de ficha técnica é o passo inicial para controle de sequência. Pode ser uma tabela com cada item alimentar, com quantidade, qualidade e tipo especificados. O objetivo é determinar principalmente a quantidade e qualidade dos ingredientes utilizados, o rendimento da receita, o custo por porção dos alimentos e o valor nutricional do prato. A Tabela 8.1 exemplifica um modelo de ficha técnica de preparo de alimentos.

TABELA 8.1 – MODELO DE FICHA TÉCNICA PARA O PREPARO DE ALIMENTOS

CARDÁPIO Nº 1		DATA: 28/04/2012		TURMA: A		GRUPO: DIETOTERAPIA		
NOME DA PREPARAÇÃO: SALADA TROPICAL						Nº DE COMENSAIS: 28		
	PC	PB	PL	FC	PC	custo		
ALIMENTOS	g/Br	g/kg	g/kg		Liq/g	R$	UNIDADE	TOTAL
Rúcula	15	420	323	1,3	11,5	1,30	Molho	1,30
Agrião	15	420	323	1,3	11,5	0,99	Molho	0,99
Alface roxa	15	420	323	1,3	11,5	1,50	unid	1,50
Cenoura	27,5	770	641,6	1,2	22,9	2,55	kg	1,96
Manga	35	980	816,6	1,2	29,16	3,90	kg	3,81
Kiwi	20	560	478,6	1,17	17	3,80	kg	2,12
Uva rubi	15	420	323	1,3	11,63	4,99	kg	2,09
Ricota	15	420	420	1	15	2,50	unid	5,00
Mel	2	56	56	1	2	10,00	kg	0,02
Limão	5	140	1,16	1,2	4,1	1,50	kg	0,21
Azeite de oliva	2	56	56	1	2	5,60	500 mL	0,02
Mostarda	1,4	40	40	1	1,4	2,39	200 g	0,47
CUSTO *PER CAPITA*: R$ 0,69						CUSTO TOTAL: R$ 19,49		

TÉCNICAS DE PREPARO

Dispor montinhos de folhas nos pratos, distribuir por cima fios de cenoura, as frutas e a ricota. Para o molho, misturar todos os ingredientes e agitar para emulsificar. Regar a salada com o molho.
Tempo de pré-preparo: 15 min.
Tempo de preparo p/ cocção: 10 min.
Tempo total: 25 min.

É por meio da ficha técnica que o estabelecimento controla a produção e pode fazer cálculos financeiros e nutricionais do cardápio, além de dimensionar as demandas estruturais e operacionais.

A ficha técnica preenchida de forma correta e sempre atualizada ajuda na realização de algumas tarefas, conforme descrito a seguir:

- organização da compra de insumos;
- coordenação e controle de estoques;
- padronização de preparo, permitindo que todos os colaboradores conheçam o passo a passo da receita, o que facilita o aprendizado e garante que todas as etapas sejam cumpridas;
- controle das quantidades e características fundamentais dos ingredientes, o que permite fazer um pedido de compras mais assertivo;
- otimização do estoque, para evitar perdas, compra de produtos em excesso;
- descrição do rendimento e das porções indicadas, evitando sobras ou falta de ingredientes.

8.2 Cardápios e serviços em eventos

Um evento pode ser qualquer acontecimento de especial interesse, capaz de atrair público, com período determinado para início e término. Encontros formais ou informais, reunião de pessoas para fins sociais ou de negócios oferecem serviços de alimentação de acordo com o tipo de encontro. De modo geral, serviços de buffet ou *catering* são os mais frequentes.

É importante destacar que a alimentação em eventos foge do modelo tradicional de alimentação diária, pois tem uma proposta de entretenimento embutida em seu conceito, independentemente da formalidade.

De acordo com as características do evento, podem ser elaborados diferentes cardápios. Por isso, é importante conhecer os tipos de eventos mais comuns e os principais tipos de serviços. Entre eles, estão coquetel, almoço ou jantar (dançante ou não), banquete, churrasco, happy hour, brunch, coffee break almoço network, café da manhã bolo e champagne vinho de honra (*Vin d'honneur*), festa de queijos e vinhos e chá da tarde.

8.2.1 Principais tipos de serviços

Dependendo do evento, do objetivo da alimentação e da quantidade de convidados, variados tipos de serviços podem ser oferecidos. Os mais comuns são brunch, coffee break, coquetel, serviço à mesa, serviço à americana, serviço à inglesa e serviço à francesa. Esses serviços estão descritos a seguir:

8.2.1.1 Brunch

Nasceu como café da manhã (*breakfast*) tardio e chega a coincidir com o horário do almoço (*lunch*), entre às 10h e 15h. É um modelo de evento que deve atender aos dois tipos de refeição. O serviço geralmente é buffet. Observe um exemplo de brunch na Figura 8.1.

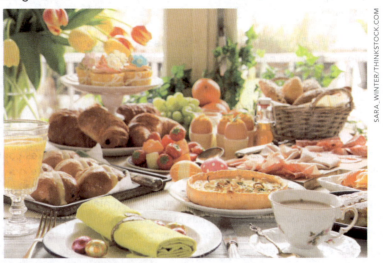

Figura 8.1 – Exemplo de brunch.

O cardápio geralmente oferta pães variados, bolos, geleias, manteiga, patês, queijos, frutas, além de quiches, crepes, omeletes, sanduíches, tortas e saladas. Em relação às bebidas, é possível excluir cafés, chás, lácteos, sucos, águas aromatizadas, espumantes e cervejas, se assim for acordado.

8.2.1.2 Coffee break

É caracterizado como um cardápio servido durante o intervalo de reuniões, treinamentos e eventos. O coffee break deve priorizar a agilidade e oferecer conforto aos participantes. Geralmente o serviço costuma ser montado em área externa ao salão do evento, evitando atrapalhar o andamento da reunião.

O serviço mais comum é o de buffet, que deve estar pronto minutos antes dos clientes chegarem. Pode contar com serviço de garçom, especialmente para reposição eficiente. Como o coffee break é rápido, os pratos devem estar identificados para que o participante possa saber do que se trata, até mesmo em inglês, se for o caso.

A composição varia muito, mas pode ser composto por café, chá, leite, água mineral, *petit fours*, suco, água mineral, pão de queijo, por exemplo. Para um grupo mais intermediário, é interessante acrescentar à composição básica uma variedade de sucos e chás, refrigerantes, pequenos sanduíches, bolos etc. Para um grupo maior, optar-se pela composição do intermediário acrescido de lácteos aromatizados quentes e frios, salgados e pães recheados, frutas fracionadas e prontas para consumo, docinhos confeitados etc. Existe ainda a possibilidade de ser um evento temático, em que todos os alimentos sigam a linha proposta.

8.2.1.3 Coquetel

O coquetel é caracterizado por um serviço rápido, com duração máxima de três horas. É dinâmico, pois a maioria dos convidados permanece em pé. Pode ser anterior a jantares formais ou não.

O serviço normalmente inclui em seu cardápio canapés quentes e frios, queijos e frios em peças inteiras ou previamente cortados. A Figura 8.2 ilustra exemplos de canapés que podem ser servidos durante um coquetel.

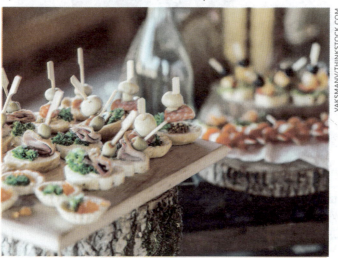

Figura 8.2 – Exemplo de canapés servidos em coquetéis.

Os tipos de bebidas e drinques variam conforme solicitação, horário e público atendido. Em eventos diurnos, normalmente são servidos refrigerantes, sucos, chás, champanhe e vinho branco. Em eventos vespertinos e noturnos, pode-se optar por destilados, drinques e vinho tinto.

8.2.1.4 Serviço à mesa

O método de arrumação de mesas para banquetes é essencialmente igual ao da arrumação de mesas para serviço à la carte. Altera-se apenas a quantidade de talheres e copos, obedecendo sempre a sequência dos pratos. Os pratos oferecidos podem ser simples ou sofisticados.

8.2.1.5 Serviço de prato ou empratado

Consiste na montagem rápida e eficiente, com decoração, dos pratos para serem servidos ao cliente. Essa modalidade, ao contrário de outras, valoriza mais a arte do cozinheiro, pois seu trabalho vai direto de suas mãos para a mesa do cliente, por intermédio do garçom, que deve ter destreza e técnica profissional.

Existem basicamente dois tipos deste serviço: o simples, em que são usados pratos de tamanho normal redondo ou de outros formatos; e o sofisticado, que usa pratos de tamanho maior, cobertos com uma tampa denominada cloche.

A Figura 8.3 ilustra o modelo do cloche utilizado para serviços de pratos sofisticados.

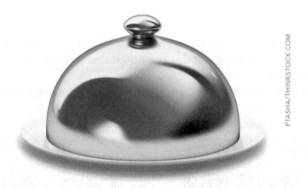

Figura 8.3 – Modelo de cloche.

Além da sofisticação, as tampas no modelo cloche possibilitam a conservação da temperatura dos alimentos.

8.2.1.6 Serviço à americana, buffet ou self-service

Consiste basicamente em montar no restaurante uma ou mais mesas de buffet fixas ou móveis, equipadas e decoradas, onde são colocados os alimentos de acordo com a categoria e conveniência de cada restaurante.

Nesse tipo de serviço, ao contrário dos demais, é o cliente que vai até ao buffet e se serve, como indicado na Figura 8.4.

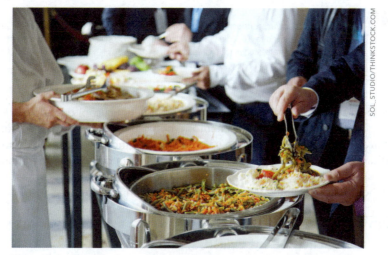

Figura 8.4 – Exemplo de serviço à americana.

Existem dois tipos de buffet, conforme a seguir: o cliente pode se sentar à mesa e se servir depois ou pode se servir primeiro e, em seguida, sentar. É possível oferecer, nesse sistema, um cardápio mais variado, de acordo com a proposta do restaurante, incluindo comidas mais saudáveis, legumes, vegetais, saladas, carnes magras, que estejam de acordo com um bom plano alimentar.

8.2.1.7 Serviço à inglesa

Nesse tipo de serviço, o dono da casa serve seus familiares e convidados. Ou seja, no restaurante, o garçom serve os clientes. Muito comum na década de 1980, essa modalidade tem sido substituída por outras, em especial em que o cliente pode se servir.

O serviço à inglesa, que pode ser direto ou indireto, como se verá a seguir, exige o máximo de cuidado na montagem e apresentação dos pratos. O garçom deve usar critérios pré-estabelecidos para a disposição dos alimentos nos pratos, e jamais colocar uma quantidade excessiva de comida. É imprescindível que o prato apresente um aspecto agradável e apetitoso. Além disso, em qualquer tipo de serviço, caso seja executado por garçons, a disposição dos alimentos nos pratos deve obedecer a algum critério, de tal forma que eles fiquem bem separados.

8.2.1.8 Serviço à francesa ou diplomata

No serviço à francesa, o próprio cliente poder pegar a comida trazida em travessa pelo garçom. Essa modalidade de serviço, também conhecida como diplomata, pode ser usada com frequência em pequenos jantares, em reuniões especiais.

8.2.2 Cálculos de quantidades por pessoa

Para projetar de forma correta a quantidade de alimentos ou bebidas por convidado é fundamental considerar o total de insumos consumidos em determinado evento *versus* o número de convidados.

Você sabia que, considerando 1 kg de maçã picada para 20 convidados, tem-se que a porção per capita 0,050 kg (1 kg dividido por 20)? Ou seja, cada convidado consome em média 50 gramas de maçã picada.

Pode-se também fazer a operação inversa (multiplicação) quando se deseja dimensionar a quantidade total de alimentos e bebida, além de outros insumos. Nesse caso, deve-se utilizar referências de valores de consumo per capita. Existem tabelas padronizadas, elaboradas por diversos autores, embora cada local possa individualizar seus próprios indicadores. No Quadro 8.1 estão apresentadas algumas sugestões de quantidade de alimentos e bebidas por pessoa em eventos.

QUADRO 8.1 – CONSUMO *PER CAPITA* DE ALGUNS ALIMENTOS E BEBIDAS SERVIDOS EM EVENTOS

GRUPO ALIMENTAR	CONSUMO PER CAPITA	OBSERVAÇÃO
Carnes, aves e peixes	150 a 220 g	Quando não houver opções variadas de carne.
Vegetais	150 g	Caso o serviço apresente de 2 a 3 tipos de pratos, considerar 100 g.
Legumes cozidos	110 g	Caso o serviço apresente de 2 a 3 tipos de pratos, considerar 50 g.
Cereais (arroz, grãos e lentilha)	50 g	Considerando apenas 1 prato.
Polenta	80 g	***
Massas	120 g	Considerando prato principal, pois como acompanhamento tem-se 50 g e para servir de 2 a 3 pratos, tem-se 25 g.
Risotos	120 g	Considerando prato principal, com acompanhamento de proteínas, tem-se 80 g.
Sobremesas	100 g	Considerando sobremesas que utilizam colher.
Tortas ou bolos	2,5 cm	Considerando 10 pessoas
Água mineral	200 mL	No verão, considerar 300 mL.
Refrigerante	300 mL	***
Destilados	3 doses	A garrafa de 750 mL serve 24 doses, ou seja, 1 garrafa serve 8 pessoas.
Champanhe, prosecco e espumante	¼ garrafa	Caso seja servido durante todo o evento, considerar ½ garrafa.
Vinho tinto/branco	300 mL	Considerando coquetel. Para jantar, considerar 200 mL.

FONTE: ELABORADO PELAS AUTORAS, 2018.

Portanto, sabendo-se a média de consumo por pessoa durante determinado evento, é possível estimar as quantidades totais necessárias de cada alimento e bebidas oferecidos.

8.3 Design de cardápio

Em qualquer estrutura de cardápio, é necessário obedecer certa lógica técnica para organizar a ordem e a composição um dos elementos.

Os tipos mais comuns de serviço são:

a. À la carte: são cardápios que apresentam vários tipos de pratos, descritos em uma sequência, de acordo com a ordem dos serviços. A sequência mais comumente vista é:

- Entradas: composta por saladas ou sopas à base de hortaliças cruas ou cozidas, frios, frutas, complementadas com ovos, carnes, salsicharias ou queijos, dependendo da sofisticação desejada. A entrada ainda pode ser subdividida em *couvert* ou *acepipes*, que seriam porções pequenas de vegetais ou canapés, simples ou elaborados antes da entrada propriamente dita. Alguns eventos servem esses pequenos canapés antes mesmo de o cliente sentar-se, tornando o ambiente mais descontraído.

- Prato principal ou prato proteico: sempre preparado com base de proteína animal ou fonte alternativa, é muitas vezes o primeiro prato pensado na organização de um cardápio. A partir dele, se estabelecem os demais, de forma harmônica e equilibrada. Em cardápios mais formais procura-se diversificar entre tipos de carne branca e vermelha (a primeira precedendo à segunda na apresentação), opções vegetarianas etc.

- Guarnições: preparações que acompanham os pratos proteicos, normalmente compostos por hortaliças, vegetais, massas e farináceos. Em geral, passam por algum processo de cocção e são servidas com molhos, cremes, coberturas ou similares.

- Acompanhamentos: geralmente compostos por cereais, leguminosas, pães e farináceos. São optativos em alguns cardápios, principalmente nos mais formais e podem ser substituídos ou substituir as guarnições.

- Sobremesas: finalizam a refeição e são compostos por frutas e/ou preparações doces. Se houver mais de uma opção, serve-se por último a frutas. Não deve conter alto valor calórico em todas as opções ou não deve repetir o mesmo ingrediente em todas as opções.

- Bebidas: sucos, água, refrigerantes, refrescos, chás, e bebidas alcoólicas.

- Café e licor: para fechar refeições mais formais, pode haver queijo.

b. Table d'hôte: caraterizado por um cardápio pré-fixado. Nesse tipo de menu os alimentos são divididos em entradas, pratos principais e sobremesas, podendo ser servidos em sistema de buffet, pratos ou de forma mista. Os chamados "menus do dia", "sugestões do chef" ou "menu degustação" geralmente são considerados *menus table d'hôte*.

c. Self-service: é um conceito amplo que agrega os tipos de serviço: o cliente se serve sozinho ou com a ajuda de um garçom, total ou parcialmente. Esse serviço atende as mais variadas ocasiões, como café da manhã, brunch, almoço, chá da tarde, jantar e eventos comemorativos. Nesse caso, sempre são ofertadas varia-das opções, buscando atender as preferências dos clientes.

Outro aspecto importante no design dos cardápios é a composição dos pratos. Deve-se sempre buscar o equilíbrio. Para isso, considere os itens a seguir:

- no cardápio completo, deve-se incluir alimentos que sejam fonte de proteínas animais alternativas;
- focar no equilíbrio calórico, para evitar a exclusão de grupos alimentares com-pletos, incluir fibras, evitar ingredientes refinados, como açúcar livre, evitar esco-lher sempre um mesmo alimento;
- incluir fontes de minerais e vitaminas hidrossolúveis, como vegetais, hortaliças e frutas, especialmente;
- prestar atenção com o clima, lembrando que os pratos oferecidos podem mudar de acordo com a estação do ano;
- verificar as possibilidades de preparo (de pessoal operacional, equipamento e tempo necessário) e diversificar as formas de apresentação dos alimentos, por meio de diferentes métodos de cocção, formas de subdivisão, complementos etc.
- atentar para pratos com baixa aceitação ou que tenham a digestibilidade mais complexa em pessoas sensíveis, como repolho, nabo, rabanete, brócolis, couve--flor, melão, pepino. Sempre oferecer opções a esses ingredientes.

8.3.1 Avaliação de resultados

Para avaliar se um cardápio foi bem aceito ou não, é possível utilizar um indica-dor médio. Ele relaciona o número de refeições previstas com o número de refeições servidas e contempla ainda a margem de segurança.

A margem de segurança pode ser calculada a partir da média de variação dos pi-cos máximo e mínimo de clientes ou, em média, 10%. Assim, a eficiência de produção pode ser escrita a partir da seguinte equação:

$$\text{Eficiência de produção} = \frac{\text{n}^\circ \text{ de refeições previstas} + \text{margem de segurança}}{\text{n}^\circ \text{ de refeições servidas}}$$

Se o valor de eficiência da produção for próximo a 1, tem-se uma produção ideal. Porém, valores > 1 indicam que foi servido um número menor de refeições do que o esperado, enquanto valores < 1 indicam falhas no porcionamento, uma vez que houve distribuição de um número maior de refeições do que o esperado.

O desperdício, tão comum no setor de alimentação, é preocupante e muitas vezes crucial para determinar se houve ou não lucro. Grande parte das vezes o des-perdício é visto como uma circunstância inevitável, mas, a partir de determinados controles, é possível evitar essa perda tão prejudicial ao resultado financeiro do estabelecimento.

Existem três fatores de desperdício predominantes:

a. **Fator de correção:** definido como a perda em relação ao peso inicial, represen-tada pela remoção de partes não comestíveis do alimento.

b. **Sobras (ou excedentes de alimentos):** alimentos produzidos e não distribuídos, cujo reaproveitamento é previsto, caso tenham sido controlados os fatores de tempo e temperatura e outros que garantem a qualidade.

c. **Restos:** alimentos distribuídos e não consumidos. Esses não podem ser reaproveitados.

A avaliação do fator de correção serve para medir a qualidade dos gêneros adquiridos, eficiência e treinamento da mão de obra, qualidade dos utensílios e equipamentos utilizados. A equação que determina o fator de correção (FC) é:

$$\text{Fator de correção} = \frac{\text{Peso bruto}}{\text{Peso líquido}}$$

8.4 Previsão de gêneros

Depois de completar as etapas de planejamento do cardápio, é necessário dimensionar os gêneros de compra. Utilizamos indicadores obtidos a partir do conhecimento dos *per capita* bruto (PB) e líquido (PL), previstos para cada preparação, junto com o fator de correção.

O *per capita* e o fator de correção variam sempre em função de cada serviço. O FC está sempre relacionado com a qualidade e quantidade de mão de obra, tipo de equipamento utilizado, especificação do gênero etc.; já o *per capita* varia de acordo com o porcionamento, tipo de serviço, clientela etc.

Assim, quando é necessário obter a quantidade de gêneros para um determinado período em um ciclo de cardápios, utilizamos a fórmula a seguir, chamada de Indicador de Previsão de Quantidade de Gêneros (IPQG):

IPQG = [(PB × Nº ref. Previstas × frequência) + (margem de segurança – quantidade estocada)]

Para margem de segurança, é utilizada em média de 5% a 10%, a depender da variação da frequência do número de frequências. Observe o exemplo a seguir.

Considere a previsão de compra de filé de frango com frequência de 3 vezes e os seguintes dados:

a) Peso líquido ou PL = 100 g

b) Fator de correção ou FC = 1,2

c) PB = 120 g

d) Nº refeições/dia = 1.200

e) Margem de segurança: 5%

f) Estoque = zero

IPQG = [(120 × 1200 × 3) + (5% - 0)] = [432.000 + 5%] = 453.600 g

Para facilitar o controle, optamos sempre que possível em arredondar os valores da precisão. Exemplo: 453.600 g = 454 kg. Ao planejar refeições, devemos ainda observar o padrão utilizado na área para embalagem dos produtos.

8.4.1 Dimensionamento de estoque

O estoque de um restaurante ou local de evento é onde são guardados os insumos para produção do cardápio. Um estoque organizado minimiza custos, otimiza processos e facilita o controle de qualidade dos itens alocados. Além disso, o estoque pode ser classificado em mínimo, médio ou máximo.

a. **Estoque mínimo:** chamado de estoque de segurança, proteção ou reserva. É a menor quantidade de material que deve existir no estoque para eventualidades.
b. **Estoque médio:** é o nível mais comum de estoque, para a boa realização de operações de suprimento e consumo. Considera-se 50% da quantidade a encomendar, mais o estoque mínimo.
c. **Estoque máximo:** é a maior quantidade de material que deve estar disponível, para garantir o consumo até o recebimento do próximo lote de reposição. Existe risco de desperdício de recursos investido em materiais.

Na prática, os estoques mínimo e máximo funcionam sempre como níveis de alerta: não podem ser tão altos, para que sobre insumos, e nem tão baixos, que provoquem falhas no abastecimento.

É importante que os profissionais façam avaliação constante da validade e perecibilidade de itens estocados. É fundamental conhecer se os itens são perecíveis, não perecíveis ou semiperecíveis, conforme indicado no Quadro 8.2.

QUADRO 8.2 – CLASSIFICAÇÃO DOS GÊNEROS QUANTO À PERECIBILIDADE

TIPO DE PERECIBILIDADE	CARACTERÍSTICAS PRINCIPAIS
Perecível	Deteriora-se com facilidade e normalmente requer condições especiais de armazenamento, como refrigeração. Não pode ser estocado por períodos prolongados. Dependendo do tamanho do local e da demanda, terá entrega diária no local ou em dias alternados. O gênero perecível vai demandar controle da estocagem, incluindo acompanhamento e controle de temperatura de manutenção, que é um ponto crucial para garantia de qualidade. Gênero com maior risco de contaminação.
Semiperecível	Deterioração intermediária entre os perecíveis e não perecíveis. É representado pelo vegetais, hortaliças e frutas *in natura*. Terão situações em que a estocagem vai requerer mais cuidados, mas, de modo geral, podem ser estocados na despensa, no almoxarifado ou na câmara de verduras, legumes e frutas.
Não perecível	Não se deteriora com tanta facilidade e, portanto, suporta maiores períodos de estocagem. São conhecidos como *commodities*, enlatados ou sacarias, por exemplo.

FONTE: ELABORADO PELAS AUTORAS, 2018.

O conhecimento da classificação dos gêneros é fundamental para compreender corretamente o modelo de gestão Curva ABC de controle de estoque, que serve para categorização de estoque. O objetivo principal é especificar quais são os produtos mais importantes para a empresa, independentemente do seu modelo de negócio.

Há várias maneiras de calcular o estoque. É possível, por exemplo, organizar a lista por preço de custo (listar os produtos de maior valor do estoque) ou por valor de venda (indicar os produtos que mais trazem receita). Depois de fazer a conta básica, é possível incluir outras variáveis que influenciam o mix de produtos, como os custos e a margem de lucro por item.

Os gêneros são selecionados e classificados em três grupos, de acordo com a sua importância em termos econômicos e volume de estocagem. Para que se estabeleça a Curva ABC, é importante utilizar o bom-senso orientado, inclusive na aplicação dos recursos financeiros da empresa.

Vejamos a classificação a seguir:

- **categoria A:** são os itens que representam 60% dos investimentos e retratam 20% do estoque dos gêneros. São poucos itens, porém vitais ao serviço, e geralmente têm o preço mais elevado;
- **categoria B:** representada por aproximadamente 30% do estoque de gêneros e, em termos de importância, são gêneros intermediários entre os itens A e C. Exigem controle razoável (não rigoroso) do seu estoque. Vale lembrar que os itens A e B juntos representam 50% dos gêneros estocados, mas 90% do investimento total. São os que devem receber maior atenção e vigilância;
- **categoria C:** representam 10% do investimento e correspondem a 50% dos gêneros estocados. A maior parte C é considerada de uso trivial, não sendo de importância vital para o serviço.

Para facilitar a compreensão, a Tabela 8.2 ilustra um exemplo de Curva ABC.

TABELA 8.2 – EXEMPLO DE CURVA ABC

CURVA ABC – EXEMPLO

MATERIAL (1)	VALOR DO CONSUMO (4)	VALOR DO CONSUMO ACUMULADO (6)	% SOBRE O VALOR TOTAL ACUMULADO (7)	CLASSIFICAÇÃO DOS ITENS (8)
Mat5	3.450,00	3.450,00	65,54	A
Mat3	807,50	4.257,50	80,88	A
Mat2	300,00	4.557,50	86,58	B
Mat1	230,00	4.787,50	90,95	B
Mat9	220,00	5.007,50	95,13	B
Mat6	72,00	5.079,50	96,49	C
Mat4	71,76	5.151,26	97,86	C
Mat10	63,00	5.214,25	99,05	C
Mat7	33,00	5.247,25	99,68	C
Mat8	16,80	5.254,05	100,00	C
TOTAL	5.264,06			

FONTE: ADAPTADO DE MEZONO (2001).

Para ser possível determinar os itens da Curva ABC, é fundamental realizar um levantamento do consumo médio mensal de cada gênero. Em seguida, deve-se listar os gêneros em ordem decrescente em comparação com seu investimento mensal (preço unitário × consumo médio).

CARDÁPIOS 197

FINALIZANDO

O capítulo abordou os conceitos do cardápio, como planejar, o melhor tipo de design, a importância, principalmente para eventos, e como pode ser utilizado. Discutiu-se ainda as formas mais simples de determinar a quantidade de alimentos e bebidas servidos em eventos, por pessoa ou por total de convidados.

No próximo capítulo, será discutida a gestão em nutrição. Vamos continuar?

PRATICANDO

1. Leia o caso a seguir:
   Uma nutricionista será responsável pela organização de um evento de 2 horas de duração. A empresa deseja oferecer uma alimentação rápida, em que os convidados possam ficar de pé.
   Considerando o caso apresentado, indique um serviço adequado para o evento descrito. Justifique a escolha.

2. Analise a Tabela 8.3:

CARDÁPIO Nº 1		DATA: 26/04/2012		TURMA: A		GRUPO: DIETOTERAPIA		
NOME DA PREPARAÇÃO: SALADA TROPICAL						Nº DE COMENSAIS: 28		
ALIMENTOS	PC g/Br	PB g/kg	PL g/kg	FC	PC Lis/g	CUSTO		
						RB. UNID.	UNIDADE	TOTAL
Rúcula	15	420	323	1,3	11,5	1,30	Molho	1,30
Agrião	15	420	323	1,3	11,5	0,99	Molho	0,99
Alface roxa	15	420	323	1,3	11,5	1,50	unid	1,50
Cenoura	27,5	770	641,6	1,2	22,9	2,55	kg	1,96
Manga	35	980	816,6	1,2	29,16	3,90	kg	3,81
Kiwi	20	560	478,6	1,17	17	3,80	kg	2,12
Uva rubi	15	420	323	1,3	11,63	4,99	kg	2,09
Ricota	15	420	420	1	15	2,50	unid	5,00
Mel	2	56	56	1	2	10,00	kg	0,02
Limão	5	140	1,16	1,2	4,1	1,50	kg	0,21
Azeite de oliva	2	56	56	1	2	5,60	500 mL	0,02
Mostarda	1,4	40	40	1	1,4	2,39	200 g	0,47
CUSTO *PER CAPITA*: R$ 0,69						CUSTO TOTAL: R$ 11,49		
TÉCNICAS DE PREPARO								

Dispor montinhos de folhas nos pratos, distribuir por cima fios de cenoura, as frutas e a ricota. Para o molho, misturar todos os ingredientes e agitar para emulsificar. Regar a salada com o molho.
Tempo de pré-preparo: 15 min.
Tempo de preparo p/ cocção: 10 min.
Tempo total: 25 min.

Agora, responda os itens a seguir:
a) O que esta tabela representa?
b) Cite três vantagens da elaboração de uma tabela como essa na área da nutrição.

? DESAFIO

Analise o caso a seguir:

Uma empresa multinacional, com muitos anos de tradição, resolveu dar uma festa de encerramento para os seus funcionários. Como os diretores da empresa eram estrangeiros e com hábitos alimentares diferentes, decidiram contratar uma equipe de nutricionistas para cuidar de todo o cardápio. Considerando o caso apresentado, discuta os cuidados necessários para que a equipe de nutricionistas reduza as chances de erro e possa oferecer um serviço de qualidade.

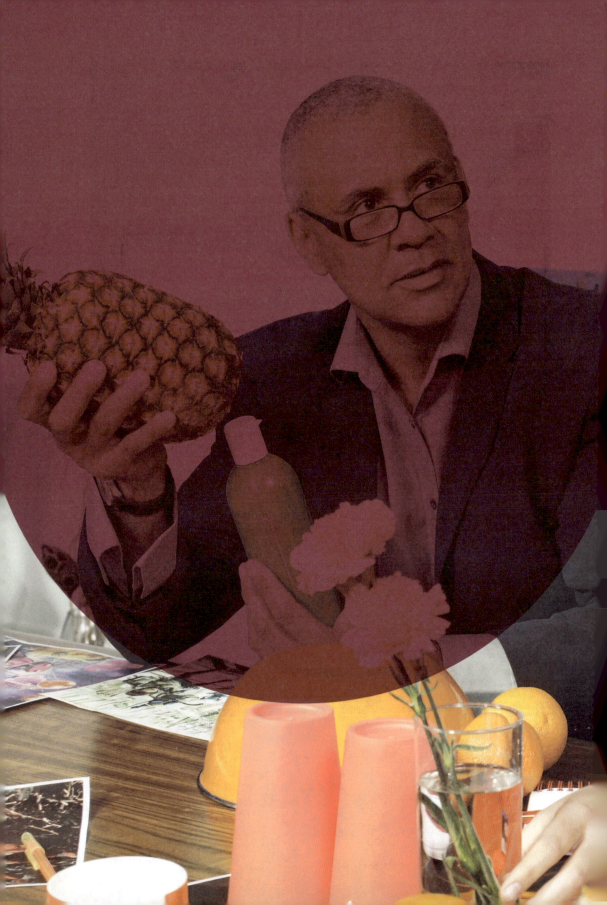

CAPÍTULO

9

GESTÃO EM NUTRIÇÃO

NESTE CAPÍTULO, VOCÊ ESTARÁ APTO A:

» Entender a importância da aplicação da gestão nas Unidades de Alimentação e Nutrição (UAN).

» Compreender os principais modelos de gestão, tipos de liderança, principais características dos bons gestores, a importância da motivação dos colaboradores e da organização do trabalho nessas unidades nutricionais.

9.1 INTRODUÇÃO

Os primeiros relatos de sistemas semelhantes às Unidades de Alimentação e Nutrição (UAN) se relacionam com o sistema de alimentação coletiva desenvolvido na Inglaterra, no início da II Guerra Mundial, por causa do racionamento de alimentos. Com a escassez da produção dos alimentos e para que a produção existente atendesse à demanda de consumo da época, foram elaborados sistemas para que o máximo de pessoas tivesse acesso à comida, mesmo que em menor quantidade.

Cantinas e restaurantes de hotéis foram obrigados pelo governo a produzir alimentos para toda a população, para que todos os civis pudessem ter, pelo menos, uma refeição quente por dia. Nessa época, essas unidades que forneciam alimentos tinham único objetivo de oferecer alimentação. Ou seja, não tinham foco na nutrição, visto que ainda não se conhecia muito sobre as relações dos nutrientes com o organismo humano.

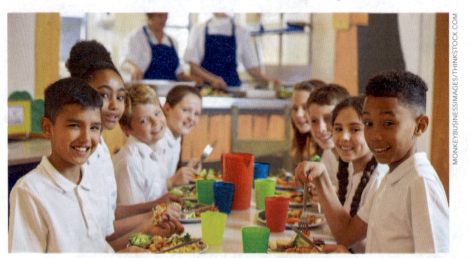

Figura 9.1 – Unidade de Alimentação e Nutrição (UAN) em ambiente escolar.

No período entre 1940 e 1943, após reivindicações e de acordo com as necessidades da época, esse serviço foi implantado na maioria das indústrias e organizações com mais de 250 empregados.

No Brasil, a história dos serviços de alimentação começa na década de 1950, caracterizada ainda por ser uma estrutura familiar personalizada, como as lanchonetes e cantinas da Inglaterra. Em 1954, o governo instituiu a merenda escolar nas escolas públicas, que garantia alimentação às crianças. Já na década de 1960, com a implantação dos parques industriais, os restaurantes comerciais começam a se expandir, inserindo inclusive novas rotinas administrativas. Na década de 1970, iniciativas como o Programa Nacional de Alimentação e Nutrição (Pronan) foram estabelecidas, originando o Programa de Alimentação do Trabalhador (PAT), por meio da concessão de incentivos às empresas e indústrias.

A década de 1980 foi marcada pelo crescimento da área alimentícia, maior profissionalização e chegada das grandes multinacionais do setor, que trouxeram sistemas diferenciados, como os tíquetes restaurante, as administradoras de restaurantes e os fast-foods. Nesse período, a área hospitalar ainda era pouco profissionalizada, com alguma supervisão médica, mas sem um sistema administrativo organizado. Apenas mais tarde desenvolveu-se o sistema de gastronomia hospitalar. Em comparação, pode-se pensar na alimentação oferecida em ambientes escolares. O cardápio servido aos alunos tem o objetivo de alimentá-los e nutri-los de modo específico. Portanto, o ambiente voltado para a alimentação dos estudantes tornou-se uma Unidade de Alimentação e Nutrição, conforme exemplificado na Figura 9.1.

É importante entender também que, com o crescimento e consolidação das UAN, houve a necessidade de implantação de um sistema de gestão nutricional, capaz de organizar o sistema e permitir uma administração diferenciada.

9.2 Modelos de gestão

A gestão das UAN, independentemente do porte ou público atendido, pode ser realizada por autogestão ou de forma terceirizada. Na modalidade de autogestão, a empresa incentivada assume toda a responsabilidade, inclusive técnica e operacional, pela elaboração das refeições, desde a contratação de pessoal até a distribuição das refeições. Ela arca com custos de implantação e manutenção de toda infraestrutura. O modelo de serviço, no entanto, segue totalmente em acordo com a filosofia da empresa e expectativas dentro do orçamento estipulado. Já no serviço terceirizado, o fornecimento das refeições é formalizado por meio de contrato firmado entre a empresa incentivada e a prestadora de serviços (concessionária) devidamente credenciada.

> **APRENDA COM A LEITURA**
>
> A terceirização é um procedimento muito comum nas UANs, por isso amplie os seus conhecimentos por meio da leitura do livro *Contratação de Serviços Terceirizados de Alimentação e nutrição: orientações técnicas*, de Colares et al., publicado em 2014 pela Editora Rubio.

Considerando o sistema de terceirização, tem-se três principais modelos:
- **refeição convênio**: existem convênios com restaurantes comerciais. O funcionário recebe um tíquete custeado pela empresa e faz a refeição;
- **refeição transportada**: a contratante fornece o local para a distribuição e a concessionária fornece a refeição;
- **comodato**: a concessionária contratada utiliza as instalações da contratante.

9.2.1 Modalidades de contrato para o sistema de gestão

Para a terceirização, existe uma série de modalidades de contrato. A empresa contratante deve escolher o modelo que mais se adapta às suas necessidades. Dentre as principais modalidades, tem-se:
- **preço fixo ou gestão**: consiste no estabelecimento de um valor unitário para a refeição, de acordo com o padrão que o cliente deseja. Todos os custos e riscos são

assumidos pela concessionária. O cliente paga a fatura com o valor unitário multiplicado pelo número de refeições servidas. A vantagem é que o cliente não precisa se preocupar com a administração da UAN, podendo assim calcular com mais clareza o seu custo. A desvantagem é a inflexibilidade de cardápio e serviços;

- **gestão mista**: é possível ter variação dos cardápios e serviços;
- **mandato puro**: existe um repasse de preços. O cliente paga todas as despesas que são realizadas em seu nome e mais uma taxa administrativa sobre o total. Uma das vantagens é a possibilidade de se conhecer o custo real da refeição, sendo possível uma mudança de padrão. A principal desvantagem é que, mesmo terceirizando o serviço, a contratante envolve-se na administração, tendo um movimento de muitas notas fiscais por mês para o pagamento de fornecedores;
- **mandato derivado**: funciona como o mandato puro, contudo há um intermediário para a compra de gêneros que, no final do mês, emite apenas uma nota fiscal para a contratante.

Você sabia que a gestão mista funciona como o preço de gestão, porém são emitidas duas notas fiscais: uma de serviços e outra de alimentos? Assim, o ICMS incide somente sobre a segunda nota fiscal, e o preço da refeição fica 3% a 4 % abaixo do contrato por preço fixo.

9.3 Gestão em Unidades de Alimentação e Nutrição (UAN)

A gestão em UANs permite a organização e o desenvolvimento do sistema administrativo por meio de uma série de ações, como caracterização do público-alvo, análise da quantidade de usuários, envolvimento dos recursos humanos, atribuições corretas dos cargos, seleção correta dos funcionários, capacitação da equipe, liderança e motivação.

9.3.1 Caracterização do público-alvo e quantidade de usuários nas UANs

Em UANs, é importante estabelecer as necessidades nutricionais do público a ser atingido, sendo que a alimentação deve suprir a demanda energética e nutricional necessária de cada cliente. Dessa forma, os públicos têm necessidades diferentes, como o público escolar, funcionários de empresas, pessoas hospitalizadas, público de eventos e militares, conforme descrito a seguir:

a. **Cardápio escolar**: direcionado a repor a energia gasta com o trabalho intelectual de aprender. Porém, deve-se ter a preocupação com o alimento, que, além de balanceado, deve estar adequado à faixa etária de cada criança. Deve haver preocupação também com a estrutura física do ambiente, incluindo móveis, utensílios e equipamentos ergonômicos.

b. **Funcionários de empresas:** a principal necessidade é suprir e renovar a energia gasta com o trabalho realizado pelos colaboradores. São servidas refeições balanceadas nos horários das refeições principais e, em alguns casos, pequenos lanches durante a jornada de trabalho ou anterior a ela.
c. **Cardápio hospitalar:** a principal função de atender os pacientes do local, mas que também estende aos colaboradores da instituição.
d. **Serviços temporários ou eventos:** são serviços de alimentação compactos e transportáveis para locais onde estão sendo desenvolvidas atividades, em regiões sem infraestrutura e para onde não é aconselhável o transporte de refeições prontas. Como eventos esportivos, fóruns e congressos, por exemplo.
e. **Militares:** o serviço é semelhante ao encontrado em empresas, porém os refeitórios são diferenciados conforme a hierarquia e a patente.

Além de analisar o público-alvo nas UANs, é fundamental avaliar a quantidade de usuários dos sistemas de alimentação, ou seja, o número de clientes e de refeições. Esse número deve estimar a quantidade de clientes diários que frequentam seus diversos espaços. Assim como devem levar em consideração os tipos de refeições servidas diariamente: desjejum, almoço, lanche, jantar e ceia. Além disso, deve-se atentar que o número de refeições diárias em refeitórios, dependendo do local, vai variar de acordo com o número de plantões e a carga horária diária, enquanto o atendimento aos pacientes e acompanhantes vai variar conforme a lotação do hospital (porcentagem de ocupação).

9.3.2 Importância dos colaboradores

Nos últimos anos, a cultura organizacional em relação a recursos humanos vem passando por importantes mudanças. De acordo com Chiavenato (2004), as organizações dependem de pessoas para poder funcionar. Os colaboradores devem ser avaliados do ponto de vista da produtividade, mas também é preciso estar atento à qualidade de vida no trabalho, o que envolve a satisfação profissional e pessoal. Portanto, é fundamental que o ambiente de trabalho seja motivacional.

Motivação é um processo essencial na vida de todo profissional e pode ser definida como uma força que faz com que os colaboradores desenvolvam plenamente suas atividades, sejam promovidos e valorizados.

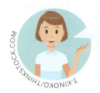

Você sabia que existem diferentes formas de motivar os colaboradores das UANs? Dentre alguns exemplos, podemos citar o reconhecimento dos melhores funcionários do mês, a realização frequente de treinamentos, o oferecimento de bônus e prêmios, a realização de *team building* e o elogio contínuo do trabalho realizado com empenho e responsabilidade.

A tarefa complexa de motivar a equipe cabe aos gestores, que precisam proporcionar meios para satisfazer e incentivar seus colaboradores. Esse é o caminho para melhorar os resultados e ser bem-sucedido, independentemente da área de trabalho.

Reconhecer a competência dos funcionários, ouvir suas opiniões e fornecer feedback são ferramentas poderosas para reter os talentos e garantir a eficiência na busca pelos resultados. Os gestores assumem um papel de relevância nesse contexto.

9.3.3 Atribuições dos cargos em UANs

Para uma correta e completa gestão de pessoas, é preciso que haja clareza nas atribuições dos cargos, com análise e descrição das funções. A análise de um determinado cargo baseia-se em avaliar alguns aspectos-chave, relativos à natureza do trabalho, desempenho, interação organizacional e qualificações pessoais necessárias.

Dentre as principais informações para realizar uma atribuição correta de cargo, tem-se:

a. título do cargo;
b. local de desempenho do trabalho;
c. relação direta de subordinação;
d. atribuições e tarefas desenvolvidas;
e. responsabilidade por áreas, equipamentos, utensílios e materiais;
f. requisitos intelectuais necessários;
g. atitudes, comportamentos, habilidades e decisões necessárias ao desempenho da tarefa;
h. condições de trabalho a que é submetido o colaborador.

A etapa de recrutamento deve ser realizada por um departamento especializado, acompanhado do futuro gestor. Assim, as expectativas ficam alinhadas e o futuro candidato pode ser informado de forma clara sobre as funções desempenhadas pelo cargo. Essa também é a fase de traçar o perfil esperado do colaborador que será contratado.

O setor de recrutamento, por sua vez, procura atrair um número suficiente de candidatos a determinada vaga, ao mesmo tempo em que os orienta sobre as normas para aplicação à vaga. É a etapa responsável pela primeira triagem dos candidatos, que podem ser por recrutamento interno ou externo. O recrutamento interno ocorre quando se busca convocar empregados que se encontram alocados na própria instituição. Já o recrutamento externo refere-se à convocação de pessoas que estão ou não no mercado de trabalho, podendo ser desempregados ou empregados em outras empresas, atraídos pela vaga anunciada.

Durante o processo de seleção, deve-se escolher dentre os candidatos a pessoa que apresenta as qualificações e os requisitos necessários. Testes ou simulações de prática são desejáveis e até mesmo indicados para grande parte dos cargos. Assim o indivíduo demonstra suas habilidades para realizar a tarefa.

9.3.4 Principais ferramentas do processo seletivos

As principais ferramentas que compõem o processo seletivo são a entrevista, o teste prático, as avaliações psicotécnicas e as dinâmicas de grupo.

• **Entrevista:** é o único recurso indispensável em um processo de seleção. É a oportunidade para conhecer profundamente quem é seu candidato.

A entrevista envolve aspectos importantes, como a observação das atitudes da pessoa, lembrando que o candidato provavelmente está nervoso e com elevado nível de ansiedade. Além disso, deve-se estabelecer um clima informal, para que o entrevistado aja de maneira mais natural possível. A Figura 9.2 representa um exemplo de entrevista de emprego, no qual o entrevistador procura criar um clima agradável para o entrevistado.

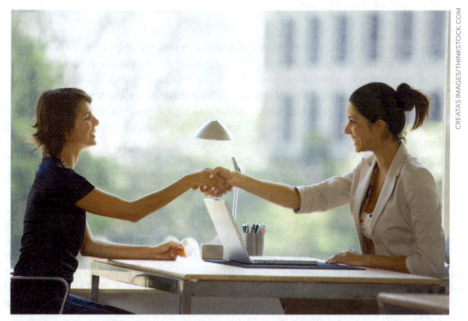

Figura 9.2 – Exemplo de entrevista de emprego com situação informal.

O selecionador ou a equipe selecionadora também devem se preparar para a entrevista. Algumas posturas são importantes, como sempre perguntar tudo o que julgar importante, dedicar um tempo prévio para análise do currículo ou ficha, observar as atitudes do candidato enquanto a pessoa responde, e repetir alguma pergunta em caso de dúvida.

- **Teste prático:** é uma importante ferramenta para se checar os conhecimentos e habilidades do candidato. A dinâmica possibilita a avaliação de atitude, sequência lógica e discussão das técnicas empregadas.
- **Testes ou análises psicotécnicas:** só podem ser aplicados e analisados por psicólogos habilitados. Fornecem informações sobre as características pessoais dos candidatos.
- **Dinâmica de grupo:** é uma ótima ferramenta para se conhecer as características pessoais do candidato. Em geral, é aplicada para cargos de liderança e que envolvam trabalho em equipe. É um recurso que permite a observação de várias características simultaneamente, como estilo de liderança, resistência à pressão, comunicabilidade, empatia/simpatia, trabalho em equipe e poder de argumentação.

O resultado do processo seletivo deve ser baseado em critérios lógicos e claros, evitando que sejam admitidas pessoas sem afinidade com o trabalho. Deve-se analisar cuidadosamente os resultados das avaliações.

Com a aprovação no processo seletivo, o candidato passa por avaliação médica, e entregar os documentos para elaboração do contrato de trabalho, conforme legislação vigente. O início das atividades só deve ocorrer após o cumprimento de todas as etapas.

9.3.5 Capacitação da equipe

Após a contratação, e durante todo o período de trabalho, é importante que o colaborador seja treinado e capacitado. O profissional deve se tornar apto para atender todas as demandas de uma UAN, gerando um processo de melhoria contínua global.

O objetivo dos processos de capacitação é atualizar e treinar os colaboradores para que executem com habilidade as tarefas do cargo, procurando desenvolver em cada um deles o espírito de participação e a cooperação, conscientizando-os de sua importância.

De modo geral, o processo de capacitação pode ser dividido em duas etapas: o treinamento inicial e o treinamento periódico. O treinamento inicial acontece na admissão, podendo ser realizado junto com a etapa de integração na empresa. O treinamento periódico ocorre em períodos determinados ou sempre que necessário. A execução dos treinamentos pode ser interna ou externa, envolvendo a contratação ou não de parcerias com outras instituições ou departamentos da empresa.

A elaboração e a implementação do treinamento são realizadas a partir de um diagnóstico da situação e necessidade. Além disso, é importante saber que a avaliação do conteúdo é fundamental para a capacitação. Assim, uma vez capacitado, esse colaborador precisa ser avaliado. A avaliação deve ser conforme seu cargo e todas as instruções que lhe foram passadas.

9.3.6 Avaliação do colaborador

A avaliação do colaborador deve enfocar a sua capacidade para o trabalho, tendo em vista suas aptidões e demais características pessoais. É a ação comparativa entre o que o profissional faz (desempenho) e o que deveria fazer (descrição do cargo e padrões de desempenho).

A avaliação de desempenho é um instrumento gerencial que permite ao gestor medir os resultados obtidos por um colaborador ou por um grupo em determinado período e propor ações corretivas. É uma fonte que serve para esclarecer, acompanhar os cargos, as promoções e os prêmios, e que necessitam de definições claras e objetivas.

9.3.6.1 Modelos de avaliação

Os principais modelos de avaliação são o Método de 360 Graus e o Método de Incidentes Críticos.

a. **Método de 360 Graus:** trata-se de um modelo em que o colaborador é avaliado por todos que tenham contato com ele, como subordinados, superiores e pares e recebe feedback de diversas fontes. Também é levada em consideração a avaliação do próprio funcionário. O objetivo é reconhecer aptidões e propor ações corretivas. Chamado de *Feedback* 360 Graus, *feedback* com Múltiplas Fontes e Avaliação Multivisão, esse processo de avaliação total recebe o nome de 360 graus exatamente pela dimensão do *feedback*. É um modelo muito aplicado nas organizações brasileiras por estar identificado fortemente com ambientes democráticos e participativos, que se preocupam com os cenários internos à organização e aos externos.

Essa avaliação é feita por meio de um questionário específico, que visa descrever os comportamentos e competências considerados essenciais pela organização, a fim de facilitar o alcance de seus objetivos estratégicos. Esse método de avaliação de desempenho é o mais adequado para situar o colaborador com relação às competências desejadas pela empresa.

> Por meio de avaliação com método 360 Graus, para verificar características como proatividade, interesse, organização, flexibilidade, sociabilidade, liderança e vocação do entrevistado, pode-se empregar o questionário a seguir.
>
> Responde *Nunca*, *Às vezes* ou *Sempre* para cada uma das questões:
>
> 1. O colaborador apresenta iniciativa?
> 2. O colaborador é dedicado em suas tarefas e busca atingir as metas estabelecidas?
> 3. O colaborador é organizado em suas atividades?
> 4. O colaborador é capaz de adaptar-se a novas situações?
> 5. O colaborador apresenta boa interação com os demais da sua equipe?
> 6. O colaborador mostra aptidões de liderança?
> 7. O colaborador demonstra ter talento nas atividades que realiza?

Os resultados são confidenciais. O colaborador tem acesso apenas ao resultado final, porém não sabe quem o avaliou. Dessa forma, o avaliado utiliza os feedbacks recebidos para guiar o seu desenvolvimento profissional, principalmente as competências e os comportamentos de liderança.

b. **Método de Incidentes Críticos:** baseia-se na avaliação de um grupo de indicadores determinantes que a organização define como desempenho. Tais fatores podem mensurar a quantidade e a qualidade do trabalho, conhecimentos, cooperação, assiduidade, iniciativa e criatividade.

Nesse método, o avaliador concentra-se em determinar os pontos fortes e fracos de quem está sendo avaliado, apontando comportamentos extremos, sem analisar especificamente traços de personalidade.

Os benefícios de uma avaliação pelo Método de Incidente Crítico são desenvolvimento, aprimoramento e capacitação das equipes e dos funcionários. Os resultados são utilizados como subsídios para a gestão de pessoas, como uma ferramenta para análise das qualidades e deficiências dos indivíduos e das equipes. Fornece materiais necessários para investir em treinamento e desenvolvimento, de maneira que as unidades/órgãos tenham equipe de colaboradores mais competentes e qualificados, como referencial na obtenção de melhores resultados para a instituição e para si próprio.

Observa-se que qualquer avaliação fundamentada em fatores comportamentais é essencialmente subjetiva. Os fatores de avaliação devem ser entendidos como um processo para se conhecer melhor o perfil das equipes e dos funcionários. Dessa forma, obtêm-se resultados mais abrangentes.

EXERCÍCIO RESOLVIDO

Um gestor tem avaliado o trabalho de um colaborador que apresenta muitos erros nas suas atividades há meses. Durante esse período, observou que o profissional sabe lidar bem com as pessoas e apresenta características de líder. Porém, está demorando para tomar decisões, mostrando-se conservador e limitado, mesmo sabendo trabalhar em equipe.

Considerando as características do colaborador, demonstre um exemplo de apresentação de resultados para o Método de Incidente Crítico.

Resposta:

Avaliação de desempenho	
Nome: _____ Cargo: _____	
Setor: _____	

Aspectos positivos	Aspectos negativos
Liderança	Apresentação de muitos erros
Capacidade de lidar com pessoas	Demora para tomada de decisões
Trabalho em equipe	Conservador e limitado

Destaca-se que o julgamento de um aspecto como sendo positivo ou negativo pode depender do cargo e setor e até mesmo das atividades desenvolvidas na empresa.

9.3.7 Relações de liderança

Todas as equipes necessitam de gestores ou líderes, pois são os responsáveis pela gestão de pessoas e processos, para o melhor resultado possível. A relação entre empresa e colaboradores pode ser facilitada ou não pelo agente de liderança, já que ele é o mediador dessa relação. Para os funcionários, ele representa a empresa. Dessa forma, é fundamental que haja respeito e busca por uma parceria. O esforço de todos é necessário e devem ter plena consciência de seu papel.

Destaca-se que a visão do gestor deve ser proativa, estimulando a equipe a um melhor desempenho, identificando talentos e criando oportunidades de desenvolvimento e melhoria dos processos na empresa. Além da visão ampla e proativa, o gestor deve ser capaz de manter as equipes em harmonia, visto que ações reativas geram conflitos e podem desencadear desequilíbrio na equipe. De modo geral, pode-se identificar como atribuição do gestor as seguintes tarefas ou competências:

a. **Planejamento:** formula os objetivos e as maneiras para alcançá-los;

b. **Controle:** monitora as atividades e corrige as fragilidades;

c. **Recursos:** identifica as necessidades de novos investimentos e ajustes para o bom andamento do trabalho;

d. **Organização:** coordena atividades;

e. **Direção:** designa pessoas, dirige seus esforços, incluindo motivação, liderança e comunicação;

f. **Desempenho:** avalia os resultados por meio de indicadores de qualidade.

É importante destacar que, embora as atribuições dos gestores sejam semelhantes mesmo em situações distintas, esses profissionais podem ter diferentes estilos de liderança. Portanto, não importa as características específicas e pessoais de um bom gestor, visto que ele pode alcançar os mesmos objetivos almejados, mas por métodos diferentes.

9.3.7.1 Estilos de liderança

De modo geral, existem três estilos de liderança:
- **Autocrática**: todo o poder de decisão está concentrado no líder. Ele determina as regras, as tarefas, as decisões de modo totalmente independente, nunca consultando os seus subordinados. Observa-se perfil dominador, autoritário e pessoal até mesmo na sua forma de elogiar ou criticar algum colaborador. A Figura 9.3 representa como os colaboradores podem se sentir menosprezados diante de uma liderança do tipo autocrática.
- **Democrática**: o líder estimula e auxilia a participação de toda a equipe em diferentes momentos. Quando percebe que o grupo precisa de sua orientação, o líder estimula seus colaboradores a pensar e escolher o caminho adequado. Observa-se até mesmo um perfil diferente na hora de elogiar ou criticar os seus colaboradores. De forma pontual, auxilia no desenvolvimento de um membro da equipe quando é necessário. Esse tipo de liderança é a exercida por um bom gestor em UANs.
- **Liberal**: líder que oferece total liberdade à equipe. Esse gestor apenas se envolve com sua equipe caso algo seja diretamente solicitado a ele. Portanto, não ocorre nem mesmo feedback de atividades, críticas ou elogios. O líder não avalia sua equipe e apenas se manifesta se necessário.

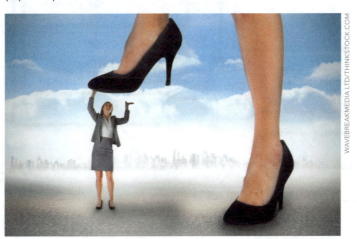

Figura 9.3 – Representação ilustrada de liderança autocrática.

APRENDA COM A **LEITURA**

Aprenda mais sobre as formas de se exercer a liderança e gerir as Unidades de Alimentação e Nutrição por meio do livro *Liderança para Gestores de Nutrição*, escrito por Isosaki e colaboradores, publicado em 2012 pela Editora Atheneu.

É fundamental compreender que embora existam muitas formas de liderar, os bons gestores devem buscar a democracia. Dessa forma, podem conquistar o respeito dos colaboradores e motivá-los.

9.3.7.2 Instrumentos de gerenciamento

A liderança utiliza instrumentos que tornam mais compreensível a estrutura da empresa e os procedimentos estabelecidos. Esses instrumentos podem ser fluxograma, cronograma, escala de trabalho, rotina, roteiro e organograma.

a. **Fluxograma**: são gráficos que representam o fluxo ou a sequência de um procedimento ou rotina, conforme a Figura 9.4.

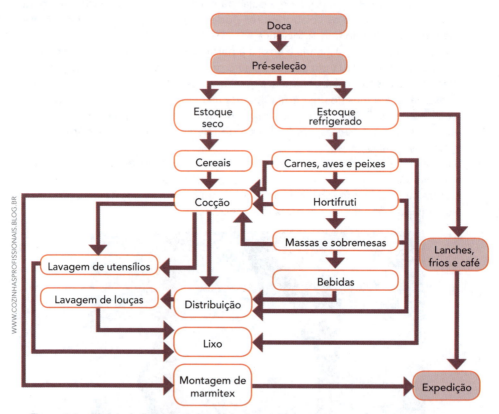

Figura 9.4 – Modelo de fluxograma de cozinha industrial.

a. **Cronograma**: documento importante para planejamento e controle de operações por um período específico. O cardápio mensal é um exemplo de cronograma.
b. **Escala de trabalho**: divisão dos funcionários por um setor e período de tempo, geralmente mensal. É muito usado para prever a formação da equipe de trabalho e organizar períodos de descanso remunerados (folgas e férias), distribuição da jornada de trabalho diária (horas trabalhadas). Para a elaboração, deve-se obrigatoriamente estar de acordo com as determinações da CLT.
c. **Rotina**: regras e normas técnicas que regulam a conduta do funcionário no cargo.
d. **Roteiro**: relação lógica e sequencial para a execução de uma atividade específica.

e. **Organograma:** gráfico que retrata a organização formal e a estrutura, incluindo os diversos órgãos, sua interdependência, linhas de autoridade e subordinação. O organograma exibe a divisão das unidades e os cargos de autoridade, sendo considerado um poderoso instrumento de comunicação. Deve ser simples e direto, parecido com um esqueleto. Geralmente é constituído de retângulos ligados por linhas horizontais e verticais. Hoje existem novos modelos de organograma, representando a relação de unidade entre os diferentes setores das empresas. A Figura 9.5 representa um organograma no qual os setores estão apresentados em linha.

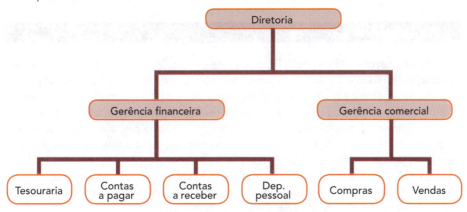

Figura 9.5 – Modelo de organograma com setores apresentados em linha.

Os organogramas também podem ser elaborados com base nas funções de trabalho, conforme a Figura 9.6.

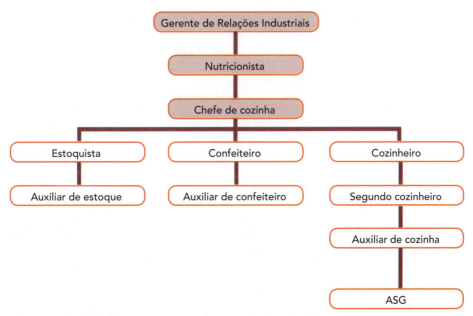

Figura 9.6 – Modelo de organograma com base nas funções de trabalho.

Portanto, a gestão em nutrição é um sistema imprescindível para manter uma administração diferenciada do local, ao mesmo tempo em que se garante a produtividade, o crescimento e a harmonia entre todos os envolvidos nas atividades. O gestor deve ainda dominar toda a legislação sanitária, legislação do consumidor e estar atento as todas as normas e regras do mercado. Seu foco deve ser a melhoria contínua e encontrar soluções para os novos desafios diários da rotina de trabalho.

A gestão representa uma administração que vai além de manter o sistema organizado, visto que o gestor deve ter visão e conhecimento amplos, liderança democrática e capacidade de manter a produtividade e harmonia no local de trabalho.

FINALIZANDO

Neste capítulo, foram abordados os aspectos fundamentais envolvidos na gestão em Unidade de Alimentação e Nutrição (UAN). Além de apresentar os diferentes modelos de gestão, o capítulo tratou das variadas formas de liderar, indicando a mais adequada para os bons gestores. Discutiu-se ainda a importância da escolha correta dos colaboradores para seus cargos, a importância da motivação e avaliação frequente do trabalho da equipe, além de ferramentas para auxiliar na implantação de um sistema de gestão efetivo.

O próximo capítulo abordará outro importante tema dentro da área da alimentação, a questão sensorial. Após aprender sobre a Gestão em Nutrição, vamos conhecer sobre a Análise Sensorial dos Alimentos?

PRATICANDO

1. Quais as principais características da gestão em Unidades de Alimentação e Nutrição?

2. Uma boa liderança é fundamental para a motivação de uma equipe dentro das UANs. No entanto, existem diferentes formas de liderar. Explique por que algumas lideranças não são motivadoras.

DESAFIO

Leia o caso a seguir:

Um gestor precisa organizar os métodos de entrevista para contratar um funcionário para liderar e trabalhar com uma equipe. Porém, embora essas sejam suas funções principais, também é essencial conhecer outras características pessoais do futuro colaborador. Não é preciso avaliação da parte prática nesse caso.

Considerando o caso apresentado, elabore um sistema de entrevista eficiente para o candidato.

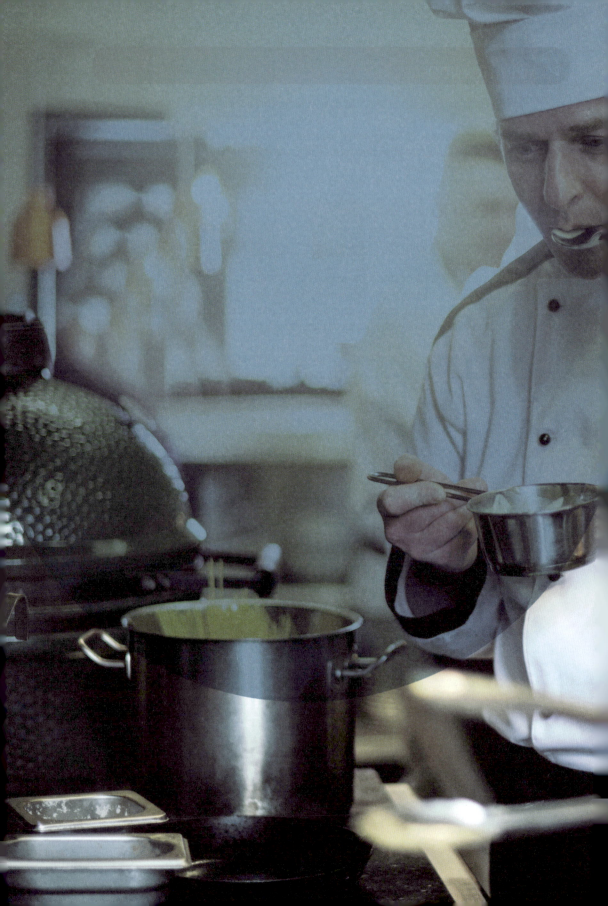

CAPÍTULO

10

A NÁLISE SENSORIAL DOS ALIMENTOS

NESTE CAPÍTULO, VOCÊ ESTARÁ APTO A:

» Assimilar os principais fatores que determinam e conceituam a analise sensorial dos alimentos, por meio da determinação das propriedades sensoriais, e os principais métodos e testes sensoriais de alimentos.

10.1 INTRODUÇÃO

Segundo a ABNT (1993), a análise sensorial é definida como a disciplina científica usada para evocar, medir, analisar e interpretar reações das características dos alimentos por meio dos sentidos como a visão, olfato, gosto, tato e audição. De acordo com os últimos estudos, acredita-se que a análise sensorial tem contribuído no processo de desenvolvimento e melhoramento de produtos alimentícios. Uma vez que se melhora a produção dos alimentos, eles tornam-se capazes de transmitir aos seus consumidores sensações diferenciadas no momento da degustação.

A primeira análise sensorial realizada ocorreu no continente europeu, e objetivo principal era controlar a qualidade das cervejarias e destilarias locais. Na sequência, há relatos que, durante a Segunda Guerra Mundial, os Estados Unidos iniciaram técnicas de análises sensoriais para os alimentos que eram rejeitados pelos soldados do exército. Já no Brasil, os primeiros métodos de degustações começaram em 1954, na Seção de Tecnologia do Instituto Agronômico de Campinas. A meta era estabelecer as metodologias de análise sensorial com princípios e bases científicas para avaliar principalmente o café, cujo produto tinha grande relevância e impacto econômico no estado de São Paulo.

A análise sensorial é normalmente realizada por uma equipe multiprofissional treinada e segura para avaliar e observar as características sensoriais de um produto. Eles podem ainda observar os seguintes aspectos:

a. qualidade e seleção da matéria-prima envolvida no preparo do produto;
b. efeito de processamento e técnicas de produção;
c. qualidade da textura do produto (principalmente a qualidade final);
d. sabor (por meio da fidelização de um novo produto);
e. estabilidade de armazenamento e estocagem de alimentos em temperaturas controladas ou não;
f. reação do consumidor final do consumidor, já que a qualidade sensorial do alimento é fator que fideliza os clientes.

Atualmente as empresas têm aprimorado as técnicas e metodologias para melhorar os resultados das análises sensoriais, realizados em cozinhas experimentais. Essa é uma área de atuação específica e abrangente que visa desenvolver e aperfeiçoar novas ou antigas preparações culinárias ou até mesmo produtos alimentícios por meio da otimização do tempo na confecção e inserção de novos sabores.

10.2 Propriedades sensoriais

O organismo humano só tem a capacidade de realizar a análise sensorial de alimentos devido aos sistemas sensoriais que envolvem o sistema olfativo, o sistema gustativo, o sistema auditivo e o sistema visual. Tais sistemas são capazes de identificar as propriedades sensoriais dos produtos alimentícios, sendo cor, odor, sabor, textura e som.

10.2.1 Cor

A cor é uma propriedade sensorial ligada ao sistema visual, cujo aspecto poderá determinar diretamente a escolha, aceitação ou até a mesmo a rejeição dos produtos alimentícios, uma vez que tal propriedade está totalmente à primeira impressão do consumidor.

A cor tem três características distintas, que podem ou não determinar a aquisição do produto final, sendo:
a. **Tom:** luz refletida pelo alimento.
b. **Intensidade:** concentração de substâncias corantes dentro do alimento.
c. **Brilho:** quantidade da luz refletida no alimento.

10.2.2. Odor

O odor é uma propriedade sensorial ligada ao sistema olfativo, cujas referências podem ser perceptíveis pelo órgão olfativo quando substâncias voláteis são cheiradas. Normalmente os especialistas e avaliadores profissionais de produtos alimentícios conseguem identificar os aromas mais facilmente, principalmente por sua memória olfativa.

Os odores são caracterizados sob os aspectos a seguir:
a. **Intensidade:** característica do próprio odor.
b. **Persistência:** está relacionada com a intensidade, ou seja, o tempo que o odor permanece no ar.
c. **Saturação:** capacidade do sistema nervoso central em se acostumar ao odor e passar a não percebê-lo conscientemente.

10.2.3 Sabor

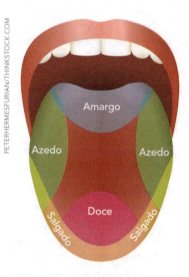

Figura 10.1 – Localidade dos sabores na língua humana.

O sabor é uma das propriedades sensoriais da cavidade bucal relacionadas ao paladar, percebidas na boca e ligada ao sistema gustativo. Por meio das papilas gustativas, o ser humano é capaz de identificar os gostos ácidos, amargos, doces, salgados e até mesmo o umami, cuja nomenclatura foi oficialmente reconhecida como o termo científico para descrever o gosto dos glutamatos e nucleotídeos. A Figura 10.1 indica o local de reconhecimento dos sabores na língua. Embora não esteja indicado, o sabor umami é reconhecido na região central.

É importante salientar que, em se tratando de propriedades sensoriais, o sabor pode determinar sensações diferenciadas, uma vez que algumas pessoas têm percepção para alguns gostos básicos enquanto outras têm percepção pobre ou nula para outros sabores.

Você sabia que existe um sabor residual que permanece na boca algum tempo após o alimento ser deglutido? Isso acontece principalmente com substâncias ricas em aromas. O aroma é uma propriedade capaz de mensurar substâncias aromáticas do alimento após serem colocadas na boca. Os provadores de vinho, chá e café, por exemplo, avaliam essa característica com muita precisão, pois é uma prática extremamente eficaz, na qual os avaliadores aspiram o aroma da substância pelo nariz para identificar os odores das inúmeras substâncias que volatizam na boca.

A ciência atribui que o sabor é uma propriedade extremamente complexa para que possam determinar resultados em análises sensoriais, uma vez que o sabor pode sofrer grandes influências, como os efeitos táteis na língua, além dos aspectos térmicos e dolorosos, que também podem influenciar a saúde das papilas gustativas.

10.2.4 Textura

A textura é uma propriedade sensorial ligada ao tato. Além disso, pode ainda ser denominada como um conjunto de todas as propriedades estruturais (geométricas e de superfície) de um alimento, perceptíveis pelos receptores mecânicos táteis e eventualmente pelos receptores visuais e auditivos.

Durante o processo de mastigação ainda é possível verificar por meio da textura dos alimentos a noção da resistência, além dos aspectos ligados à fibrosidade, à granulosidade de determinadas matérias-primas e, ainda, à percepção da aspereza, crocância, entre outras. É importante destacar ainda que, nos alimentos líquidos, avalia-se a fluidez, enquanto que, nos alimentos semissólidos, avalia-se a consistência.

As propriedades das texturas são classificadas em três categorias: mecânica, geométrica e de composição, que, por sua vez, pode ainda ser subdivida em categoria primária e categoria secundária.

10.2.4.1 Definições das principais características primárias de textura

Dentre as principais características primárias de textura, destacam-se dureza, coesividade, viscosidade, elasticidade, adesividade e som. As definições dessas características do ponto de vista físico e sensorial estão representados no Quadro 10.1.

QUADRO 10.1 – DEFINIÇÕES FÍSICAS E SENSORIAIS DAS PRINCIPAIS CARACTERÍSTICAS PRIMÁRIAS DOS ALIMENTOS

CARACTERÍSTICA PRIMÁRIA	DEFINIÇÃO FÍSICA	DEFINIÇÃO SENSORIAL
Dureza	Força necessária para deformar o alimento.	Força requerida para comprimir um alimento na boca até sua ruptura.
Coesividade	Força que pode deformar um material antes de romper.	Grau até o qual se comprime uma substância antes de rompê-la.
Viscosidade	Taxa de fluxo por unidade de força.	Força requerida para retirar um líquido de uma superfície.

CARACTERÍSTICA PRIMÁRIA	DEFINIÇÃO FÍSICA	DEFINIÇÃO SENSORIAL
Elasticidade	Taxa a partir da um material deformado regressa à sua condição inicial, depois de retirar a força deformante.	Grau ao qual regressa um produto à sua forma original, uma vez que já tenha sido comprimido.
Adesividade	Trabalho necessário para vencer as forças de atração entre a superfície do alimento e a superfície dos outros materiais com que o alimento entra em contato.	Força requerida para retirar o material aderido à boca durante seu consumo.
Som	Propagação de uma frente de compressão mecânica ou onda longitudinal.	Propriedade sensorial ligada ao sistema auditivo, pois é sabido que durante o processo de análise sensorial os alimentos possuem sons característicos amplamente associados à textura do alimento.

FONTE: ELABORADO PELAS AUTORAS (2018).

10.3 Fatores determinantes na análise da qualidade sensorial

Para a efetiva qualidade sensorial no processo de análise, vários fatores devem ser levados em consideração. Dentre eles, estão a montagem da sala de preparo de amostras, as características físicas das amostras e os avaliadores das amostras.

10.3.1 Montagem da sala de preparo de amostras

A sala de amostras destinada ao teste de análises sensoriais deve possuir as condições mínimas e obrigatórias para atender sem riscos os avaliadores e degustadores. Durante a montagem, é importante observar se a sala tem balança analítica, provetas, termômetros, destilador de água, banhos-maria, geladeira, forno, fogão, bandejas, pia e recipientes adequados. Além disso, também é importante analisar o tipo de materiais nos recipientes ou utensílios utilizados, tanto por questões de segurança, quanto preservação das características dos alimentos.

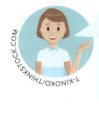

Você sabia que, para a análise de alimentos líquidos, deve-se preparar a sala com utensílios de aço inox, vidro e plásticos? Caso sejam analisadas bebidas quentes, indica-se o uso de cerâmicas. Já no caso de bebidas muito frias, indica-se o uso de vidros. Porém, para analisar alimentos sólidos, a sala de preparo de amostras ainda deve possuir utensílios de plástico ou vidro, folha de alumínio e talheres, preferencialmente de aço inox.

ANÁLISE SENSORIAL DOS ALIMENTOS   221

Além de alguns cuidados específicos que variam de acordo com os alimentos, existe uma série de cuidados gerais para as salas de montagem de amostras, como indicado a seguir:

- para os degustadores e avaliadores não sofrerem qualquer influência psicológica, as amostras devem ser devidamente preparadas antes da apresentação para a análise;
- com o objetivo de minimizar efeitos e resultados contraditórios, lança-se mão de lâmpadas coloridas (azuis, vermelhas ou alaranjadas) nas cabines de análise sensorial;
- é importante que o ambiente de prova tenha circulação de ar adequada para evitar interferências na análise do sabor;
- os utensílios devem estar limpos e o ambiente ausente de odores fortes;
- o local de análise deverá ser tranquilo e afastado de áreas barulhentas;
- o local dos testes deve possuir cabines preferencialmente individuais, com espaço suficiente.

As cabines de análise sensorial dos alimentos também devem seguir alguns padrões, como ter iluminação com luz natural ou fluorescente, isolamento de barulhos e locais movimentados, e distância de odores que possam interferir na análise.

10.3.2 Principais características físicas da amostra

Durante a seleção e análise sensorial dos alimentos, é importante considerar alguns aspectos específicos, de acordo com o tipo da amostra. Considerando esses principais aspectos, que são as características físicas das amostras, há sabor residual, temperatura e tamanho das amostras.

Assim, para analisar alimentos que apresentam sabor residual, deve-se utilizar maçã, biscoito sem sal, água e outros alimentos capazes de realizar a limpeza das papilas gustativas dos avaliadores.

Você sabia que a limpeza natural das papilas gustativas ocorre por meio da saliva? Porém, para que a saliva consiga realizar esse trabalho, deve estar composta predominantemente por água. Pois, caso esteja com baixo volume de água, pode ficar espessa e formar um filme na superfície da língua, minimizando o contato dos alimentos com as papilas gustativas. Consequentemente, reduz-se a capacidade sensorial da língua em relação aos sabores dos alimentos.

A temperatura da amostra também deve ser indicada, visto que a percepção da papila gustativa pode ficar prejudicada quando as amostras são expostas a temperaturas muito altas ou muito baixas. Outro aspecto de grande influência é o tamanho da amostra do alimento que será degustado. Esse tamanho deve ser suficiente para ser mordido e movimentado na boca. De modo geral, na ingestão de alimentos líquidos, indica-se amostra de até 50 mL. Já para a ingestão de alimentos sólidos, indica-se de 25 a 30 g por amostra.

10.3.3 Avaliadores das amostras

Os avaliadores devem ter certas características para o processo de análise sensorial dos alimentos, como concentração e sensibilidade. Além disso, esses profissionais deverão ser treinados, possuindo conhecimento prático e teórico das metodologias empregadas nas análises sensoriais.

Destaca-se ainda que os avaliadores das amostras devem se abster de práticas e hábitos que prejudiquem a habilidade sensorial. De modo específico, os avaliadores devem seguir alguns cuidados gerais no dia da avaliação e análise sensorial. Seguem:
- não fumar uma hora antes dos testes;
- não mascar chicletes;
- não tomar bebida alcoólica;
- não usar perfume;
- pessoas resfriadas são dispensadas.

Além desses cuidados, recomenda-se realizar a prova duas horas antes ou depois das refeições, para evitar incorrer no erro de expectativa. Não devem ser dadas informações sobre o teste, e não devem participar pessoas envolvidas no desenvolvimento da pesquisa.

A Figura 10.2 exemplifica profissionais avaliadores de amostras.

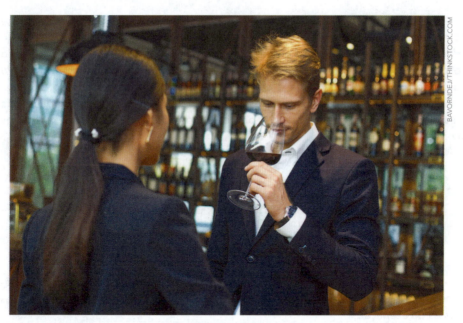

Figura 10.2 – Profissionais avaliadores de amostras de vinho.

De acordo com Teixeira (2009), existem ainda os chamados efeitos de degustação. Esses efeitos também podem influenciar uma avaliação e análise sensorial dos alimentos e, por isso, deve-se garantir que os resultados obtidos sofram o mínimo de influência possível. Esses efeitos são: efeito global, efeito de sugestão e efeito de contraste. O efeito global acontece quando o avaliador analisa mais de uma característica na amostra. Já o efeito de sugestão ocorre quando o avaliador é influenciado pelas expressões faciais dos outros avaliadores. O efeito de contraste ocorre quando o avaliador experimenta uma amostra desagradável logo após uma agradável, ou vice-versa.

10.4 Principais métodos e testes sensoriais

Existem diferentes métodos e formas de realizar os testes sensoriais. A escolha desses testes depende de fatores como tipo de alimento a ser testado, quantidade de amostras e do objetivo do teste.

Considerando os testes mais empregados na área dos alimentos, há os métodos afetivos, os métodos discriminativos, os métodos analíticos e os métodos de sensibilidade.

10.4.1 Métodos afetivos

Os métodos afetivos consistem na manifestação subjetiva do avaliador sobre o produto testado. Os testes realizados por esses métodos indicam a aceitabilidade da amostra e o quanto ela é agradável. Além disso, verificam comparação e preferências alimentares, indicando inclusive grau de satisfação com um novo produto e a probabilidade de o consumido adquirir o produto testado, ou seja, seu grau de aceitação. Porém, esses testes apresentam maior variabilidade nos resultados devido às manifestações pessoais. Por isso, geralmente são realizados com diferentes pessoas.

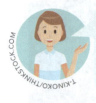

Você sabia que, em provas que utilizam o método afetivo para a análise sensorial de alimentos, são selecionados avaliadores e consumidores? Ambos são escolhidos aleatoriamente, incluindo consumidores habituais ou potenciais do produto testado. Salienta-se ainda que, para a devida aplicação e fidelidade do teste, deve-se ter no mínimo 30 avaliadores.

Dependendo dos objetivos dos testes, pode-se empregar os testes dos métodos afetivos de modo específico ou realizar apenas os testes de preferência e os testes de aceitação.

10.4.1.1 Teste de preferência

O objetivo desse teste é identificar qual é a amostra preferida comparada a outra amostra do teste, ou seja, avalia-se a preferência do consumidor. O ideal é realizar esse teste com equipes grandes de avaliadores, pois grupos menores não revelarão de forma fiel os resultados da análise sensorial. A Figura 10.3 representa um modelo de ficha impressa para teste de preferência, que deve ser preenchida pelos avaliadores.

```
                    TESTE DE PREFERÊNCIA


Amostra: _____Avaliador:_____Data:_____


Você está recebendo duas amostras codificadas, identifique com um círculo a sua amostra
preferida:


                    _____
Comentários: _____
_____
_____
_____
_____
```

Figura 10.3 – Modelo de impresso para teste de preferência.

FONTE: ABNT – NBR 13088/1994.

10.4.1.2 Teste de aceitação

O objetivo desse teste é avaliar a aceitação do consumidor. Para determinar, o avaliador é questionado sobre o quanto gostou do produto, a experiência positiva que teve ao ingerir o produto e seu hábito de consumo, conforme exemplificado na Figura 10.4.

```
                    TESTE DE ACEITAÇÃO
Nome: _____ Data: _____
Por favor, avalie a amostra codificada e use a escala abaixo para indicar o quanto você gos-
tou ou desgostou da amostra.
Código da amostra: _____
9 – gostei extremamente           Impressão global   _____
8 – gostei muito                  Aroma              _____
7 – gostei moderadamente          Sabor              _____
6 – gostei ligeiramente           Cor                _____
5 – nem gostei / nem desgostei
4 – desgostei ligeiramente
3 – desgostei moderadamente
2 – desgostei muito
1 – desgostei extremamente
```

Figura 10.4 – Modelo de impresso para teste de aceitação.

FONTE: SILVA (2005).

Lembrando que a aceitação em relação aos produtos expostos nos testes de aceitabilidade podem variar de acordo os padrões socioeconômicos, culturais e até mesmo religiosos.

ANÁLISE SENSORIAL DOS ALIMENTOS

10.4.2 Métodos de diferença ou discriminativos

Os métodos de diferença ou métodos discriminativos consistem em testes que indicam a existência ou não de diferenças entre as amostras. São testes indicados principalmente para verificação da garantia da qualidade e desenvolvimento de novos produtos.

Dentre os principais testes existentes nesses métodos, tem-se o teste pareado, o teste duo trio, o teste triangular, o teste de ordenação e o teste de comparação múltipla.

10.4.2.1 Teste pareado

O objetivo do teste pareado é identificar uma diferença entre duas amostras, sendo considerado um teste simples para os avaliadores. Normalmente utilizam-se sete avaliadores experientes ou 20 avaliadores treinados, ou ainda 30 avaliadores não treinados. A Figura 10.5 indica um modelo de ficha impressa utilizado para teste de comparação pareada.

TESTE DE COMPARAÇÃO PAREADA

Nome: _____Sexo:_____Idade:_____

Você está recebendo duas amostras codificadas.
Por favor, prove as amostras da esquerda para a direita.
Circule o código da amostra COM SABOR MAIS DOCE.

547 801

Comentários: _____
_____
_____
_____
_____

Figura 10.5 – Modelo de impresso para teste de comparação pareada.

10.4.2.2 Teste duo trio

O objetivo do teste duo trio é identificar, entre as três amostras apresentadas aos avaliadores, qual é a amostra igual à referência. Ou seja, no início do teste os avaliadores degustam a amostra referência e, na sequência, mais duas amostras, sendo uma delas igual à amostra referência enquanto a outra não. A Figura 10.6 ilustra um modelo de impresso para teste duo trio.

> **TESTE DE DUO TRIO**
>
> Amostra: _____Avaliador:_____Data:_____
>
> Você está recebendo uma amostra padrão (P) e duas amostras codificadas. Uma das amostras codificadas é igual ao padrão, faça um círculo nesta amostra.
>
> _____
>
> Comentários: _____
> _____
> _____
> _____
> _____

Figura 10.6 – Modelo de impresso para teste duo trio.

FONTE: ABNT – NBR 13169/1994.

O teste será indicado somente quando os avaliadores conhecerem muito bem a amostra referência. Caso contrário, o teste poderá apresentar resultados não fidedignos.

10.4.2.3 Teste triangular

O objetivo do teste triangular é identificar entre três amostras apresentadas aos avaliadores qual delas apresenta diferença. Ou seja, no início do teste, os avaliadores degustam as três amostras, sendo que duas são exatamente iguais e uma delas diferente das demais amostras. A Figura 10.7 indica um modelo geral do impresso empregado em teste triangular.

> **TESTE TRIANGULAR**
>
> Amostra: _____Avaliador:_____Data:_____
>
> Você está recebendo três amostras de carne. Duas amostras são iguais e uma é diferente. Por favor, prove as amostras da esquerda para a direita e identifique com um círculo a amostra diferente quanto à textura.
>
> _____
>
> Comentários: _____
> _____
> _____
> _____
> _____

Figura 10.7 – Modelo de impresso para teste triangular.

FONTE: MONTE ET AL. (2007).

O teste triangular é muito empregado quando se deseja selecionar ou treinar novos avaliadores.

10.4.2.4 Teste de ordenação

O objetivo do teste de ordenação é identificar a preferência ou a intensidade das características dos alimentos que estão sendo analisados. Esse teste consiste na apresentação simultânea de várias amostras aos degustadores. Os avaliadores deverão organizar as amostras em ordem de preferência. A Figura 10.8 representa um modelo de impresso para testes de ordenação.

TESTE DE ORDENAÇÃO

Nome: _____ Sexo: _____ Idade: _____

Data: _____ Horário do teste: _____

Estamos realizando uma pesquisa sobre preferência do consumidor para este produto. Por favor, ordene as amostras de acordo com a sua preferência, colocando em primeiro lugar a que você mais gostou e por último a que você menos gostou.

01. _____
02. _____
03. _____

Descreva a razão de sua preferência ou rejeição:

_____
_____
_____
_____
_____
_____

Figura 10.8 – Modelo de impresso para teste de ordenação.

FONTE: CHIAPPINI ET AL. (2005).

10.4.2.5 Teste por comparação múltipla

O objetivo do teste por comparação múltipla é identificar entre as amostras apresentadas aos avaliadores qual delas é mais parecida com uma amostra de marca conhecida. A Figura 10.9 representa um exemplo de modelo impresso para teste de comparação múltipla.

```
                    TESTE DE COMPARAÇÃO MÚLTIPLA


Amostra: _____Avaliador:_____Data:_____

Você está recebendo uma amostra controle (C) e três amostras codificadas. Compare cada
uma com o controle quanto ao atributo (especificar). Expresse o valor da diferença utilizan-
do a escala abaixo.


                         01    02   03   04    05
                    Nenhuma Ligeira Moderada Muita Extrema

Valor:

                        _____

                        _____

                        _____
```

Figura 10.9 – Modelo de impresso para teste de comparação múltipla.

FONTE: ABNT – NBR 13526/1995.

Destaca-se que normalmente são indicadas mais de três amostras para montagem do teste de comparação múltipla.

10.4.3 Métodos analíticos ou descritivos

Os métodos analíticos, também conhecidos como métodos descritivos, são
testes que descrevem as informações das amostras, inclusive de modo quantitativo.
Esses métodos envolvem o teste de amostra única, o perfil de características, o teste
de escalas e o teste de duração.

10.4.3.1 Teste de amostra única

O objetivo do teste de amostra única é identificar determinadas características
pré-estabelecidas, pois o avaliador saboreia um tipo de alimento de cada vez e identifica vários aspectos ou atributos de um determinado alimento ou vários. A Figura
10.10 indica um modelo de impresso para teste de amostra única.

ANÁLISE SENSORIAL DOS ALIMENTOS   229

TESTE DE AMOSTRA ÚNICA

Nome:

_____

Você está recebendo duas amostras de linguiça. Por favor, avalie as amostras e descreva suas similaridades e diferenças, quanto a aparência, odor, sabor e a textura que as caracterizam.

Amostras _____ e _____

Aparência: _____

Odor: _____

Sabor: _____

Textura: _____

Figura 10.10 – Modelo de impresso para teste de amostra única.

FONTE: LEONARDI ET AL. (2011).

É importante compreender que o teste de amostra única, embora apresente esse nome, normalmente traz várias amostras. Porém, gradualmente, o degustador avalia uma por vez, por isso o nome amostra única. Destaca-se ainda que os avaliadores selecionados para esse teste deverão ser muito experientes.

10.4.3.2 Perfil de características

O objetivo do teste de perfil de características é identificar características sensoriais específicas de um determinado alimento, como aparência, cor, odor, sabor e textura das amostras. Normalmente utiliza-se uma escala de valores com pontuação para verificação dos resultados. Ainda nesse teste, recomenda-se a utilização de mais de cinco avaliadores treinados para a determinação das características sensoriais.

10.4.3.3 Teste de escalas

O objetivo do teste de escalas é identificar a expressão sensorial das amostras determinadas. Atualmente o teste pode ser dividido em três tipos: escala hedônica, escala hedônica facial e escala numérica.

A escala hedônica é indicada para mensurar o grau de prazer e satisfação do produto analisado. A metodologia possibilita converter o grau de satisfação em pontos, conforme ilustrado na Figura 10.11.

1	Desgostei muitíssimo		
2	Desgostei muito		
3	Desgostei		
4	Desgostei ligeiramente		
5	Nem gostei e nem desgostei		
6	Gostei ligeiramente		
7	Gostei		
8	Gostei muito		
9	Gostei muitíssimo		
Paladar de tomate seco - cultivares diferentes			
Amostra 01	Amostra 02	Amostra 03	Amostra 04
Comentários:			

Figura 10.11 – Modelo de impresso para teste - Escala Hedônica.

FONTE: DANTAS ET AL. (2010).

A escala hedônica facial é indicada para mensurar o grau de prazer e satisfação do produto analisado. A metodologia é direcionada para crianças, uma vez que a escala é demonstrada na forma de carinhas desenhadas, conforme ilustrado na Figura 10.12. A escala hedônica facial também possibilita ao final do teste a contagem de pontos.

TESTE DE ACEITAÇÃO DA ALIMENTAÇÃO ESCOLAR

Nome: ________________________ Série: __________ Data: __________

Marque a carinha que mais represente o que você achou do ________________

Detestei	Não Gostei	Indiferente	Gostei	Adorei
1	2	3	4	5

Diga o que você **mais gostou** na preparação: ________________________

Diga o que você **menos gostou** na preparação: ________________________

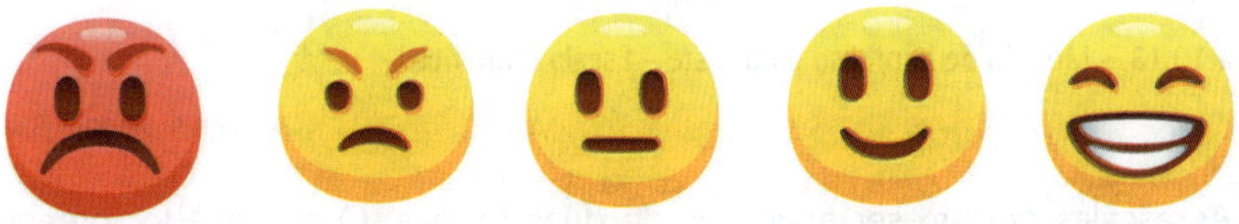

Figura 10.12 – Modelo de impresso para teste - Escala Hedônica Facial.

A escala numérica é indicada para mensurar o grau de prazer e satisfação do produto analisado somente por classificação numérica, sem considerações para realizar. A Figura 10.13 indica um exemplo de ficha para avaliação em escala numérica.

Exemplo: Avaliação das características sensoriais de tangerina – Ponkan

01 – Aspecto do gomo (Examine os gomos e classifique)				
Atrativo	Agradável	Regular	Grosseiro	Desagradável

02 – Gosto do gomo (Morder o gomo e classificar)				
Muito gostoso	Gostoso	Regular	Insípido	Ruim

03 – Doçura do gomo (Morder o gomo e classificar)				
Muito doce	Doce	Regular	Pouco doce	Sem doce

04 – Acidez do gomo (Morder o gomo e classificar)				
Muito alta	Alta	Regular	Baixa	Sem acidez

05 – Relação de doçura/acidez (Morder o gomo e classificar)				
Muito boa	Boa	Regular	Fraca	Ruim

06 – Sucosidade (Morder o gomo e classificar)			
Muito suco	Regular	Pouco suco	Sem suco

07. Nota (Avaliação conjunta das propriedades avaliadas de 01 a 10)

Figura 10.13 – Modelo de impresso para teste – Escala numérica.

FONTE: SANTOS E TUBELIS (2002).

As escalas podem ser aplicadas de duas formas. O degustador preenche as suas próprias informações nas fichas de escalas, ou ainda, as avalia de forma verbal. Nesse caso, o coordenador do teste fica responsável pelo preenchimento das fichas de escalas.

10.4.3.4 Teste de duração

O objetivo do teste de duração é identificar o tempo e/ou a intensidade de determinados produtos possuem. Normalmente, é utilizada uma amostra padrão e, em seguida, os avaliadores degustam ou analisam a amostra testada. O objetivo é verificar por quanto tempo manteve-se a intensidade do produto, principalmente em relação a odores, aromas e sabor. A Figura 10.14 exemplifica uma ficha a ser preenchida em teste de intensidade.

Nome:_____Data:_____/_____/_____

TESTE DE INTENSIDADE

Avalie o aroma de cada uma das amostras da esquerda para a direita e assinale a nota para a intensidade do aroma Frutal.

Amostra 0 1 2 3 4 5 6 7 8 9
_____
Nenhum Fraco Moderado Forte Muito forte

Amostra 0 1 2 3 4 5 6 7 8 9
_____
Nenhum Fraco Moderado Forte Muito forte

Amostra 0 1 2 3 4 5 6 7 8 9
_____
Nenhum Fraco Moderado Forte Muito forte

Comentários: _____
_____
_____
_____
_____

Figura 10.14 – Modelo de impresso para teste de duração.

FONTE: CHIAPPINI ET AL. (2005).

10.4.4 Métodos de sensibilidade

Os métodos de sensibilidade são testes que determinam a capacidade dos avaliadores de analisar os sabores das amostras. O teste de sensibilidade é o mais empregado.

10.4.4.1 Teste de sensibilidade

O objetivo do teste de sensibilidade é identificar por quanto tempo o avaliador pode observar as características do produto em uma determinada amostra. A Figura 10.15 indica uma avaliadora testando sua capacidade de sentir as características de uma bebida por meio de seus sentidos.

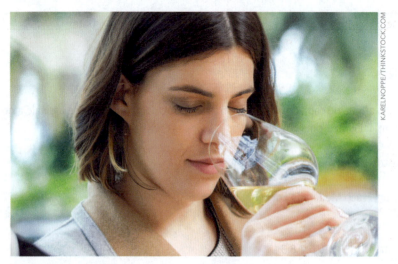

Figura 10.15 – Avaliadora realizando teste de sensibilidade.

Normalmente o teste de sensibilidade verifica também a capacidade dos avaliadores em relação aos sentidos ligados ao olfato e ao sabor.

FINALIZANDO

O capítulo abordou a análise sensorial dos alimentos, demonstrando os principais fatores que determinam e conceituam essa análise. Foram discutidas as propriedades sensoriais dos produtos, as características dos avaliadores e do ambiente dos testes, e também os principais métodos e testes sensoriais que envolvem os alimentos e bebidas.

PRATICANDO

1. A análise sensorial é importante para o bom desenvolvimento de produtos alimentícios. Cite algumas técnicas usadas para a realização dessas análises.
2. Cite qual teste é realizado por avaliadores para identificar igualdade nas amostras.

DESAFIO

Uma empresa desenvolveu um novo tipo de alimento. Porém, ao lançá-lo no mercado, não tiveram a aceitação esperada. Assim, julgaram ser prudente continuar a fabricação desse alimento. Por esse motivo, a empresa decidiu investigar o que poderia ter acontecido de errado. Durante a investigação, o responsável descobriu que foram feitos todos os testes físico-químicos necessários para o controle de qualidade do alimento, mas, por economia, não foram feitos os testes sensoriais. Com base nas informações do caso apresentado, discuta o que pode ter atrapalhado a aceitação do produto. Uma empresa desenvolveu um novo tipo de alimento, porém, quando lançaram esse alimento no mercado, viram que não foi muito aceitável pelo seu público, não teve o índice de aceitação necessária para continuar a fabricação desse alimento. Por esse motivo, a empresa decidiu investigar o que pode ter acontecido para que o alimento não saísse como o esperado. Foram feitos diversos tipos de testes nesse alimento, teste físico-químicos, mas não foram feitos os testes sensoriais para economia de custos.

Para a criação e aprimoramento de novos alimentos é necessário passar por diversos processos de desenvolvimento. Assim é preciso uma análise sensorial para que possa ser avaliado cada processo desses alimentos. É por meio da análise sensorial que um alimento pode chegar ao seu ponto perfeito.

BIBLIOGRAFIA

AGÊNCIA NACIONAL DE VIGILÂNCIA SANITÁRIA (ANVISA). **Protocolo das ações de Vigilância Sanitária**. Brasília: Anvisa, 2007.

_____. Portaria n° 1.428, de 26 de novembro de 1993. Aprova, na forma dos textos anexos, o Regulamento Técnico para Inspeção Sanitária de Alimentos. **Diário Oficial da União**, 2 dez 1993. Disponível em: <https://bit.ly/2s5povp>. Acesso em: 18 abr. 2018.

_____. Resolução RDC n° 216, de 15 de setembro de 2004. Ementa sobre Regulamento Técnico de Boas Práticas para Serviços de Alimentação. **Diário Oficial da União**, 16 set. 2004. Disponível em: <https://bit.ly/2oeLvth>. Acesso em: 18 abr. 2018.

_____. Resolução RDC n° 275, de 21 de outubro de 2002. Ementa sobre Regulamento Técnico de Procedimentos Operacionais Padronizados. **Diário Oficial da União**, 23 out. 2002. Disponível em: <https://bit.ly/2Kmwe4M>. Acesso em: 2 abr. 2018.

_____. Resolução RDC n° 91, de 11 de maio de 2001. Ementa não oficial: aprova o Regulamento Técnico – critérios gerais e classificação de materiais para embalagens e equipamentos em contato com alimentos constante do anexo desta resolução. **Diário Oficial da União**, 15 maio. 2001. Disponível em: <https://bit.ly/2Gftgw0>. Acesso em: 10 maio 2018.

_____. Resolução RDC n° 326, de 30 de julho de 1997. Aprovar o Regulamento Técnico Condições HigiênicosSanitárias e de Boas Práticas de Fabricação para Estabelecimentos Produtores/Industrializadores de Alimentos. **Diário Oficial da União**. Disponível em: <https://bit.ly/2KlNsPd> Acesso em: 10 mar. 2018.

AMORIM, A. G.; TIRAPEGUI, J. Aspectos atuais da relação entre exercício físico, estresse oxidativo e magnésio. **Revista de Nutrição**, São Paulo, v. 21, n. 5, p. 563-575, 2008.

ASSOCIAÇÃO BRASILEIRA DE NORMAS TÉCNICAS (ABNT). **NBR 12806:** análise sensorial dos alimentos e bebidas – terminologia. Rio de Janeiro: ABNT, 1993.

_____. **NBR 13088:** teste de comparação pareada em análise sensorial dos alimentos e bebidas. Rio de Janeiro: ABNT, 1994.

_____. **NBR 13526:** teste de comparação múltipla em análise sensorial dos alimentos e bebidas. Rio de Janeiro: ABNT, 1995.

ASSUMPÇÃO, C. L. Complicações clínicas da anorexia nervosa e bulimia nervosa. **Rev. Bras. Psiquiatr.**, São Paulo, v. 24, supl. III, p. 29-33, 2002.

BORGES, F. S. **Dermato funcional:** modalidades terapêuticas nas disfunções estéticas. 2. ed. São Paulo: Phorte, 2010.

CANDIDO, C. C. **Guia prático:** nutrição. 4. ed. São Paulo: Iátria, 2014.

CARELLE, A. C. **Manipulação e higiene dos alimentos**. São Paulo: Érica, 2014.

CARLUCCI, A. R. **Cirurgia plástica:** os princípios e a atualidade. Rio de Janeiro: Guanabara, 2011.

CHAVES, J. B. P. **Análise sensorial:** histórico e desenvolvimento. Viçosa: UFV, 1998.

CHIAPPINI, C. C. J. Validação de um desenho experimental para testes sensoriais comparativos com muitas amostras. **Ciências Tecnologia Alimentar**, Campinas, v. 25, n. 3, 2005.

COSTA, A. Fatores etiopatogênicos da acne vulgar. **Na. Bras. Dermatol.**, São Paulo, v. 83, n. 5, p. 451-459, 2008.

CUKIER, C. **Nutrição baseada na fisiologia dos órgãos e sistemas**. São Paulo: Sarvier, 2005.

CUNHA, D. T. et al. Métodos para aplicar las pruebas de aceptación para la alimentación escolar: validación de la tarjeta lúdica. **Rev. Chil. Nutr.**, Santiago, v. 40, n. 4, p. 357-363, dez. 2013. Disponível em: <https://scielo.conicyt.cl/scielo.php?script=sci_arttext&pid=S0717-75182013000400005&lng=es&nrm=iso>. Acesso em: 16 mar. 2018.

CUPPARI, L. Avaliação nutricional na doença renal crônica: desafios na prática clínica. **J. Bras. Nefrol.**, São Paulo, v. 31, supl. 1, p. 28-35, 2009.

DANTAS, M. I. S. et al. Farinhas de soja sem lipoxigenase agregam valor sensorial em bolos. Rev. Ceres, São Paulo, v. 57, n. 2, p. 141-144, 2010.

DAVID, R. B. Lipodistrofia ginoide: conceito, etiopatogenia e manejo nutricional. **Rev. Bras. Nutr. Clin.**, São Paulo, v. 26, n. 3, p. 2026, 2011.

DDINE, L. C.; DDINE, C. C.; RODRIGUES, C. C. R. et al. Fatores associados com a gastrite crônica em pacientes com presença ou ausência do *Helicobacter Pylori*. **ABCD Arq. Bras. Cir. Dig.**, São Paulo, v. 25, n. 2, p. 96-100, 2012.

ESCOTT-STUMP, S. **Nutrição Relacionada ao Diagnóstico e Tratamento**. 6. ed. São Paulo: Manole, 2011.

ESTRELA, J. V.; DUARTE, C. C. F.; ALMEIDA, D. N. A. et al. Efeito do led na flacidez tissular facial. **Revista Científica da Escola da Saúde**, São Paulo, n. 2, 2014.

EVANGELISTA, J. **Tecnologia dos alimentos**. 2. ed. São Paulo: Atheneu, 2005.

FAIZ, O. **Anatomia básica:** guia ilustrado de conceitos fundamentais. 3. ed. São Paulo: Manole, 2013.

FALAVIGNA, A.; TONATTO, F. A. J. **Anatomia humana**. Caxias do Sul: EDUCS, 2013.

FELIPE, M. R. Implicações da alimentação e nutrição e do uso de fitoterápicos na profilaxia e tratamento sintomático da enxaqueca: uma revisão. **Nutrire:** Rev. Soc. Bras. Alim. Nutr. J. Brazilian Soc. Food Nutr., São Paulo, v. 35, n. 2, p. 165-179, 2010.

GUYTON, A. C. **Fisiologia humana e mecanismos das doenças**. 6. ed. Rio de Janeiro: Guanabara Koogan, 1997.

HAMMERSCHMIDT, M.; MATTOS, S. M. L.; SUZUKI, H. S. et al. Avaliação dos métodos de classificação do melasma de acordo com a resposta ao tratamento. *Surg* **Cosmet. Dermatol.**, São Paulo, v. 4, n. 2, p. 155-158, 2012.

HERRMANN, M. A. Relação entre o lado preferencial da mastigação e a dominância cerebral. **Rev. CEFAC**, Rio de Janeiro, v. 5, p. 53-59, 2003.

HEXSEL, D. Avaliação do grau de celulite em mulheres em uso de três diferentes dietas. **Surg. Cosmet. Dermatol**, São Paulo, v. 6, n. 1, p. 214-9, 2014.

KAMIZATO, K. K.; BRITO, S. G. **Reeducação alimentar e tratamento estético na redução da gordura abdominal**: um estudo associado. Trabalho de conclusão de curso (Especialização em Estética) do Programa de Pós-Graduação em Estética. São Paulo: Faculdade Método, 2013.

KAMIZATO, K. K.; BRITO, S. G. **Técnicas estéticas faciais.** São Paulo: Érica, 2014.

LEONARDI, A. L. Disponibilidade de cálcio em leite bovino tratado por raios gama. **Ciência e Tecnologia dos Alimentos**, São Paulo, v. 31, n. 1, 2011.

LIMAS, J.R. **A argiloterapia**: uma nova alternativa para tratamentos contra seborreia, dermatite seborreica e caspa. Vale do Itajaí: Univali, 2010.

MAGALHÃES, G. M. Subsídios para o estudo histopatológico das lesões ungueais. **An. Bras. Dermatol.**, São Paulo, v. 78, n. 1, p. 49-61, 2003.

MAIO, R. Consequências nutricionais das alterações metabólicas dos macronutrientes na doença hepática crônica. **Arq. Gastroenterol.**, São Paulo, v. 37, n. 1, 2000.

MARQUES, R. M. B. Fatores socioeconômicos, demográficos, nutricionais e de atividade física no controle glicêmico de adolescentes portadores de diabetes melito tipo 1. **Arq. Bras. Endocrinol. Metab.**, São Paulo, v. 55, n. 3, 2011.

MILANI, G. B. Fundamentos da Fisioterapia dermato-funcional: revisão de literatura. **Fisioterapia e Pesquisa**, São Paulo, v. 12, n. 3, 2006.

MINISTÉRIO DA AGRICULTURA E DO ABASTECIMENTO. **Portaria n° 368, de 4 de setembro de 1997.** Disponível em: <https://bit.ly/2Kkgfna>. Acesso em: 20 mar. 2018.

MONTE, A. L. S. Parâmetros físicos e sensoriais de qualidade da carne de cabritos mestiços de diferentes grupos genéticos. **Ciências Tecnologia Alimentar**, 2007, v. 27, n. 2.

NUBIATO, K. E. Z. **Características sensoriais da carne de cordeiros terminados em confinamento, recebendo dietas contendo grão de soja desativado e diferentes proporções de concentrado.** Dourados: UFGD, 2012.

OHLSSON, B. Gonadotropin-Releasing Hormone and Its Role in the Enteric Nervous System. **Frontiers in Endocrinology**, Suíça, v. 8, article 110, 2017.

PADOIN, A. V. **Doença hepática não-alcóolica gordurosa e risco de cirrose.** Porto Alegre: Scientia Medica, 2008.

PAIVA, A. A. Parâmetros para avaliação do estado nutricional de ferro. **Revista de Saúde Pública**, São Paulo, v. 34, n. 4, p. 421-426, 2000.

PEREIRA, G. A. P.; GENARO, O. S.; PINHEIRO, M. M. et al. Cálcio dietético – estratégias para otimizar o consumo. **Rev. Bras. Reumatol.**, São Paulo, v. 49, n. 2, p. 164-180, 2009.

PONTIERI, F. M. **Crenças de pacientes diabéticos acerca da terapia nutricional e sua influência na adesão ao tratamento.** Universidade Federal de Goiás, 2007.

PUJOL, A. P. **Nutrição aplicada à estética.** São Paulo: Rubio, 2011.

RIBEIRO, B. M.; ALMEIDA, L. M. C.; COSTA, A. et al. Etiopatogenia da acne vulgar: uma revisão prática para o dia a dia do consultório de dermatologia. **Surg. Cosmet. Dermatol.**, São Paulo, v. 7, n. 3, supl. 1, p. S20-26, 2015.

RIQUE, A. B. R. Nutrição e exercício na prevenção e controle das doenças cardiovasculares. **Rev. Bras. Med. Esporte**, São Paulo, v. 8, n. 6, 2002.

SADIN, J.; OLIVEIRA, T. G.; CURI, V. C. et al. Aplicação de *peeling* de ácido lático em pacientes com melasma – um estudo comparativo. **Surg. Cosmet. Dermatol.**, São Paulo, v. 6, n. 3, p. 255-260, 2014.

SANTOS, P. R.; COELHO, M. R.; GOMES, N. P. et al. Associação de indicadores nutricionais com qualidade de vida em pacientes portadores de doença renal crônica em hemodiálise. **J. Bras. Nefrol.**, São Paulo, v. XXVIII, n. 2, 2006.

SANTOS, I. M. N. S. R.; SARRUF, F. D.; BALOGH, T. S.; PINTO, C. A. et al. Hidrolipodistrofia ginoide: aspectos gerais e metodologias de avaliação da eficácia. **Arquivos Brasileiros de Ciências da Saúde**, São Paulo, v. 36, n. 2, p. 85-94, 2011.

SANTOS, J. Z. Variação estacional das características sensoriais da tangerina "poncã". **Rev. Bras. Frutic.**, Jaboticabal, v. 24, n. 2, 2002.

SCHALKA, S.; BECHELLI, L.; BOMBARDA, C. P. et al. Uma nova proposta para avaliação de cosmecêutico antioxidante no tratamento da pele afetada pelos efeitos da vida urbana. **Surg. Cosmet. Dermatol.**, São Paulo, v. 8, n. 1, p. 46-54, 2016.

SCHNEIDER, A. **Nutrição estética**. São Paulo: Atheneu, 2009.

SECRETARIA DE ESTADO DA SAÚDE. **Portaria nº 1288 – SES/GO, de 27 de fevereiro de 1995**. Aprova norma técnica de comercialização de alimentos. Disponível em: <www.sgc.goias.gov.br/upload/arquivos/2011-12/ntalimentos.pdf>. Acesso em: 12 abr. 2018.

_____. **Portaria CVS nº 1, de 5 de agosto de 2017**. Aprova o licenciamento dos estabelecimentos de interesse da saúde e das fontes de radiação ionizante e dá providências correlatas. Disponível em: <http://cvs.saude.sp.gov.br/up/E_PT-CVS-01_050817.pdf>. Acesso em: 10 mar. 2018.

_____. **Portaria nº 2619 – SMS, de 6 de novembro de 2012**. Aprova o Regulamento de Boas Práticas e de controle de condições sanitárias e técnicas das atividades relacionadas à importação, exportação, extração, produção, manipulação, beneficiamento, acondicionamento, transporte, armazenamento, distribuição, embalagem e reembalagem, fracionamento, comercialização e uso de alimentos - incluindo águas minerais, águas de fontes e bebidas, aditivos e embalagens para alimentos. Disponível em: <https://bit.ly/2Gedbq6>. Acesso em: 18 abr. 2018.

SILVA, A. F.; MINIM, V. P. R.; RIBEIRO, M. M. Análise sensorial de diferentes marcas comerciais de café (Coffea arabica L.) orgânico. **Ciênc. Agrotec.**, Lavras, v. 29, n. 6, p. 1224-1230, dez. 2005. Disponível em: <www.scielo.br/scielo.php?script=sci_arttext&pid=S1413-70542005000600017&lng=en&nrm=iso>. Acesso em: 16 mar. 2018.

SILVA, A. L. A influência dos carboidratos antes, durante e após-treinos de alta intensidade. **Rev. Brasileira de Nutrição Esportiva**, São Paulo, 2008.

SILVA, J. R. A. **Manual de controle higiênico-sanitário em serviços de alimentação**. 6. ed. São Paulo: Varela, 2005.

SILVA, M. E. **Avanços em análise sensorial**. São Paulo: Varela, 1999.

SILVIA, S. M. C. S. **Tratado de alimentação, nutrição & dietoterapia**. São Paulo: Rocca, 2007.

STEINER, D. Acne vulgar. **RBM Revista Brasileira de Medicina**, São Paulo, v. 60, n. 7, 2003.

STRAPASSON, A. D. **A importância das aquaporinas 3 no processo de envelhecimento cutâneo**. Disponível em: <tcconline.utp.br> Acesso em: 13 maio 2018.

TEIXEIRA, L. V. Análise sensorial na indústria de alimentos. **Rev. Inst. Latic. Cândido Tostes**, Minas Gerais, n. 366, v. 64, p. 12-21, 2009.

UMBELINO, D. C. Deficiência de ferro: consequências biológicas e propostas de prevenção. **Rev. Ciênc. Farm. Básica Apl.**, São Paulo, v. 27, n. 2, p. 103-112, 2006.

YARAK, A. Afecções ungueais nas doenças sistêmicas: o que as unhas podem dizer-nos. **Edição Especial Dermatologia**, São Paulo, v. 66, 2009.

ZIERI, R. **Anatomia humana**. Rio de Janeiro: Pearson Education do Brasil, 2014.